Entorpecidos

COREY KEYES

Entorpecidos

Como deixar a apatia para trás e voltar a se sentir vivo

Tradução de Livia de Almeida

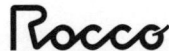

Título original
LANGUIGHING
How to Feel Alive Again in a World that Wears Us Down

Copyright © 2024 *by* Corey Keyes

Todos os direitos reservados.
Nenhuma parte desta obra pode ser reproduzida ou transmitida
por meio eletrônico, mecânico, fotocópia ou sob
qualquer outra forma sem a prévia autorização do editor.

Direitos para a língua portuguesa reservados
com exclusividade para o Brasil à
EDITORA ROCCO LTDA.
Rua Evaristo da Veiga, 65 – 11º andar
Passeio Corporate – Torre 1
20031-040 – Rio de Janeiro – RJ
Tel.: (21) 3525-2000 – Fax: (21) 3525-2001
rocco@rocco.com.br
www.rocco.com.br

Printed in Brazil/Impresso no Brasil

Preparação de originais
ISIS PINTO

CIP-BRASIL. CATALOGAÇÃO NA PUBLICAÇÃO
SINDICATO NACIONAL DOS EDITORES DE LIVROS, RJ

K55e

Keyes, Corey L. M.
    Entorpecidos : como deixar a apatia para trás e voltar a se sentir vivo / Corey Keyes ; tradução Livia de Almeida. - 1. ed. - Rio de Janeiro : Rocco, 2024.

    Tradução de: Languishing : how to feel alive again in a world that wears us down
    ISBN 978-65-5532-483-9
    ISBN 978-65-5595-305-3 (recurso eletrônico)

    1. Fadiga mental. 2. Funções executivas (Neuropsicologia). 3. Apatia - Aspectos psicológicos. 4. Sucesso. I. Almeida, Livia de. II. Título.

24-93090
    CDD: 152.1886
    CDU: 159.94:613.86

Meri Gleice Rodrigues de Souza - Bibliotecária - CRB-7/6439

*Este livro é dedicado à "Nana" e ao "Papá"
— Eva Marie (Pilon) Keyes e Herbert Keyes Sr. —,
que nos adotaram, minha irmã e eu,
quando se aposentaram e nos deram um lar
onde a semente do florescimento foi plantada.*

Sumário

Introdução   9

PARTE UM
O *continuum* da saúde mental: do entorpecimento ao florescimento

1. Qual é a cara do entorpecimento?   29
2. Como chegamos até aqui?   57
3. A armadilha dos sentimentos   84
4. Você não é unidimensional   102

PARTE DOIS
As cinco vitaminas do florescimento

5. Aprender: criar histórias de crescimento pessoal   133
6. Conectar: construir relacionamentos calorosos e confiáveis   165
7. Transcender: aceitar as inevitáveis surpresas da vida   195
8. Ajudar: encontrar propósito (mesmo no que é mundano)   228
9. Brincar: esquecer o tempo   264

Conclusão   295
Agradecimentos   305
Notas   308

[Introdução]

Tanque vazio

Eu era um adolescente sossegado e curioso, criado numa cidadezinha no norte de Wisconsin, que, como tantos outros, sintonizava numa estação de rádio FM para ouvir o programa *King Biscuit Flower Hour* nas noites de domingo. Certa vez, enquanto fitava uma mancha de umidade no teto, ouvi a música que serviria de hino para os meus anos no ensino médio: "Running on Empty", de Jackson Browne. Ele não usava as palavras *solitário*, *triste* ou *ansioso*, mas expressava o sentimento tão familiar para mim de cumprir sem entusiasmo os passos de uma vida que parecia cada vez mais desprovida de cor.

> *I don't know where I'm running now, I'm just running on*
> *Running on (running on empty)*
> *Running on (running on blind)*[1]

Preso à minha cama, me senti profundamente compreendido, talvez pela primeira vez na vida. Lá estava eu, com 16 anos, prestes a aprender a dirigir. Por fora, as coisas pareciam andar surpreendentemente bem depois de uma infância complicada. Minhas notas eram boas. Eu mantinha uma relação carinhosa com os meus avós, com quem morava. No entanto, não conseguia me livrar da sensação de que havia algo errado. Não fazia diferença se o dia tinha sido bom ou ruim, depois da escola meu peito parecia um balão de gás — muita pressão, mas sem nenhuma substância.

Se isso parece depressão, posso garantir que não era, embora eu viria a enfrentá-la depois. Não me sentia irremediavelmente triste. Não tinha problemas para sair da cama pela manhã. Era mais como se eu vivesse no piloto automático, compelido a continuar *fazendo*, a me lançar em atividade após atividade, deixando pouco espaço para os pensamentos que emergiam quando estava sozinho. Essa sensação de um vazio indócil eclipsava todos os aspectos de uma vida que poderia ser considerada muito tranquila. Para um garoto, era um sentimento desorientador, para dizer o mínimo.

O espectro do *languishing* — ou definhamento, entorpecimento — continuou a me assombrar enquanto eu crescia, perseguindo-me até a idade adulta. Quando o sentimento não estava presente, eu sentia medo de que ele retornasse. Em última análise, foi o que me levou a me tornar professor de Sociologia e embarcar numa longa jornada para compreender o que seria essa experiência de funcionar com o "tanque vazio" e descobrir que ela acometia também outras pessoas.

O poder de um nome

Cerca de um ano após o início da pandemia global de covid-19, Adam Grant, psicólogo organizacional e autor de best-sellers, assinou um artigo no *New York Times* que descrevia o termo que venho estudando em silêncio há anos.[2] O título era "Há um nome para o seu mal-estar na pandemia: chama-se 'definhamento'". Começava assim: "No princípio, não reconheci os sintomas que todos tínhamos em comum. Amigos diziam que estavam com dificuldade de se concentrar. Colegas relatavam que, mesmo com as vacinas em vista, não se entusiasmavam com 2021. Uma parenta ficou acordada até tarde reassistindo ao filme *A lenda do tesouro perdido*, embora conhecesse a obra de cor. E, em vez de pular da cama às seis da manhã, eu ficava deitado até as sete jogando *Words with Friends.*" Para ele e muitos outros, o entorpecimento se insinuou após um período de extremo estresse, tristeza ou solidão — uma sensação de esgotamento mental de baixo grau facilmente ignorada, até porque a indiferença é um dos seus sintomas.

O torpor costuma se instalar de forma lenta e imperceptível — e então, de repente, ele engole a pessoa. A simples pergunta "Como vai?" pode parecer um questionário indesejável que faz você se esforçar para encontrar uma reação aceitável do ponto de vista social, pois nem você sabe muito bem qual seria a resposta.

O artigo de Grant viralizou, tornando-se o mais lido do *New York Times* daquele ano. Estava claro que havia uma profunda necessidade de encontrar um vocabulário para descrever algo que afetava milhões de pessoas — adolescentes, trabalhadores da linha de frente, pais, profissionais sobrecarregados de todas as áreas e aqueles que lamentavam a perda de entes queridos — e que, ao mesmo tempo, era tão difícil de expressar em palavras. Celebridades e membros da realeza tuitaram sobre crises de entorpecimento. Trevor Noah falou sobre a própria experiência com o torpor durante um show com ingressos esgotados no Madison Square Garden. Os 20 mil espectadores na plateia ficaram em silêncio absoluto.

Você está entorpecido?

Você seria capaz de reconhecer os sintomas nesta lista?

- Você se sente emocionalmente arrasado. É difícil reunir entusiasmo para eventos e marcos futuros.

- Uma sensação de inevitabilidade tomou conta de você. As circunstâncias da sua vida parecem cada vez mais ditadas por forças externas.
- Você se pega procrastinando no trabalho e na sua vida pessoal à medida que se estabelece uma atitude do tipo "Por que fazer isso?".
- Tudo lhe parece cada vez mais irrelevante, superficial ou tedioso.
- Você tem a sensação constante de desconforto por estar deixando de lado algo que fará a sua vida parecer completa outra vez, mas não consegue descobrir o que é.
- Você se sente desconectado da sua própria comunidade e/ou de um propósito ou causa maior.
- Seu trabalho, que já teve um significado ou que fornecia no mínimo um senso de realização, começa a parecer irrelevante no esquema maior da vida.
- Você passa por episódios de confusão mental com regularidade (por exemplo, fica dentro do chuveiro tentando lembrar se já lavou o cabelo).
- Pequenos contratempos que teria enfrentado com tranquilidade no passado fazem com que você se sinta derrotado. Você se sente inquieto, até mesmo desgarrado.
- Você se vê convencido — ou, às vezes, sobrepujado — por pessoas com opiniões fortes porque se sente cada vez mais inseguro de si.
- É difícil encontrar motivação para entrar em contato com amigos e familiares e para manter relacionamentos que antes eram importantes. Você tem achado mais complicado se sentir próximo das pessoas.
- Você não tem a capacidade de ver e compreender os seus pontos fortes e fracos; não consegue descobrir no que está indo bem e no que precisa melhorar. Sua autoestima vacila ou desaba.

Introdução

Nas próximas páginas, você terá a oportunidade de fazer uma avaliação mais formal. Porém, se uma série dessas experiências parece familiar para você ou para algum ente querido seu, este livro o ajudará a entender o porquê — e o que fazer quando se está preso num ciclo impossível de romper.

O que o entorpecimento não é

O entorpecimento pode parecer semelhante à depressão, e os dois estados têm como ponto em comum uma perda de interesse pela vida, mas existem diferenças cruciais entre eles. A depressão é caracterizada por uma sensação persistente de desesperança ou de tristeza diária ou quase diária durante pelo menos duas semanas seguidas, muitas vezes acompanhada de crises de choro, sono excessivo ou falta de sono e pensamentos suicidas. No entanto, milhões de pessoas com torpor não atendem a esses critérios. É possível ser desprovido de um sentido de propósito na vida sem apresentar qualquer sintoma de depressão. Quem tem torpor também está mais propenso a se sentir fora do controle da sua vida, sem saber o que quer do futuro e paralisado diante de decisões grandes e pequenas.

E, quanto ao burnout, a palavra que você talvez queira empregar depois de mandar mais um e-mail após a meia-noite, de assistir a outra crise de birra do seu filho pequeno e de navegar por aplicativos de namoro até parecer que os seus dedos se mexem sozinhos? O burnout (esgotamento) talvez seja a expressão que capte o estado de espírito prevalente numa geração — ou no planeta —, embora, tecnicamente falando, não seja uma condição de saúde mental, mas sim um "fenômeno ocupacional" que descreve uma incompatibilidade entre a sua carga de trabalho e os recursos de que você dispõe para realizá-la, o que permite a instalação do estresse crônico. As duas condições podem ocasionalmente parecer semelhantes, mas burnout é um termo mais restrito.

Dito isso, o burnout pode deixar alguém tão abatido a ponto de permitir que o entorpecimento se instale. Quando uma pessoa está constantemente sobrecarregada pelo trabalho, é difícil encontrar alegria ou significado em atividades antes consideradas muito satisfatórias. A leitura noturna de *Onde vivem os monstros* para um filho de 4 anos — talvez até fazendo diferentes vozes para cada personagem, para o deleite da criança — pode ser interrompida por pensamentos intrusivos sobre uma lista interminável de tarefas, tornando quase impossível se sentir presente. A onda de expectativa que um designer gráfico sentia ao ver a materialização das campanhas publicitárias parece se tornar uma memória distante quando esse trabalho está necessariamente associado a noites insones na frente do computador produzindo peças repetitivas para atender a um cliente rigoroso.

Nossa sociedade gosta de nos admoestar a "assumir responsabilidades pessoais" pelos nossos atos. Se não estamos felizes, devemos acordar mais cedo, fazer mais exercícios, dormir mais. Sociólogos como eu, porém, estão mais interessados em compreender como os sistemas falham conosco ao atribuir toda a culpa aos indivíduos. Se estamos sentindo níveis recordes de estresse, ansiedade, esgotamento e, claro, torpor, como dizer que toda a culpa é apenas de cada um de nós? De fato, frequentemente é o próprio sistema que nos rouba a capacidade de criar vidas melhores para nós mesmos, e até nos subtrai a possibilidade de agir em alinhamento com os nossos valores e as nossas identidades.

Um jovem médico reconheceu que se sentia desencorajado — as exigências feitas a ele e aos colegas pelo sistema de saúde os obrigavam a sacrificar os seus valores profissionais. Ele escreveu um artigo de opinião para o *New York Times* sobre o que poderia apenas ser descrito como um colapso moral na sua profissão argumentando que os hospitais estavam "deliberadamente contratando menos profissionais do que o necessário e prejudicando o atendimento ao paciente enquanto dispõem de bilhões de dólares em reservas de caixa".[3] Um sistema indecifrável de cobrança de despesas médicas, projetado para maximizar o lucro, cria uma estrutura de incentivos distorcida — sem falar em montanhas de trabalho administrativo — para quem está encarregado de fazer escolhas cruciais para os pacientes, tornando extremamente difícil manter os padrões de cuidado que os médicos juraram manter. Não é de admirar que grande parte dos profissionais de saúde esteja relatando uma sensação de desamparo e perda de propósito. "Nosso desânimo não é uma reação a uma condição médica, mas, sim, a um sistema doente para o qual trabalhamos", escreveu ele com veemência. Praticar a medicina desgasta os profissionais de dentro para fora.

Não é difícil imaginar um cenário semelhante em outras profissões. Uma professora de uma escola sem recursos humanos e financeiros pode ter sempre amado o trabalho e os alunos, orgulhando-se de sua boa vontade para fazer um esforço extra pelas suas turmas. Esse tipo de ética de trabalho só consegue se sustentar até certo ponto, e, com o tempo, ela pode sentir que se instala uma estranha sensação de desapego. Não é culpa dela. São as falhas do sistema que desgastaram as suas defesas.

Com o tempo, sob tais condições, a nossa narrativa pessoal — a história que construímos para dar sentido às nossas vidas e ao mundo que nos cerca — começa a desmoronar. Às vezes, esse combalido senso de identidade é descrito como "sentir-se morto por dentro". Temos uma profunda necessidade psicológica de ser não apenas aceitos pelas nossas famílias e comunidades, como também de *nos aceitarmos* e nos considerarmos respeitáveis.

O que acontece quando não gostamos mais da pessoa que encaramos no espelho? É provável que você consiga ver como o ciclo vicioso se forma.

Estamos fazendo as perguntas erradas?

Por um breve período no final da década de 1990, estive envolvido no lançamento do movimento da psicologia positiva, chegando a ser um dos organizadores do primeiro encontro sobre psicologia positiva em 1999. Porém, à medida que o movimento cresceu, como tantas outras filosofias de autoaperfeiçoamento, vi o foco se voltar excessivamente para sentimentos: *sentir-se* otimista, *sentir-se* feliz, *sentir-se* forte. Perguntei a mim mesmo o que aconteceria se parássemos de medir o bem-estar com base na presença de emoções agradáveis ou desagradáveis. E se direcionássemos a energia para atender a um conjunto mais profundo de carências?

Minha pesquisa sobre as condições que levam a uma boa saúde mental — que chamo de *florescimento* — constatou que melhorar o *funcionamento* psicológico, relacional e social constrói o bem-estar sobre bases sólidas.[4] Dar mais liberdade às emoções, mudar as histórias que contamos sobre nós mesmos, tornar-nos mais receptivos a nós mesmos e aos outros e formar comunidades de cuidado e pertencimento criam um círculo virtuoso, aumentando a tolerância ao estresse, à adversidade e às pressões da vida moderna. Com o tempo, aprimorar o nosso funcionamento cria uma sensação mais profunda de satisfação com a vida e um bem-estar emocional geral. Em outras palavras, você se sente bem porque está funcionando bem.

"Não é uma tarefa fácil", você deve estar pensando! Concentrar-se no funcionamento saudável exige talvez uma mudança nas prioridades; entretanto, na segunda metade deste livro, va-

Introdução

mos explorar um conjunto de práticas simples, mas poderosas, para fundamentar e recuperar o centro — para voltar aos alicerces do florescimento — todos os dias.

Há alguns anos, fui contatado por um periódico para revisar um artigo submetido por colegas italianos que estudavam, entre outras coisas, a saúde mental dos profissionais de saúde na Lombardia. A Lombardia registrou quase metade das quase 30 mil mortes que aconteceram num período de três meses na Itália, durante a fase inicial da pandemia de covid-19.

Na época, o sistema de saúde e os médicos da Lombardia estavam sitiados. Os pesquisadores descobriram que o entorpecimento triplicava as chances de os profissionais de saúde da linha de frente naquela região serem diagnosticados com transtorno de estresse pós-traumático (TEPT). Aqueles que sofriam de uma apatia severa eram os que mais corriam risco. No entanto, também se descobriu que os trabalhadores que floresciam tinham quase quatro vezes *menos* probabilidade de sofrer de TEPT do que aqueles que tinham torpor moderado.[5]

Se o entorpecimento torna alguém mais vulnerável a uma ampla variedade de riscos, como o desenvolvimento de TEPT, o florescimento cria uma forte imunidade a problemas como esse e tantos outros, fornecendo a resiliência necessária para viver num mundo que muitas vezes nos oprime e exige demais da gente.

Os treze porquês

Precisa de mais convencimento? Ao ler a lista a seguir, formule cada frase da seguinte maneira:

> O florescimento protege contra... O entorpecimento o deixa vulnerável a...

- Comportamentos delinquentes (fumar, consumir inalantes, beber álcool, matar aula etc.) em alunos do ensino fundamental e médio.
- Tentativas de suicídio e tendências suicidas (planejar e ter sérios pensamentos com suicídio).
- Comportamentos de automutilação que não sejam suicídio (bater em si mesmo ou se cortar, arrancar cabelos etc.).
- Querer sair da escola.
- Depressão.
- Ansiedade.
- Transtorno de estresse pós-traumático (TEPT).
- Recaída de doença mental (voltar à doença mental depois de alcançar a recuperação clínica após o tratamento).
- Sofrimento mental por trabalhar num ambiente de alto conflito ou muito estressante.
- Produtividade reduzida no trabalho (dias perdidos de trabalho).
- Visitas frequentes aos serviços de saúde (por questões físicas e mentais/emocionais).
- Ativação de um conjunto de genes chamado de resposta transcricional conservada às adversidades (CTRA, na sigla original em inglês), que aumenta a inflamação e diminui a produção de anticorpos.
- Morte prematura.

Esses achados se baseiam em décadas de pesquisa. O entorpecimento não apenas impede o nosso funcionamento diário, prendendo-nos em ciclos de comportamentos inflexíveis, mas é também uma porta de entrada para doenças mentais graves e mortalidade precoce. Não podemos nos dar ao luxo de deixar essa porta aberta.[6]

Ninguém quer acrescentar mais um problema ao cardápio das questões de saúde mental que já despertam as nossas preocupações. Com exceção da época em que o entorpecimento viralizou durante a pandemia, a mídia tem sido em grande parte indiferente a ele, deixando-o em segundo plano. No entanto, não podemos ceder à tentação de minimizá-lo diante de diagnósticos "reais" de saúde mental e "problemas maiores". O torpor representa uma séria ameaça para a saúde pública.

A doença mental é um fardo individual e social profundo. Praticamente metade de toda a população vai ter uma doença mental durante a vida.[7] Contudo, por muito tempo, psiquiatras bem-intencionados e bem treinados vêm se concentrando no diagnóstico e no tratamento dos sintomas negativos. E mesmo depois do investimento de bilhões de dólares no setor, muitos dos principais remédios disponíveis permanecem menos eficazes para o tratamento dos sintomas da depressão, da ansiedade e do sofrimento psicológico do que o exercício físico ou a meditação.[8]

Como alguém que foi tratado por depressão e TEPT, que contemplou o suicídio e que tomou remédios psiquiátricos, dediquei a minha vida profissional ao estudo dos componentes *positivos* da saúde mental. Minha estrutura para o florescimento reconhece que a doença mental e a saúde mental são duas dimensões relacionadas, mas distintas. A saúde não é apenas a ausência de doença. É também a presença do bem-estar. E a área médica muitas vezes ignorou a possibilidade de aprender a funcionar bem na vida — até mesmo florescer — sem "curar" por completo a ansiedade, o TEPT, o TEPT complexo, o TDAH, o TOC e outras doenças ou transtornos mentais.

Você talvez esteja se perguntando: "Como é possível ser, ao mesmo tempo, mentalmente doente e mentalmente saudável?" Parece estranho, quase impossível. Na verdade, o entorpecimento é mais comum entre as pessoas em tratamento de uma doença mental.[9] No entanto, mesmo entre os pacientes que estão sendo tratados por conta de algo tão grave quanto a esquizofrenia, o florescimento pode acontecer, e acontece. Um estudo recente feito com pacientes com esquizofrenia em Hong Kong descobriu que 28% atendiam aos critérios de florescimento, apesar de enfrentarem uma das mais difíceis doenças mentais.[10] O tamanho da amostra foi pequeno e talvez não represente o universo dos esquizofrênicos, mas é uma boa notícia para o restante de nós que encara os próprios demônios, sejam grandes ou pequenos.

Não quero o entorpecimento e, definitivamente, não quero o adoecimento mental. Tenho certeza que você também não. Contudo, o que devemos perguntar é como definir o nosso objetivo final: qual a métrica a ser usada para avaliar a saúde mental? Como podemos chegar lá e quais são os métodos mais eficazes?

À medida que compartilhava a minha pesquisa com o mundo, o florescimento também começou a me encontrar. Certa noite em Glasgow, na Escócia, fiz uma apresentação pública do meu trabalho. Um grupo animadíssimo veio até mim depois para um bate-papo. Proclamaram que faziam parte do movimento Mad Pride [Orgulho Louco], um grupo com experiência prática na defesa daquilo que os membros chamavam de recuperação "completa" das doenças mentais. Eles não querem apenas se livrar das doenças — também não querem ser definidos ou estigmatizados por elas.

"Essa história de florescimento pode ser nova para algumas pessoas, mas não é algo novo para a gente." Por alguns segundos, o acadêmico que há em mim se sentiu um pouco abalado. Foi então que percebi como era emocionante — como era profundamente significativo — estar alinhado a uma visão de recuperação: pertencer, contribuir, ter propósito, expressar ideias e opiniões, ser aceito e se aceitar. Um sentimento de orgulho tomou conta de mim — eu também era uma testemunha do Mad Pride.

Para muitos de nós, apesar dos nossos melhores esforços para gerir uma condição extremamente desafiadora e a possibilidade do seu retrocesso em determinados períodos, a doença mental permanecerá conosco de alguma forma durante as nossas vidas, sendo muitas vezes administrável. Porém, podemos expandir o nosso vocabulário e, com ele, o nosso potencial. Podemos nos concentrar em níveis de funcionamento saudável e nos passos positivos que qualquer um pode tomar para criar um ciclo virtuoso de florescimento.

Uma medição holística da saúde mental

Você talvez queira saber onde se enquadra na escala de saúde mental *positiva*. Nas próximas páginas, encontrará um questionário de catorze pontos que desenvolvi, o qual tem sido usado por clínicos há décadas como um meio holístico e confiável de avaliar o bem-estar. (Se preferir, espere até o final do livro antes de se examinar nesse espelho específico. Sinta-se à vontade para pular essa avaliação por enquanto.)

Cada uma das questões investiga uma faceta importante e fundamental do bem-estar. As três primeiras avaliam o bem-estar *emocional*; as cinco seguintes testam o bem-estar *social*; e as seis finais medem o bem-estar *psicológico*. Como verá, não precisamos ter tudo resolvido e desfilar pela vida transbordando satisfação para atender aos critérios de florescimento — e alguns componentes do bem-estar têm mais peso do que outros.

Pense em você e na sua vida no último mês antes de responder às seguintes perguntas:

CRITÉRIOS PARA O FLORESCIMENTO

Durante o último mês, com que frequência você sentiu	Nunca	Uma ou duas vezes	Mais ou menos uma vez por semana	Duas ou três vezes por semana	Quase todo dia	Todo dia
Bem-estar emocional						
1. felicidade?	0	1	2	3	4	5
2. interesse pela vida?	0	1	2	3	4	5
3. satisfação com a vida?	0	1	2	3	4	5
Critério para o florescimento: Você consegue marcar 4 ou 5 como resposta de pelo menos uma dessas três perguntas?						
Bem-estar social						
4. ter algo de importante para contribuir para a sociedade?	0	1	2	3	4	5
5. que pertencia a uma comunidade (grupo social, escola, vizinhança etc.)?	0	1	2	3	4	5
6. que a nossa sociedade é um bom lugar ou está se tornando um lugar melhor para todos?	0	1	2	3	4	5
7. que as pessoas são essencialmente boas?	0	1	2	3	4	5
8. que a forma como a sociedade funciona faz sentido para você?	0	1	2	3	4	5
Critério para o florescimento: Você consegue marcar 4 ou 5 em resposta a pelo menos seis das perguntas anteriores ou posteriores? (Como o bem-estar social e psicológico são medidas de funcionamento saudável, notas altas nessas categorias podem preencher o critério de florescimento.)						
Bem-estar psicológico						
9. que gostava da maior parte da sua personalidade?	0	1	2	3	4	5
10. que era bom no gerenciamento das responsabilidades da sua vida diária?	0	1	2	3	4	5
11. que mantinha relacionamentos afetuosos e confiáveis com os outros?	0	1	2	3	4	5
12. que teve experiências que o desafiaram a crescer e se tornar uma pessoa melhor?	0	1	2	3	4	5
13. que tem segurança para pensar ou expressar as próprias ideias e opiniões?	0	1	2	3	4	5
14. que a sua vida tem uma direção ou um significado?	0	1	2	3	4	5

Seu objetivo não deve ser acertar todos os itens diariamente. Você só precisa que seis entre onze estejam funcionando bem — qualquer combinação de bem-estar social ou psicológico — junto a uma das três facetas do bem-estar emocional quase todos os dias para florescer. As combinações são quase infinitas para que você possa florescer da sua própria forma.

Se não está florescendo, isso significa que está — até certo ponto — com o entorpecimento. Algumas pessoas têm um torpor severo, enquanto outras apenas moderado. Se você marcou mais opções 0 e 1, pode estar com um entorpecimento severo; se marcou mais opções 2 e 3, é provável que o torpor seja moderado.

Mas deixe-me lembrá-lo de uma coisa: onde quer que esteja hoje, não significa que tem que permanecer no mesmo lugar.

Um novo hino para o nosso tempo

No verão passado, enquanto eu escrevia este livro, um novo hino adolescente se fez ouvir. "Numb Little Bug", de Em Beihold, foi uma sensação, e, ao ouvir a canção pela primeira vez, não pude deixar de imaginar os adolescentes de hoje, deitados nas suas camas e se sentindo vistos, como se um espelho fosse colocado diante deles. A referência mais assustadora ao entorpecimento e à sensação de invisibilidade que o acompanha vinha no verso: "Como se o seu corpo estivesse na sala, mas você não estivesse realmente lá."

Ao longo da música, Beihold pergunta se mais alguém sente o mesmo que ela, "Como se você não estivesse de fato feliz, mas não quisesse morrer". Sim, Em, nós nos sentimos assim. Muitos de nós.

Nomear algo lhe dá poder — e nos dá poder sobre algo. Precisamos usar a linguagem para descrever uma experiência dolorosa antes de poder reconhecê-la de forma plena em nós mesmos, e sentir o nosso sofrimento validado. Entretanto, precisamos de mais do que uma palavra para avançar em direção à cura; precisamos compreender a psicologia do entorpecimento e as suas causas subjacentes. A primeira metade deste livro vai ajudá-lo a entender por que temos o entorpecimento e como isso está nos impactando como indivíduos e sociedade.

Ouvimos muito que a pandemia acelerou questões sociais e econômicas que já estavam em andamento, e é verdade. Como escreveu Niall Ferguson, historiador da Universidade de Harvard, num artigo para o *Washington Post* no início de 2023:[11] "Teria sido estarrecedor se o fechamento abrupto das redes sociais do mundo real não fosse prejudicial para a saúde mental de uma espécie gregária de macacos pelados". Durante aqueles anos dificílimos de pandemia, bilhões de pessoas afastaram-se umas das outras, desaparecendo na trama das próprias vidas. Esse mergulho num estado de solidão em massa, na incerteza, no medo, na dor e na privação de sono exerceu um forte impacto psicológico no mundo inteiro.

Globalmente, o sofrimento emocional está aumentando, sendo que as comunidades desfavorecidas do ponto de vista socioeconômico e as pessoas entre 15 e 35 anos têm sido atingidas com mais força. Em 2021, foi para 57% o número de meninas do ensino médio que relataram "sentimentos persistentes de tristeza ou desesperança", um aumento de 36% desde 2011.[12] E não são apenas as adolescentes que estão em apuros — em 2021, um número recorde de adultos relatou ter experimentado "muito estresse" (41%) e "muita preocupação" (42%) no dia anterior.

A pandemia ampliou o nosso sofrimento mental e emocional, mas vínhamos percorrendo esse caminho havia algum tempo. Se realmente estivéssemos planejando criar um mundo moderno para promover o entorpecimento, não poderíamos ter feito um trabalho melhor. Muitos de nós estão famintos por vidas mais ricas e significativas.

Muitos de nós estão famintos por sentir que as nossas vidas importam. Estamos famintos por pertencimento. Estamos famintos por relacionamentos mais calorosos e de maior confiança. Estamos famintos por viver numa sociedade que nos aceite como somos. Tudo aquilo que temos fome de receber deve vir de outros, que também estão famintos pelas mesmas coisas. Como pode uma sociedade de pessoas famintas encontrar o alimento de que todos precisam?

A Parte Dois aborda essa questão. Vou traçar um caminho para o florescimento baseando-me em histórias de pessoas de diferentes idades, raças, etnias, níveis de renda, horários e tipos de personalidade que romperam rotinas havia muito estabelecidas. Em todos os grupos demográficos, independentemente de diagnósticos de saúde mental, as mesmas cinco práticas instilam um sentido renovado de significado, conexão e crescimento pessoal — mesmo que você só consiga reservar alguns minutos do seu dia ou da sua semana para elas.

O florescimento atua como uma forma alternativa de medicamento. Se você já foi diagnosticado com anemia, o que significa ter um baixo nível de ferro na corrente sanguínea, sabe que isso o deixa fraco, lento, cansado — mais ou menos como o equivalente físico do entorpecimento. Da mesma forma que é possível tratar a anemia com suplementos de ferro, é possível tratar o torpor com aquilo que chamo de Cinco Vitaminas do Florescimento.

A melhor parte? A pesquisa diz que qualquer movimento no espectro da boa saúde mental tem o seu valor. Se o torpor severo é uma nota 1 e o florescimento é 10, você não precisa descobrir como ir de 1 a 10 antes de virar a última página deste livro. Cada indicador da vida, da saúde e da capacidade de funcionamento de alguém é visivelmente pior quando ela está no mais baixo nível de entorpecimento. Caminhar em direção ao florescimento, por menor que seja o movimento, pode ter um efeito profundo na sua vida.

Agora vamos descobrir como.

[PARTE UM]

O *continuum* da saúde mental: do entorpecimento ao florescimento

[1]

Qual é a cara do entorpecimento?

Paul estava na sétima série quando o problema começou — ou pelo menos foi nessa época que os telefonemas do diretor da escola para os seus pais se intensificaram. Ele e os colegas de turma haviam começado o segundo ciclo do ensino fundamental no meio do ano anterior; mas, por apenas algumas horas por dia, em semanas alternadas, seguindo as novas restrições da covid-19 no seu distrito. Eles perderam todo tipo de marco — formatura da escola primária, um verão divertido no meio e uma orientação presencial na nova escola — porque a pandemia corria solta ao redor. A maioria dos colegas de Paul nunca tinha colocado os pés dentro do prédio principal antes do início das aulas.

Qualquer chance de fazer novos amigos com alunos de outras escolas de ensino fundamental desapareceu nas primeiras semanas da sexta série. Quando havia aulas presenciais, estavam todos mascarados e saindo antes da hora do almoço; se estivessem no Zoom, ninguém mantinha a câmera ligada o dia inteiro. Os alunos nunca tinham visto os novos professores sorrindo ao vivo —

seus rostos estavam escondidos por máscaras. Parecia impossível conectar-se com pessoas novas e recomeçar.

Quando chegou a sétima série, Paul e os amigos, a maioria proveniente dos tempos da escola primária, começaram a criar problemas. No início, eram coisas pequenas: brincadeiras mais agitadas no corredor, conversas fora de hora na aula, algo normal da sétima série, como pensavam os pais. Aí, as coisas começaram a piorar. Várias tendências destrutivas do TikTok ganharam impulso em escolas de todo o país — os toalheiros estavam sendo arrancado das paredes, a correria nos corredores se transformava em brigas e os banheiros passaram a ser vandalizados regularmente. Paul não parava de ser pego — por pequenos atos de vandalismo e violência de baixa intensidade disfarçados de diversão. Suas notas caíram. Nada dramático como matar aulas estava acontecendo, mas ele, que sempre recebera notas 9 e 10, passou a levar um monte de 6 e 7 no seu boletim.

Em casa, as coisas não pareciam muito melhores. Paul passava horas sozinho no quarto, e, quando saía, baixava o capuz do casaco e se recusava a falar qualquer coisa além de um "oi" ou "tchau". O silêncio perturbava os pais; o filho mal conseguia fitá-los nos olhos durante o jantar. Quando voltava da escola, ia direto para a cama com o laptop dizendo que tinha lição de casa para fazer, embora parecesse estar deixando de fazer as tarefas escolares a torto e a direito. Sua mãe me disse que ele ficava parado o tempo todo, como se não tivesse energia para mover os membros. Era enervante. Seus pais bem-sucedidos ficaram perturbados — aquele não era o garoto que eles conheciam.

Algo relacionado à sensação de isolamento que muitos meninos sentem nessa fase da vida vinha fazendo com que Paul agisse daquela maneira — nos anos do ensino médio, as coisas são, na melhor das hipóteses, hormonais, confusas, dolorosas, estressantes e ansiosas. Um dia, para horror dos seus pais, eles descobriram que Paul havia comprado uma arma falsa de aparência bastante realista e postado nas mídias sociais que a levaria para a escola. Os colegas de turma contaram aos professores na mesma hora, e a escola entrou em lockdown antes das nove da manhã. Era uma piada — claro que era uma piada, era só uma arma de brinquedo, pelo amor de Deus, e ele nem a levou! Foi o que Paul disse para a sua nervosa mãe. Mas essa piada faria com que ele fosse expulso da escola antes do meio-dia.

"Por que ele faria algo tão chocante?", os pais de Paul se perguntaram. Ficou claro que, apesar de se esconder sob o capuz, o menino implorava por ser visto. Sob a fachada desafiadora, ele se sentia impotente e sem propósito, mais alienado do que integrado, como os pais começaram a perceber. Neste mundo permanentemente on-line, desorientador e obcecado por status, como Paul seria capaz de sentir que gostava da maior parte da sua personalidade, de acreditar que tinha alguma contribuição importante a dar para a sociedade — além de alguma postagem audaciosa no Snapchat ou de alguma brincadeira idiota? Como conseguiria formar relacionamentos calorosos e confiáveis com os outros? Esses são os tijolos que constroem o florescimento e que, muitas vezes, parecem estar irremediavelmente fora do alcance dos adolescentes de hoje em dia.

Faz sentido, então, que um adolescente com apatia prefira experimentar a ira do diretor da escola, a desaprovação dos pais e a humilhação de ser expulso à mortificante sensação de não sentir absolutamente nada.

Quem mais está com entorpecimento?

Estamos mais propensos a enfrentar o entorpecimento em três fases da vida, e ele afeta de 50% a 60% de nós. A primeira fase é a adolescência (entre 12 e 19 anos) — um período difícil de transição. O segundo período é a idade adulta jovem, entre 25 e 34 anos, quando as pessoas estão começando carreiras e famílias. Por fim, depois dos 75 anos, o torpor volta a aparecer. Muitos idosos estão de luto não apenas pela perda de entes queridos, mas também pela perda da sua antiga mobilidade e independência, assolados por uma variedade de males e indignidades.

Neste capítulo, examinaremos de perto como o entorpecimento nos afeta em diferentes idades. À medida que os nossos ambientes sociais e físicos evoluem, que fatores de risco aumentam e diminuem?

Crianças pequenas podem ter torpor?

É difícil imaginar uma criança de 2 anos sentindo um vazio interior. Num estágio tão inicial de desenvolvimento, como ela poderia ser emocional ou cognitivamente madura o bastante para demonstrar sinais de problemas mais sérios de saúde mental? No entanto, se entendermos o entorpecimento como a ausência de bem-estar emocional, psicológico ou social, a triste verdade é que, sim, é possível que crianças pequenas apresentem aquilo que os pesquisadores chamam de "falha em florescer". De fato, em casos raros, elas podem apresentar sinais de depressão mais grave, embora os sintomas sejam fáceis de ignorar. Talvez nem pareçam tristes para os pais: os sintomas variam de um "afeto indiferente" a um aumento na necessidade de ficar grudado.

Nos últimos anos, à medida que a saúde mental dos jovens adultos se deteriorava em níveis alarmantes, médicos e pesquisadores começaram a estudar com mais atenção sinais precoces de sofrimento em crianças pequenas. Um número crescente de profissionais também passou a adotar critérios holísticos de saúde como o florescimento, que abrangem não apenas a saúde física e cognitiva, mas também fatores sociais e ambientais que impactam o bem-estar.

Um estudo de 2022 com mais de 18 mil crianças, conduzido pelo órgão responsável pelo censo dos Estados Unidos, examinou a prevalência do florescimento — e seus preditores — em crianças de 1 a 5 anos.[1] Quatro perguntas foram feitas aos pais em relação à saúde emocional e ao comportamento da criança. Primeira: ela se recupera depressa quando as coisas não saem como esperava? Segunda: você descreveria o seu filho como afetuoso e carinhoso com você? Terceira: seu filho demonstra interesse e curiosidade no aprendizado de coisas novas? Quarta: seu filho sorri e dá gargalhadas? Considera-se que uma criança está florescendo se as respostas para todas as perguntas forem "sempre" ou "habitualmente".

A boa notícia foi que 63% das crianças atenderam a esses critérios. Porém, quase quatro em cada dez crianças demonstravam incapacidade de florescer. Não tinham resiliência, sentiam-se desconectadas dos pais e dos outros, eram desinteressadas e não se envolviam ou quase nunca riam ou sorriam.

As crianças do estudo diagnosticadas com uma doença física, uma deficiência de desenvolvimento ou um problema emocional ou comportamental corriam maior risco. Os pesquisadores também descobriram que o fracasso em florescer era mais comum entre crianças de famílias social e economicamente marginalizadas — em particular entre aquelas que experimentavam insuficiência alimentar ou insuficiência de sono e cujos pais sentiam falta de apoio da sociedade.[2]

As crianças pequenas, mais do que em qualquer outra faixa etária, têm a capacidade natural para florescer. Porém, se queremos que elas alimentem essa capacidade natural, as famílias precisam de uma sociedade que as apoie. Quando os pais são obrigados a trabalhar em vários empregos com horários imprevisíveis para ganhar um salário mínimo; quando não têm acesso à licença-maternidade ou à licença-paternidade, o que limita o tempo de criação de um vínculo nos primeiros meses de vida de uma criança (e mais tarde, as oportunidades para interagir com cuidadores e professores); quando a família, os amigos e outras pessoas da comunidade local estão sobrecarregadas e com poucos recursos, com disponibilidade limitada para ajudar pais que necessitam desesperadamente de apoio; e quando os bairros não dispõem de praças, bibliotecas e outros espaços compartilhados para as famílias passarem tempo juntas e formarem redes de apoio fortes, não estamos apenas falhando com comunidades inteiras, mas também com crianças pequenas.

Terra da perdição juvenil

Estamos no alvorecer de um novo milênio. O século anterior foi coroado pela conquista de uma expectativa de vida aumentada (em média, em 30 anos), de forma que acrescentamos mais anos à nossa expectativa de vida do que em todos os séculos anteriores juntos. Realmente, merecemos parabéns.

Mas também herdamos um mundo atormentado pela incerteza, e a pressão de dar sentido a tudo isso — e de viver com integridade — pesa nos ombros dos nossos adolescentes, corroendo o senso de identidade tão crucial para um funcionamento saudável. Nos Estados Unidos, descobri que o fracasso em florescer aumenta constantemente de 37% em crianças de 1 a 5 anos para 51% entre aquelas de 12 a 14 anos, subindo para 60% em adolescentes com idade para cursar o ensino médio.[3]

Eles estão cercados por questões cruciais, cujas respostas parecem estar fora do seu alcance.

"Em que fontes de informação devo confiar para me manter informado sobre os eventos atuais?"
"Como posso expressar as minhas opiniões sem ofender ou alienar os outros?"
"Por que sinto que estou num nível diferente dos meus colegas?"
"E se ser autêntico significa perder amigos ou status social?"
"Estou sendo um bom amigo?"
"Qual é a minha orientação sexual? Sou heterossexual, gay, bissexual ou algo diferente?"
"Por que me sinto responsável pela depressão dos meus pais?"
"Preciso ir para a faculdade para ter uma carreira de sucesso?"
"Como posso ajudar a impedir que o planeta queime quando parece tão difícil que um único indivíduo cause impacto?"

Nossos adolescentes mais jovens — aqueles de 12 a 14 anos — estão enviando sinais de alerta sutis para todos ao redor com capacidade de notar que algo está errado. Um desses sinais é a automutilação intencional. Um estudo recente sobre jovens húngaros com idades entre os 12 e os 20 anos concluiu que, à medida que a gravidade do entorpecimento aumentava, também crescia a prevalência de comportamentos como puxar cabelos, cortar-se, beliscar-se, morder-se e queimar-se, além de tendências suicidas.[4]

Outro sinal de alerta é o início precoce de comportamentos problemáticos, como uso de drogas e delinquência. Em geral, a delinquência surge e aumenta no final da adolescência, durante o ensino médio. Mas alunos do ensino fundamental entre 12 e 14 anos com apatia *já* se engajam nesse comportamento, sobretudo do tipo que os adultos às vezes não ficam cientes. Os adolescentes nem sempre faziam coisas que os levariam à prisão, mas estavam começando a matar aula, beber, fumar cigarros e maconha e experimentar inalantes.

A falta de apoio social dos seus pares deixa as crianças especialmente vulneráveis ao entorpecimento. O número de adolescentes que relata aumento da solidão quase dobrou na última década. Menos estudantes do ensino fundamental e médio dizem ter amigos que os convidam para as suas casas, que sentem saudades deles quando não têm aulas, que declaram explicitamente que são amigos, que dividem segredos e que os escolheriam para fazer parte do time da escola. Enquanto os adolescentes buscam as suas identidades, lidam com problemas de autoestima e experimentam uma autoconsciência acentuada, com frequência falta-lhes a energia emocional necessária para alimentar e manter grandes amizades.

A PBS exibiu um documentário sobre uma dessas tendências perturbadoras na vida de adolescentes num bairro residencial de Atlanta, Geórgia, em 1999 — ano que pode parecer distante, mas as forças em ação só se intensificaram nas décadas seguintes.[5] Entre 1996, enquanto Atlanta se preparava para sediar os Jogos Olímpicos, e a primavera de 1999, uma série de eventos perturbadores ocorreu no condado de Rockdale. Um garoto de 16 anos foi morto durante uma briga no estacionamento de um centro comercial. Outro adolescente, empunhando uma espingarda, saiu dando tiros na Heritage High School, em Conyers, Geórgia, ferindo seis colegas. Outros dezessete adolescentes do condado de Rockdale, com idades entre 14 e 17 anos, testaram positivamente para sífilis, e, ao todo, duas centenas de jovens se expuseram ao vírus sexualmente transmissível.

Qual é a cara do entorpecimento?

O condado de Rockdale é pequeno e abastado, e consiste principalmente em famílias brancas de classe média e alta. As crianças de Rockdale levam vidas confortáveis e privilegiadas. A Heritage High School, onde houve o tiroteio e diversas ocorrências de casos de sífilis, estava entre as melhores escolas do estado. Contudo, uma investigação de saúde pública sobre o surto de sífilis revelou a realidade oculta da vida desses adolescentes ricos: o sexo grupal, o abuso de álcool e o uso de drogas abundavam.

Especialistas alarmados procuraram explicações. A produtora do programa *Frontline*, da PBS, disse que ela e os seus colegas passaram a enxergar o surto de sífilis em Rockdale como sinal de um problema mais profundo. Onde quer que fossem, encontravam jovens solitários, perdidos, vazios, à procura de algo para preencher o vácuo interior.

Isso não parece dolorosamente familiar? Os adolescentes sentiam um vácuo, um vazio, e ninguém notou nada até eles começarem a se comportar mal. A ausência de relacionamentos significativos na vida dos jovens de Rockdale era, por ironia, um reflexo do sucesso econômico dos genitores. Aqueles jovens, em geral, tinham pais bem-sucedidos, ocupados e trabalhadores. Embora os adultos pudessem prover as necessidades materiais dos filhos, tinham pouco tempo, energia e (às vezes) disposição para suprir as suas necessidades emocionais ou existenciais.

Um estudo recente com mais de 37 mil jovens de 11 a 13 anos descobriu que o entorpecimento estava fortemente relacionado com a qualidade das relações entre pais e filhos.[6] Cinco perguntas foram feitas aos adolescentes: "Há pessoas na sua família que se preocupam com você?"; "Alguém da sua família o ajudará se você tiver um problema?"; "Os adultos presentes na sua vida o escutam e levam em consideração os seus pontos de vista?"; "Seus pais o consultam quando devem tomar decisões que o afetarão ou causarão transformações na sua vida?"; "Você se sente seguro em casa?".

O entorpecimento aumentava à medida que os adolescentes diziam "não" a um número maior de perguntas. Eu me lembro de como é ruim não ter um lugar para voltar e chamar de lar. Quando tinha a idade deles, antes de ser adotado pelos meus avós, também teria respondido "não" para todas as perguntas.

Por outro lado, relacionamentos positivos com os pais atuam como uma importante proteção contra problemas de saúde mental, prevendo maior empatia, regulação emocional, habilidades de resolução de problemas e objetivos mais claros e aspirações mais elevadas para o futuro.[7]

Muitos pais lutam para romper o impasse invisível entre os seus mundos e os mundos dos filhos — o que não é fácil, admito — ou ficam tão profundamente atolados no seu próprio sofrimento que não são capazes de se conectar com os filhos de forma plena.

Os canários vão para a faculdade

Quando Taral tinha uns 19 anos, durante a faculdade, ele passou por algo que chamo de "fase do YouTube". Ele não tinha necessariamente um nome para aquilo, só sabia que não queria sair da cama. Mas reconhecia que aqueles dias "de molho" nunca o fizeram se sentir melhor. Na maioria das vezes, eles o faziam sentir-se culpado por desperdiçar o seu tempo, por "não fazer nada de produtivo".

Taral observou que não estava deprimido — ele se lembrava de alguns períodos de depressão e ansiedade no ensino médio, quando foi oficialmente diagnosticado, mas daquela vez era diferente. No ensino médio, os pais o pressionavam muito para que ele decidisse "o seu futuro". Quando enfim entrou na faculdade, Taral achou que estava indo bem, mas ainda se sentia forçado a resolver as coisas e não conseguia se obrigar a tomar uma decisão. Ainda não sabia o que queria fazer no futuro — a astrofísica tinha matemática demais, e o departamento de ciência da computação estava repleto de jovens que estudavam programação desde o ensino fundamental. Acima de tudo, o rapaz se sentia confuso sobre onde deveria focar a sua energia. Às vezes, Taral se perguntava se havia mesmo um caminho para ele. Então adiava a tomada de qualquer decisão e ficava atolado em algum ponto intermediário, incapaz de recuar, mas sem nada ou ninguém que o empurrasse para a frente.

Taral sentiu-se paralisado pela indecisão e pela evitação. No terceiro ano da faculdade, começou a morar sozinho, embora tenha gostado de ter um colega de quarto no ano anterior. Mas a vida solitária não ajudou — ele descobriu que poderia passar um ou dois dias, às vezes mais, sem sair do dormitório. Alguns amigos chegavam a procurá-lo para ver como ele estava quando não recebiam notícias suas por algum tempo, mas, se ele não procurasse ninguém, poderia passar vários dias sem contato humano. Taral pedia comida, assistia às aulas on-line e passava muito tempo vendo vídeos no YouTube.

Quer os seus filhos saiam do ensino médio florescidos, quer entorpecidos, os pais classificam a obtenção de uma boa educação e a conquista da felicidade como os seus maiores desejos para os filhos em idade universitária. Na verdade, a pesquisa mostra que quanto mais próximos de alcançar esses objetivos se viam os pais, maior *o seu próprio* bem-estar psicológico.

No entanto, nossa fixação na felicidade é algo que me preocupa. Sentir-se bem quando não se funciona bem não vai resolver o entorpecimento. Pais indevidamente focados em extrair emoções positivas dos filhos, em detrimento do seu bem-estar geral, podem estar deixando de notar alguma coisa importante.

O que acontece quando as aspirações dos pais põem em risco o bem-estar mental dos filhos?[8] O boletim familiar metafórico pode colocar pressão excessiva sobre adolescentes já fragilizados. Nos últimos trinta anos, universitários relataram um aumento de 40% nas expectativas percebidas dos pais junto com níveis crescentes de críticas feitas por eles. Taxas de perfeccionismo também subiram. Alunos que se prendem a padrões muito elevados podem passar a ver a vida como uma série de proposições de sucesso ou fracasso corroendo o seu senso de identidade e estreitando objetivos e interesses pessoais. O perfeccionismo está ligado a transtornos alimentares, ansiedade, automutilação e depressão — e, uma vez enraizado, pode se tornar um problema vitalício.

Hoje em dia, os estudantes vacilam diante de ferozes pressões internas e externas. Entre 2013 e 2021, as taxas de depressão nos campi aumentaram em 135% e as taxas de ansiedade subiram 110%.[9] Na verdade, o número total de estudantes que preencheram os critérios para uma ou mais questões de saúde mental *duplicou*.[10] Apenas 38% cumpriram os requisitos relativos a uma saúde mental positiva.[11] Não é preciso ser formado em matemática para concluir que isso significa que 62% dos universitários *não estão* florescendo.

Quando questionados sobre com que frequência sentem falta de companhia, 64% dos alunos responderam "Algumas vezes" ou "Frequentemente", com 68% se sentindo excluídos em parte do tempo ou com frequência. É possível ter todos os tipos de ligações sociais, até amizades, e ainda se sentir bastante isolado. Mais adiante, examinarei as qualidades que fazem uma conexão ser íntima e significativa.

Procurei me aprofundar nas implicações desses dados para tentar compreender o que estudantes universitários pensam sobre saúde mental. Na minha pesquisa, um estudo representativo com estudantes nos Estados Unidos, descobri que eles consideravam todos os cinco aspectos do bem-estar *social* — fazer uma contribuição para a sociedade, estar integrado, encontrar sentido no mundo, aceitar os outros e crescer socialmente — como sendo os *menos* importantes. O que consideravam mais importante era o bem-estar emocional: sentir-se feliz, satisfeito e interessado na vida. Era isso que queriam acima de tudo.

O bem-estar *psicológico* — ter um propósito na vida, construir relacionamentos calorosos e confiáveis, autoaceitação — foi considerado mais importante que o bem-estar social, mas ainda menos importante do que sentir-se bem. Em outras palavras, se houvesse uma cerimônia de entregas de medalhas olímpicas, sentir-se bem ganharia o ouro de lavada. Funcionar bem psicologicamente — o "eu" — ficaria com a prata e funcionar bem socialmente — o "nós" — teria que se satisfazer com o bronze.

Não fiquei surpreso ao saber que os meus alunos sentiam que o bem-estar emocional era mais importante do que qualquer outra coisa. Nas últimas décadas, esse tem sido o foco principal, se não o único, da maioria dos trabalhos populares no campo da psicologia positiva. No entanto, essa obsessão estabelece as bases para o entorpecimento — e os jovens têm muitas outras coisas com que se preocupar hoje em dia.

Além das preocupações emocionais, sociais e psicológicas dos universitários, existem imensos fatores de estresse sociais e econômicos que pesam sobre eles: as demandas por entrar numa "boa universidade", seguidas pela competição implacável e a ansiedade pela realização durante aqueles quatro anos de curso, que cobram um alto preço. A ansiedade começa a crescer quando os adolescentes precisam se concentrar em entrar na universidade.

A depressão e o abuso de drogas aumentam por volta dos 21 anos, quando eles já se encontram na universidade por tempo suficiente para ganhar uma preocupação crônica com notas e com as oportunidades de trabalho. Muitos estudantes que conheci nos meus 25 anos de ensino deixam a universidade com tantas questões em aberto e tanta incerteza sobre o futuro quanto quando entraram.

É claro que a maioria dos pais incentiva os filhos a terem sucesso por preocupação genuína. Estão compreensivelmente ansiosos com o mercado de trabalho hipercompetitivo e determinados a garantir que os seus filhos não tropecem na escada social ou econômica. Obter um diploma universitário é visto hoje em dia como o equivalente à segurança econômica vitalícia concedida no passado a quem apenas concluía a educação pública com um diploma do ensino médio. Mais crianças estão sacrificando as suas infâncias para criar currículos que permitirão a sua admissão nas "melhores" universidades. O ensino superior também está diminuindo a poupança de diversas famílias, bem como criando estresse e ansiedade entre os seus integrantes.

Todos concordam que ser criança e passar tardes despreocupadas nadando, pescando, andando de bicicleta e apenas brincando provavelmente dão mais felicidade a um garoto do que fazer créditos extras de matemática ou um curso pré-vestibular. No entanto, essa ainda seria uma opção quando as brincadeiras ao ar livre não contam muito para os departamentos de admissão das universidades com cursos de quatro anos de duração?

Frequentar uma faculdade de prestígio é menos importante para as finanças de longo prazo do que acreditam muitos pais preocupados. Diversos empregadores falam abertamente sobre uma mudança de foco nas contratações, deixando de priorizar tanto os diplomas e buscando habilidades como boa escrita, comunicação e resolução de problemas, e grandes empresas como o Google às vezes dispensam a graduação. Seria bem mais valioso que os alunos do ensino médio despendessem tempo e energia escolhendo uma universidade com um ambiente propício ao florescimento, um lugar que se preocupa tanto com a capacidade mental e o crescimento dos seus alunos quanto com as suas médias e notas no vestibular.

Isso me parece claro: quando uma universidade começar a medir o sucesso dos alunos em termos de florescimento, bem como de notas, talvez enfim tenhamos um sistema universitário que faça jus a ser chamado de ensino "superior".

Então, o que uma universidade florescente deveria monitorar? Quando os alunos atravessam o palco, pegam os canudos e se formam, eles devem se sentir felizes e engajados na vida, com um senso de direção e de crescimento pessoal, uma aceitação de si e dos outros, e ansiosos para contribuir não apenas para a sua comunidade, mas para a sociedade em geral. As universidades podem e devem criar estudantes florescentes. Não seria *esse* um resultado digno de uma dispendiosa formação universitária?

Por que várias classificações anuais incluem proporções de alunos/professores, custos de mensalidades, taxas de doações de ex-alunos e rendas obtidas no primeiro ano, mas ignoram, por exemplo, a proporção de conselheiros de saúde mental por estudante e as estatísticas sobre diagnósticos de doenças mentais e tentativas de suicídio? Que tal uma coluna dedicada à taxa de abandono dos estudos relacionada à saúde mental? Essa informação não deveria estar disponível? E, se não está, pais preocupados não deveriam ter o direito de exigir que esteja?

A riqueza crescente de muitas universidades e faculdades pouco fez para aprimorar a saúde mental e a felicidade dos seus alunos. Instituições de primeiro escalão investem em peso no recrutamento — na compra — dos mais talentosos docentes de pesquisa do mundo. No entanto, esses prestigiados professores estão cada vez menos propensos a passar mais tempo com os seus alunos, seja dentro ou fora da sala de aula.

Se persistir a suposição de que um diploma de conclusão de um curso universitário de quatro anos de duração será um requisito para conseguir um bom emprego, as universidades não terão dificuldade em preencher as suas vagas. Podemos ao menos concordar que os estudantes deveriam estar florescendo mais depois de frequentar uma faculdade do que ao chegar? É com esse tipo de formando, capaz de dar contribuições à sociedade, que deveríamos estar sonhando.

Calculando o custo do entorpecimento

O entorpecimento prejudica de inúmeras maneiras a capacidade dos alunos de funcionar. Um estudo com alunos de medicina descobriu que o torpor aumentava as probabilidades de ocorrência de pensamentos suicidas, de abandono do curso e de envolvimento em comportamentos antiéticos quando os estudantes começavam a fazer residência no quarto ou quinto ano da formação. Por exemplo:

- Permitir que outro aluno cole as respostas do seu exame durante uma avaliação sem consulta.
- Receber crédito pelo trabalho de outro aluno.
- Relatar um exame laboratorial ou raio X como pendente quando ainda não foi realizado.
- Relatar os resultados dos exames como normais quando se esqueceram de questionar sobre a necessidade do teste durante o exame do paciente.
- Não se desculpar nem assumir a responsabilidade pelos erros.

O entorpecimento e os comportamentos antiéticos podem andar juntos na medicina porque ambos são sintomas de uma causa maior resultante do excesso de trabalho, da competitividade e da priorização do lucro. É plausível que o entorpecimento leve estudantes de medicina a cometer erros e não os admitir nem se desculpar. Quando nos falta um senso de propósito, de pertencimento e de contribuição social, a ideia de admitir um erro pode parecer opressiva. Confessar um delito poderia criar um abismo ainda maior no sentimento de pertencimento ou de contribuição de um indivíduo no seio de um hospital ou de uma equipe médica. Uma "vitória", como solicitar de forma correta exames de laboratório que ajudem a resolver o problema do paciente, é provavelmente aquilo que espera um estudante de medicina com torpor.

Esses estudantes de medicina trabalharam de maneira árdua para chegar aos anos de residência. Apesar de tudo o que obtiveram, o entorpecimento os levou a pensar em desistir antes mesmo de terem a chance de iniciar uma carreira. E, se aqueles estudantes de medicina estavam dispostos a se envolver em comportamentos profissionalmente arriscados, você pode imaginar o que a apatia seria capaz de fazer a inúmeros outros à medida que se estabelecem nas suas carreiras?

Os canários abandonam a gaiola

Então, você concluiu o ensino obrigatório e completou o seu lançamento no "mundo real". Na casa dos 20, 30 e 40 anos, os jovens adultos exploram repetidamente territórios desconhecidos construindo carreiras, contraindo matrimônio e, talvez, o mais desconhecido: descobrindo como ser pai e mãe. Esse é um dos três períodos da vida em que o entorpecimento está no auge.

Para repetir a famosa frase de Tolstói de que "cada família infeliz é infeliz à sua maneira", nossos estressores, traumas, comunidades e personalidades singulares nos moldam e nos dobram de formas diferentes. No próximo capítulo, vamos desvendar o impacto do racismo e da discriminação no entorpecimento. Mas há, é claro, pontos em comum nas nossas experiências. Os estressores diários parecem continuar a se acumular e nunca ceder.

Durante a pandemia, as mães, em particular, passaram por um enorme aumento na carga de maternidade, com pouco ou nenhum apoio durante os meses de isolamento, o que levou a um aumento na ocorrência de entorpecimento — o que não é surpresa alguma.

A depressão pós-parto (DPP) é reconhecida como um problema sério, monitorado em muitas mulheres após o nascimento dos filhos. Estima-se a ocorrência de DPP em 17% das mães do mundo inteiro.[12] No entanto, não deveríamos também prestar atenção aos efeitos mais discretos, porém perniciosos, do entorpecimento pós-parto? Um estudo realizado com mães na Espanha constatou não apenas que 40% das participantes sentiam torpor, como também que essas mães estavam mais propensas a sentir baixos níveis de "confiança materna" do que aquelas com DPP, o que quer dizer que elas duvidavam da sua capacidade de cuidar da criança de modo a suprir as suas necessidades. A baixa confiança materna não só submete as mães a altos níveis de estresse, como também pode criar obstáculos à formação de vínculos com o recém-nascido, à criação de um forte senso de identidade materna e ao sentimento de satisfação com o papel de cuidadoras. O estudo encontrou diversos fatores importantes de proteção contra o entorpecimento pós-parto: níveis mais elevados de autocompaixão, flexibilidade psicológica, resiliência e apoio social de parceiros e famílias.

À medida que as crianças crescem, o papel de pai ou mãe não fica mais fácil. Por exemplo, o estresse escolar tem um grande impacto sobre os pais e os alunos. Escolher a melhor escola para o filho com os escassos dados disponíveis pode envolver inúmeras horas de pesquisa, análise de custo-benefício e sofrimento geral. O chamado "trabalho invisível" também nos afeta. Como adultos, temos a tarefa de lidar com um sistema tributário cada vez mais labiríntico, de criar um feed de notícias em que possamos confiar (sem nos expor a um bombardeio avassalador de informações), de instalar atualizações e mais atualizações de software, correr para alterar senhas após vazamentos de dados e muitas outras coisas. De alguma forma, continuamos a ser solicitados a fazer mais com menos, até que passamos a sentir que não sobrou nada.

Assediados por tantos fatores de estresse, não é de se admirar que os adultos de hoje relatem dificuldades para saborear experiências e encontrar realização no borrão da vida cotidiana. Muitos de nós se pegam questionando as escolhas feitas à medida que enfrentam a realidade das suas vidas. Escolhemos mesmo o lugar certo para morar? A pessoa certa com quem conviver? A carreira certa? Os amigos certos? O equilíbrio certo entre trabalho, vida, amigos e família? Será que negligenciamos conexões emocionais importantes em nome do trabalho, do dinheiro, dos planos de aposentadoria? "É tarde demais para recomeçar", diz a voz na nossa cabeça. Alguns de nós devem encarar o fato de que todas as escolhas "certas" foram feitas — temos tudo o que pensávamos que queríamos —, mas que o sentimento de insatisfação permanece. Os marcos de sucesso pelos quais trabalhamos tanto acabaram se tornando irrelevantes.

Quando perdemos o senso de significado em nossas vidas, às vezes é difícil retroceder mentalmente para uma época em que as coisas *importavam* — quando, em algum momento do passado, sentíamos o desejo premente de aprender coisas novas, de experimentar algo pela primeira vez ou de expandir a nossa visão de mundo. E assim mergulhamos cada vez mais fundo no buraco.

Quando o trabalho não funciona

Nos últimos anos, os sociólogos observaram um curioso desdobramento no âmbito profissional: independentemente do salário ou do número de horas de expediente, nunca houve tantos relatos de estresse relacionado ao trabalho. O que há de estranho diante de tudo isso é que a média de horas trabalhadas por semana não mudou tanto assim. Nos dias de hoje, ainda se trabalha de 35 a 40 horas semanais, como nos anos 1970.

As médias podem ser enganadoras, no entanto. Os números escondem o fato de que algumas pessoas estão dedicando muito mais horas por semana, enquanto outras se ocupam bem menos. O percentual daqueles que trabalham mais de 50 horas semanais aumentou, assim como o percentual daqueles que trabalham 30 horas ou menos.[13]

Profissionais de serviços especializados — médicos, advogados, consultores financeiros e outros — têm mais trabalho e salários mais altos do que nunca, enquanto empregados em serviços com menos especialização — zeladores, garçons, bartenders, cuidadores de creches e outros — estão trabalhando um pouco menos, com frequência por não conseguirem encontrar oportunidades ou remuneração suficientes para sobreviver. A diferença é muito pequena, porém — nos Estados Unidos, os 10% mais bem remunerados trabalham em média 46,6 horas por semana, enquanto os 10% mais pobres trabalham cerca de 4 horas a menos, 42,2 horas. Fora dos Estados Unidos, a situação é um pouco diferente[14] — num estudo realizado em 27 países, os dados mostraram que os 10% mais bem remunerados entre os trabalhadores em tempo integral na verdade trabalham 1 hora a menos por semana do que os 10% mais pobres.

Independentemente do número exato de horas trabalhadas, os dois grupos andam estressados — um porque trabalha demais e ainda leva funções para casa à noite e nos fins de semana; o outro porque não conta com um trabalho estável e contínuo, por não conseguir trabalho suficiente ou por ter mais de um emprego, muitas vezes como único provedor numa família monoparental encarregado de pelo menos um filho dependente.

Minha pesquisa descobriu que, nos Estados Unidos, os adultos com torpor perdem seis dias de trabalho a mais por ano — o chamado absenteísmo — do que a população em geral, somando até *23 anos* de produtividade econômica perdida a cada ano. Contudo, quando se trata de presenteísmo — quando alguém sai mais cedo ou é menos produtivo em razão de questões mentais ou emocionais —, o entorpecimento responde por mais de *52 anos* de trabalho perdido nos Estados Unidos a cada ano.

Proteção contra o estresse no trabalho

Anteriormente, mencionei como o florescimento cria uma grande imunidade a ambientes de alto estresse. A evidência mais forte para essa descoberta vem de um estudo longitudinal de assalariados australianos que constatou que a saúde mental positiva pode ser uma vulnerabilidade ou uma fonte de resiliência dependendo do nível.[15] O estudo acompanhou o impacto de locais de trabalhos altamente estressantes ou conflituosos no sofrimento psicológico dos funcionários — sentimentos de nervosismo, falta de esperança, inquietude, agitação, desvalorização, depressão ou a sensação de que "tudo parece exigir muito esforço".

Você não vai se surpreender ao saber que funcionários com torpor exibiram níveis mais elevados de sofrimento, mas fiquei mais interessado em outra descoberta, que considerei impressionante: os pesquisadores constataram que os empregados com níveis mais elevados de saúde mental positiva — aqueles que floresciam — tinham níveis mais baixos de sofrimento ao longo do tempo *independentemente do estresse no trabalho*.

O que impactava a sua saúde mental no trabalho era o nível de apoio que recebiam dos companheiros. Precisamos de colegas de trabalho com quem possamos nos dar bem, que fiquem do nosso lado, que compreendam que todo mundo tem dias ruins e que criem uma atmosfera de boa convivência — com carinho, confiança e sinceridade.

Em outras palavras, trabalhar num ambiente de alta demanda e alto estresse onde *não* se recebe apoio vai corroer seu bem-estar e torná-lo mais propenso ao torpor.[16]

O estresse é um pré-requisito para o entorpecimento?

Anos atrás, lembro-me de pegar o início do *Oprah Winfrey Show* bem no momento em que Oprah fez uma pergunta que me deixou paralisado: "Em quantos dias você sente gratidão pela sua bela casa, pelos filhos saudáveis, pelo marido carinhoso, mas ainda tem a sensação de que falta uma peça do quebra-cabeça? Você sente que há um buraco em algum lugar e pensa com os seus botões: 'É só isso mesmo?' É porque o seu coração sonha com algo mais. Se você se identifica com isso, não está sozinha. Não dá para imaginar quantas mulheres compartilham essa luta silenciosa."

As mulheres que falaram nesse episódio esclareceram os desafios do entorpecimento, da sensação de vazio que permeava os seus dias. Mesmo aquelas com casamentos sólidos, filhos saudáveis, bons empregos e boas casas em bons bairros pareciam à deriva. Uma mulher disse: "Oprah, tenho um bom casamento e sou mãe de dois filhos. Fui abençoada com saúde e estabilidade financeira. Estou procurando formas de resolver um sentimento perturbador. É como se houvesse *um vazio na minha alma*."

Outra mulher disse que se perguntava: "Por que estou aqui? Meu espírito continua a me dizer que *há mais nesta vida*."

Uma terceira alegou que estava "procurando uma direção para a vida, um senso de propósito, algo que defina quem eu sou. *Quero algo mais*. Só não sei como chegar lá".

Em seguida, uma mulher falou do modo como o entorpecimento criava um anseio por algo mais, um sentimento que eu reconhecia muito bem. Ela disse que tinha "tentado encontrar um modo de preencher o vazio com comida, dinheiro, amor, sexo, bens materiais, grupos de autoajuda. Continuo com a sensação de que deveria haver *algo mais*".

Aquele episódio que assisti há tantos anos por acaso ainda parece muito atual e relevante. Recentemente entrei em contato com uma conhecida, Andrea, que me contou que sentia que estava com torpor. Quando pedi que explicasse, ela — uma mãe ocupada de dois meninos pequenos — se deu ao trabalho de me escrever uma resposta eloquente delineando uma experiência que Oprah poderia muito bem ter incluído naquele mesmo programa.

> O entorpecimento é como estar num avião sobrevoando a pista, mas incapaz de pousar. Não parece que estou em perigo iminente — estou presa ao meu assento e, de modo geral, estou bem, mas tenho a sensação de esperar por uma resolução que está demorando demais a chegar. É estranho, mas nem tenho certeza do que

é. Ansiedades que nunca surgiram antes dão as caras. (Outro avião caiu na pista? Vamos ficar sem combustível?) O entorpecimento deixa você fincado no presente e ciente de tudo que está acontecendo, mas não é atenção plena. É hipervigilância.

Em momentos de pausa, começa a parecer que você não está realmente levando a vida como antes e que coisas demais parecem escapar do seu controle. (Quando esse avião vai pousar para que eu possa continuar com a minha vida?) No entanto, todas as tarefas tediosas do cotidiano se amontoam na sua frente. (Ainda estou tão ocupada! E cansada!) Parece que todos os dias você apaga centenas de pequenos incêndios e nunca chega a fazer aquilo que de fato importa, as coisas gratificantes que se lembra de ter feito antes da pandemia. O mundo retornou em grande parte ao normal, mas, de alguma forma, ainda estou presa a um estado pandêmico da mente.

Tanto a minha amiga Andrea quanto aquelas mulheres no programa de Oprah entendiam que muitas das suas vidas eram objetivamente invejáveis, mas que estavam desprovidas dos elementos de florescimento. Estariam esperando demais de si mesmas e das suas vidas? Estaríamos todos fazendo o mesmo? É ingênuo pensar que o verdadeiro florescimento é alcançável neste mundo confuso e caótico? A palavra *florescer* pode pintar um quadro de uma calma alegre e felicidade ininterrupta, mas só é preciso contar com sete dos catorze sinais de bem-estar para florescer. Além disso, muitos dos elementos de florescimento — por exemplo, propósito na vida, aceitação de si mesmo e dos outros, pertencimento — são necessidades humanas básicas para levar uma vida decente. Não, não acho que o principal problema sejam as expectativas altas. E um conjunto robusto de pesquisas apoia o argumento de que o florescimento pode ser alcançado por indivíduos de todos os estágios da vida e de uma gama diversificada de circunstâncias.

Entorpecimento na velhice

O florescimento atinge o pico entre as idades de 60 e 65 anos, quando muitos fatores de estresse são reduzidos. Porém, ao mesmo tempo, o senso de propósito e de contribuição começa a diminuir. O cuidado com os filhos e o trabalho proporcionam baluartes contra a sensação de que a vida não faz sentido. Quando se passa dos 75 anos — como ocorre com cada vez mais pessoas —, o entorpecimento volta a se esgueirar.[17]

Minha pesquisa sobre o entorpecimento nessa faixa etária descobriu que o aumento de doenças potencialmente fatais, como diabetes, hipertensão, acidente vascular cerebral, câncer e problemas cardiológicos, *não foi* uma causa significativa de aumento no torpor.[18] A culpa, na verdade, recai em outro conjunto de problemas físicos que representam menos riscos para a saúde, mas que são capazes de causar dor e constrangimento e limitar a independência: constipação, hemorroidas, dores nas costas, dificuldades com o sono e lesões nos pés, por exemplo.

Tenho um parente querido que agora está com 88 anos e que não anda mais de avião. Portanto, não vem mais para o Sul nos visitar em Atlanta. Por quê? Porque ele teve crises de incontinência e fica compreensivelmente preocupado que isso possa ocorrer durante as 2 horas de voo, o que o deixaria profundamente envergonhado. Como resultado, não nos visitamos tanto quanto costumávamos fazer e sentimos falta dessa forma de conexão nesses últimos anos.

O declínio é tamanho que, segundo algumas estimativas, após os 75 anos, podemos passar em média apenas 10% da maioria dos dias em contato direto com outras pessoas, e menos ainda com alguém que amamos.

Esse é um verdadeiro motivo de preocupação, mas há um pouco de esperança. Algo bastante interessante acontece à medida que envelhecemos: os relacionamentos tendem a ser percebidos como mais íntimos e satisfatórios. Na verdade, em alguns casos, a redução na quantidade do contato social é uma tentativa deliberada de melhorar a *qualidade* do contato social.

Os fins são importantes. Quando temos a sensação de que o tempo é abundante, tendemos a contar com ele sem pensar muito cuidadosamente se as nossas vidas e os nossos comportamentos refletem as nossas prioridades. Contudo, quando nos aproximamos do fim da nossa história, começamos a nos concentrar no que realmente importa para nós. Um subproduto do envelhecimento é a passagem de uma janela de tempo subjetivo quase ilimitada para outra, comprimida.

À medida que envelhecemos e reconhecemos que temos menos vida pela frente, ficamos mais propensos a avaliar os outros com base no contato emocionalmente próximo e satisfatório que podem nos proporcionar. Já não temos paciência com os tolos e escolhemos passar cada vez menos tempo com aqueles por quem não nutrimos admiração, carinho ou afeto. Há também evidências de que somos mais capazes de evitar trocas interpessoais desagradáveis com a idade. Os casais aprendem a discutir assuntos delicados de forma a evitar provocações e a manifestação de sentimentos negativos.[19]

O Capítulo 6 vai explorar como qualquer pessoa pode nutrir os tipos de relacionamento que contribuem para o florescimento, caracterizados por um senso mútuo de igualdade e proximidade emocional e por conexões que atravessam faixas etárias e classes sociais.

Como os dados de mortalidade nos mostram em termos claros, os adultos mais velhos que continuam a florescer, que sentem que ainda têm um propósito na vida e têm um forte senso de contribuição para a sociedade, não apenas vivem mais, como também levam vidas mais significativas; eles agregam qualidade à quantidade de tempo que lhes foi concedido.

Entorpecimento: a volta de um pecado que já foi capital

Como um menino católico, passei a maior parte da minha juventude em confessionários aos sábados admitindo e expiando os pecados da semana. Fui ensinado que a felicidade só viria depois de eliminar tudo de mal que existia dentro de mim e de recitar as orações do rosário.

Nunca confessei me sentir oco, apático, sofrer de *mal-estar* — mas talvez tivesse sido apropriado. Durante semanas particularmente "travessas", eu começava a me sentir oco por dentro porque não havia honrado a mim mesmo e a Deus com obras boas e bom comportamento. Em semanas melhores, eu me sentia contente e cheio de orgulho, e brilhava no domingo enquanto trabalhava como coroinha ao lado do padre Henry.

Acredite se quiser, o entorpecimento já foi considerado o oitavo pecado capital, embora, é claro, não haja nada remotamente pecaminoso nesse sentimento real de sofrimento. Conhecemos bem a vaidade, a inveja, a gula, a luxúria, a ira, a ganância e a preguiça. Contudo, por muitos séculos, a acídia — o equivalente histórico do entorpecimento ou apagamento — também se encontrou na lista.

A palavra "acídia" deriva do termo grego *akēdia,* que significa ausência de cuidado, seja para a vida ou para si mesmo. O monge Evágrio Pôntico (345-399 d.C.), importante cristão do início da religião, descreveu-a como um tédio inquieto que levava os monges a se desligarem da vida religiosa.[20] Os primeiros autores sírios equipararam a acídia a um espírito desanimado, e João Cassiano (360-435 d.C.), um místico cristão do século IV, descreveu-a como um cansaço do coração.[21] Como quer que o sentimento se chame — acídia, entorpecimento, definhamento, *languishing* —, é algo que impede a pessoa de se sentir bem e de agir da melhor forma possível. Para complicar, ela ainda se sente incapaz de mudar as suas circunstâncias.[22]

A acídia desapareceu da lista de pecados capitais no século VI, pelas mãos do papa Gregório Magno, e perdeu-se do pensamento ocidental nas brumas do tempo. (Parece que foi incorporada na categoria da preguiça.) No entanto, a acídia continuou a atormentar pessoas de todas os estágios da vida ao longo da história.

O torpor é tão ruim para você hoje quanto foi no passado, embora (felizmente) não seja mais considerado algo pecaminoso. Entendido de forma correta, o entorpecimento não é pecado; é uma questão de saúde pública pessoal e global — como veremos no próximo capítulo.

[2]

Como chegamos até aqui?

Quando Scott completou dez anos no emprego, ligou o seu computador certa manhã e encontrou um e-mail do chefe. "Solicitamos que você participe de um programa de bem-estar e resiliência. Por favor, inscreva-se aqui."

Tudo no que Scott conseguiu pensar foi "Dane-se". E deletou o e-mail. Naquele momento, ele mal conseguia sobreviver. Estava finalizando um divórcio litigioso com a sua ex-esposa. Como casal, os dois desfrutaram de uma situação financeira muito confortável, mas, desde a separação, ele praticamente se tornara um indigente. Lá estava ele, tentando construir um novo lar e uma nova vida para os quatro filhos pequenos, sendo que mal tinha dinheiro para comprar saleiros. Scott tentava jogar a culpa na ex-mulher, que ele dizia que estava tentando arruiná-lo porque culpar alguém era bom, pelo menos por um tempo.

Scott teria sido o primeiro a dizer que era o garoto-propaganda para o movimento contra o bem-estar. Ele passou uma década trabalhando como agente penitenciário numa grande prisão feminina no sul da Austrália, e, embora em determinado momento tivesse adorado o emprego, atualmente não tinha vontade de trabalhar. Quando estava lá, ficava ao mesmo tempo combativo e retraído. Se alguém contestasse o modo como ele lidava com alguma situação, Scott não queria nem ouvir falar do assunto. Partia para a ofensiva tentando ganhar a discussão não por demonstrar o seu ponto de vista, mas por ser mais agressivo que o oponente

Embora Scott amasse imensamente os filhos, sua vida doméstica não era muito diferente. Ele educava as crianças da mesma maneira que seu pai o havia educado. Não havia espaço para discussão ou dissensão — a palavra final era sempre dele e ele achava que estava bom assim. Scott admitia que havia muita gritaria e pouco espaço para alegria ou diversão, partilha ou carinho. Ele se concentrava no trabalho e em casa e ia para a cama todas as noites pronto para repetir tudo de novo — para sobreviver sem grandes problemas.

Ao contrário de muitas histórias de gente que encontra o fundo do poço, durante esse período Scott chegou até a parar de beber. Era como se nem mesmo os seus antigos vícios pudessem fazê-lo sentir alguma coisa. Sabia que a sua situação mental não era boa, mas não tinha energia nem ambição para mudar qualquer coisa.

Foi necessária uma cutucada de uma boa amiga que já havia concluído o programa e que sabia que ele se beneficiaria tanto quanto ela para que Scott enfim fizesse a sua inscrição. Faye, que trabalhara com Scott durante anos, tinha quase perdido contato com o colega durante o período de entorpecimento de Scott. Ele parou de passar o tempo na sala de descanso, deixou de sair para uma bebida após o trabalho e mantinha-se retraído nos corredores, mal levantando a cabeça para cumprimentar os colegas.

Ele sempre tinha sido um dos sujeitos mais simpáticos no trabalho, e Faye odiava vê-lo daquele jeito, desligado e silencioso, quase desconfiado. Um dia, ela apareceu na sala dele e disse que achava que Scott deveria parar de enfrentar os superiores no programa de bem-estar e simplesmente se inscrever. Alegou que ele precisava fazer isso. Scott sempre tinha gostado de Faye, mesmo que não estivessem se vendo muito nos últimos tempos, então, mesmo contrariado, acabou concordando.

Foi exatamente o empurrão que ele precisava. A experiência de Scott naquela sala em poucas semanas abriria os seus olhos para uma nova maneira de ser. As pessoas ao seu lado — tanto no programa quanto, mais tarde, nos corredores — não eram inimigas. Ninguém achava que ele era um idiota — pelo menos ele não pensava assim. Por que insistia em brigar com elas? Na verdade, por que estava sempre arranjando uma briga? Não seria mais produtivo trabalhar em equipe? Ele não confiava nos colegas... diabos, ele não confiava em ninguém naqueles meses brutais após a sua esposa decidir ir embora. Mas aquelas pessoas mereciam mesmo todo o seu azedume? Ele não era um dos funcionários mais bem relacionados, mais queridos no local de trabalho? Não acreditava que todos estivessem ali pelo mesmo motivo: para fazer a diferença como pudessem?

Scott não sabia dizer quando havia parado de se preocupar com os resultados no trabalho. No passado, se preocupava sinceramente com as mulheres na penitenciária, esperando que elas encontrassem algum significado durante o tempo de permanência na prisão e que usassem a experiência para construir vidas melhores depois de sair. Nos últimos tempos, porém, apenas marcava o ponto. E por isso presumia que todos faziam a mesma coisa.

Quando foi que ele tinha perdido de vista as necessidades dos seres humanos ao seu redor? Por que tanto o trabalho quanto a casa pareciam se resumir a uma lista interminável de tarefas a serem realizadas, em vez de serem lugares onde ele poderia contribuir com algo? Por que Scott recusava todas as conexões com aqueles que amava, gostava, admirava? Por que havia desativado o gene do cuidado e da atenção? Aonde estava tentando chegar com toda a raiva, todo o isolamento e aquele sentimento de não dar a mínima para nada? Para lugar nenhum, ele percebeu. Sentou-se naquela sala e olhou ao seu redor para todas as pessoas com quem havia se sentido tão ligado no passado e decidiu amolecer o coração, abrir os olhos e voltar a acreditar em alguma coisa.

O instrutor do Programa de Bem-Estar e Resiliência lembrou-lhes que aquela era uma oportunidade projetada para que participassem e aprendessem ativamente sobre si mesmos. Foram instruídos a ficarem à vontade o tempo todo, para se levantarem se precisassem se alongar e andarem um pouco, se necessário. Sem regras, sem restrições. Para Scott, aquilo representou uma virada. Estavam naquela sala para aprender, e não apenas para receber ordens do professor da forma como ele se lembrava da escola. Era uma experiência completamente diferente, muito mais adequada ao seu estilo de aprendizagem.

Ele também gostou do foco intenso do treinamento na mentalidade de crescimento. Deram duro para começar a nomear e compreender os próprios pontos fortes, o que realmente abriu os olhos de Scott para como ele era percebido e para o modo como se via. Depois de apenas algumas horas, ele se lembrou de que um dos seus pontos fortes era ser *bom* com as pessoas — algo que ele costumava ser. Ocorreu-lhe que poderia voltar a desenvolver essa habilidade — e que de fato poderia crescer sob diversos aspectos.

Ele se sentiu completamente mudado. Depois de algumas horas naquele programa, era como se alguém tivesse jogado um balde de água gelada na sua cabeça. Ele tinha acordado, e não sentia a menor vontade de guardar a experiência para si mesmo. Foi procurar Faye para agradecê-la. Então, respirou fundo e fez outra pergunta: ela estaria disposta a fazer mais um curso de bem-estar com ele, dessa vez com o objetivo de eles mesmos se tornarem instrutores?

Scott não sabia disso na época, mas já tinha dado os primeiros passos em direção ao florescimento: ele voltou a se conectar com os colegas, sobretudo Faye, e achou que poderia ter encontrado seu propósito, que era conectar-se com as pessoas e trabalhar com elas para que encontrassem os próprios pontos fortes. O programa também abordava o treinamento de atenção plena e práticas de meditação. Ele começou a olhar para dentro de si com compaixão e objetividade para se acalmar em qualquer momento, para se concentrar no que podia controlar, em vez de lamentar o que não controlava. Nesses momentos tranquilos, introspectivos, Scott começou, com mais clareza, a ver e a compreender a si mesmo, aos outros e às condições que os moldavam. Estava convencido de que outras pessoas também poderiam se beneficiar de tudo que ele estava aprendendo. Começou a pensar no seu trabalho como sendo o cuidado com as detentas e o seu bem-estar, e não apenas com a vigilância delas.

As mulheres na penitenciária em que Scott trabalhava tinham passado por experiências infernais, e ele sabia muito bem como os traumas que experimentaram afetavam o seu bem-estar. Ele já havia se reconectado com Faye, então pensou que poderia valer a pena tentar se conectar novamente com as detentas e talvez ajudá-las a encontrar o que haviam perdido em suas próprias vidas — os tipos de vínculos, significado e propósito dos quais nenhum de nós deveria se privar.

A solidão faz parte do entorpecimento

A transformação de Scott é uma história de como deixar de se sentir derrotado, amargo e retraído diante da vida para recuperar um senso de propósito e algo pelo qual viver e lutar. Há uma doçura na vida quando encontramos um objetivo maior e melhor para viver.

O último capítulo apresentou uma visão mais detalhada das causas e dos custos do entorpecimento em comunidades e faixas etárias específicas. Neste capítulo, veremos forças mais amplas em ação concentrando-nos no declínio dos relacionamentos calorosos e confiáveis e nas respostas do cérebro e do corpo à solidão, bem como ao racismo, às discriminações e a outras formas de adversidades.

Você provavelmente já ouviu falar que a solidão é atualmente considerada uma epidemia, uma questão de saúde pública, associada a vidas mais curtas e a uma série de problemas físicos e mentais. Simplificando, a "guerra à solidão" trata da necessidade de abordar a ausência de relacionamentos calorosos e confiáveis nas nossas vidas, de um sentimento de pertencimento e de aceitação dentro de uma comunidade. A solidão é apenas uma parte importante de um problema maior que é a epidemia do torpor.

Em um estudo de 2021, quando os entrevistados foram questionados se haviam se sentido muito solitários com frequência ou na maior parte do tempo no mês anterior, 36% responderam afirmativamente.[1] Para aqueles com idade entre 18 e 25 anos, o número subia para alarmantes 61%, com 43% relatando um aumento desde o início da pandemia.

Em agosto de 2020, o Bureau of Labor Statistics informou que as pessoas maiores de 15 anos passavam mais 1 hora sozinhas, medida como tempo não despendido em contato presencial, aumentando de 6,1 horas em 2019 para 7 horas em 2020.[2] Adultos com cônjuges ou companheiros, mas sem filhos, viram um aumento de pouco menos de 1 hora — 48 minutos —, enquanto aqueles com um filho com idade até 18 anos tiveram o menor aumento, pouco mais de meia hora — 36 minutos — do tempo passado sozinhos em 2020 em comparação com 2019. (Dito isso, os estudos de 2020 sobre a solidão também apontaram uma estatística alarmante: 51% das mães com filhos pequenos relataram séria solidão.)

As estatísticas também mostraram que as pessoas passavam menos tempo socializando com outras fora do seu grupo familiar, indicando que o isolamento social — ter menos contato com menos pessoas — aumentou durante a pandemia. As pessoas costumam conhecer aqueles que vão se tornar os seus melhores amigos, nos dias de hoje, quando têm aproximadamente 21 anos, e, atualmente, elas estão achando cada vez mais difícil fazer novos amigos à medida que envelhecem, se mudam e atingem diferentes etapas da vida.[3]

Os dados também nos revelam isso. Estudos demonstram que a solidão aumenta à medida que envelhecemos.[4] Relacionamentos próximos desaparecem com a idade devido a mortes ou por mudanças para uma casa de repouso.[5] A desconexão social também pode estar ligada às nossas condições de vida. Antes do século XX, era raro alguém morar sozinho, e isso permaneceu até a segunda metade do século. Nossos ancestrais dormiam juntos, trabalhavam juntos e lutavam juntos. Os pesquisadores documentaram um dramático crescimento de indivíduos que vivem sozinhos, tendência iniciada nos Estados Unidos e em outras economias industrializadas que continua inabalável até hoje. Em alguns países e cidades, até 60% de todas as moradias são solitárias.[6] Aqueles que já moram sozinhos vêm paulatinamente reduzindo o contato presencial desde 2003, e a pandemia ampliou a tendência para essa população, saltando de 9,7 horas passadas sozinho em 2019 para 11,3 horas em 2020.[7]

Consideramos que as pessoas estão socialmente isoladas quando têm poucos amigos e parentes ou mantêm contato escasso e infrequente com eles. Elas podem ficar isoladas socialmente porque não têm muitas opções (ou nenhuma) de companhia para passar o tempo ou podem ter relacionamentos, mas não dedicar muito tempo a eles. À medida que o tempo gasto sozinho aumenta, presume-se que o isolamento social também aumente.

A verdade é que essas pessoas se correlacionam apenas de uma forma moderada.[8] Passar muito tempo com os outros não significa que esse tempo seja despendido em relações em que existem amor, carinho, confiança e outras qualidades que constituem relacionamentos significativos. Você pode se sentir solitário ao passar muito tempo ou a maior parte do tempo com quem não tem intimidade. Você também pode passar mais tempo sozinho e, no entanto, gastar o pouco tempo de que dispõe com os outros apenas com entes queridos. Você não se sente sozinho porque experimenta relacionamentos amorosos, calorosos e confiáveis com outras pessoas.

Dito isso, a solidão, o isolamento social e a vida solitária levam à morte prematura. Uma revisão de setenta estudos de mais de 3 milhões de indivíduos concluiu que morar sozinho aumentava as chances de morte prematura em 32% (em comparação com viver com outras pessoas), o isolamento social aumentava a chance de morte em 29% (em comparação com aqueles com redes sociais maiores e contato mais frequente) e a solidão aumentava as chances de morte em 26% em todas as faixas etárias.[9]

A solidão quase nunca acontece numa bolha. Veja o exemplo do meu amigo Jonas, que estava na casa dos 80. Após a sua primeira gloriosa década de aposentadoria, ele começou a perder o senso de propósito na vida, o que aconteceu porque passou a acreditar que não tinha mais nada para contribuir para a sociedade. Eu disse a Jonas repetidas vezes que essa era uma mensagem falsa do mundo. "Você não precisa acreditar que não tem mais nada a contribuir para a comunidade." Ele me confessou que começou a passar menos tempo nos seus clubes e nas atividades de lazer. Começou também a se retirar da comunidade após perder a sua parceira de longa data não muito depois da morte do seu melhor amigo.

Seu afastamento da sociedade teve efeitos em cascata. Ele tinha começado a se aceitar menos; passara a não gostar de mais partes da sua personalidade, mesmo daquelas de que gostava antes. Tornara-se menos confiante e parara de sentir que estava crescendo como pessoa. Ele me disse que começava a pensar que a sua vida havia acabado e que a vida não era mais um dom, mas uma maldição.

Jonas estava apático não apenas porque estava sozinho, mas em parte porque estava desconectado — de si mesmo, dos outros, do sentimento de que a vida importava. A solidão raramente acontece sozinha porque anda de mãos dadas com a perda do propósito, do crescimento pessoal, da contribuição social, do domínio, da autonomia e assim por diante. Às vezes como resultado, outras vezes como causa.

A dor de estar só

Sabemos, por meio de muitas pesquisas, que ficar sozinho num aposento é bastante desconfortável para muitas pessoas, sobretudo hoje em dia. Segundo um estudo muito citado de 2014, quando os participantes foram solicitados a guardar quaisquer pertences que pudessem oferecer diversão (celulares, computadores, instrumentos de escrita etc.) e passar alguns minutos "sozinhos com os seus pensamentos", os resultados foram quase comicamente surpreendentes. Mais de 57% tiveram dificuldade de concentração e 89% sentiram a mente vagar, embora não houvesse mais nada em que focar além deles mesmos. Mais perturbador ainda: quase 50% dos participantes avaliaram o nível de prazer na tarefa como sendo *inferior* ou igual ao ponto médio da escala.[10]

No entanto, fica ainda pior. Quando o experimento começou, os participantes receberam a oportunidade de autoadministrar choques elétricos — inteiramente ao seu critério — durante o tempo de solidão. Os administradores do estudo ficaram surpresos ao descobrir que mais do que um punhado de participantes prefere sofrer choques elétricos a ficar sozinho com os seus pensamentos. Um total de 67% dos homens e 25% das mulheres aplicou pelo menos um choque elétrico em si mesmos durante o período de reflexão.[11]

Esse estudo pode ser familiar para você, mas quero que tente analisá-lo de um novo ângulo, pelas lentes do entorpecimento. Basicamente, o estudo empurrava as pessoas para um estado de torpor removendo qualquer possibilidade de uma conexão externa, deixando-as sozinhas consigo mesmas. O resultado? O isolamento forçado — a indução situacional do entorpecimento temporário — causou um ataque de autoflagelação não suicida. Aqueles que participavam da experiência escolheram se machucar para sentir alguma coisa, em vez de sentir nada.[12]

O silêncio e a quietude podem ser impostos pelas circunstâncias ou pelos outros. Lembro-me de uma frase muito repetida na minha infância: "As crianças devem ser vistas, não ouvidas." Eu era um garoto cheio de energia, e a sala de aula tradicional era uma prisão diária para mim. Lembro-me de ter sido repreendido muitas vezes por não conseguir ficar parado nem me sentar tranquilamente. Minha vivacidade — que o professor chamava de bagunça — era uma infração passível de punição. Eu teria que usar o "chapéu de burro" — isso mesmo, um chapéu cônico feito de papel — e me sentar quieto, em silêncio, no canto da sala de aula.

O silêncio e a quietude excessivos parecem causar aversão. É inevitável que comecem a parecer um castigo. Todos nós já estivemos numa reunião expostos a uma pausa estranha que dura tempo suficiente para fazer com que alguém rompa o silêncio e fale. Nossa aversão natural ao silêncio acontece porque ficar parado e calado por muito tempo pode se transformar em vazio e estagnação e se tornar uma fonte de dor profunda.

A psicóloga da dor Rachel Zoffness fala com eloquência sobre esse estado de sofrimento emocional e as suas semelhanças com a dor física.[13] Sua especialidade é estudar como o processamento da dor pelo cérebro e pela medula espinhal pode ser afetado por fatores cognitivos, emocionais, sociais e ambientais, incluindo experiências adversas na infância, discriminação, solidão, as histórias que contamos a nós mesmos sobre a dor, as maneiras como ruminamos sobre o assunto e as nossas estratégias de enfrentamento — desde o tensionamento físico até o uso de opioides.

Zoffness nos diz que, quanto mais o sofrimento físico e mental é rotulado como uma coisa "ruim", mais caminhos da dor são criados (e esses são mais profundos), aumentando a sensibilidade do sistema nervoso central. Quando esses caminhos da dor são muito trilhados, mesmo os menores fatores de estresse — emocionais, psicológicos, sociais ou físicos — são interpretados pelo cérebro como um fardo enorme.

A evolução não favoreceu a criação de sistemas separados e múltiplos no cérebro para o processamento de diferentes tipos de dor. O neurocientista John Cacioppo fez descobertas semelhantes na sua pesquisa sobre "dor social", que é a dor da solidão e da desconexão.[14] Quanto mais intensamente os nossos pensamentos e sentimentos refletem desconexão ou problemas com conexão, maior é a probabilidade de esses pensamentos causarem dor. Para o cérebro, não importa se uma enfermeira está perfurando a sua pele com uma agulha para injetar um medicamento necessário ou se você está com vergonha, pensando não ser digno de amor ou imaginando um futuro sem esperança. O mesmo centro de dor está sendo ativado e enviando um sinal de aversão, ordenando ao corpo que se envolva em algumas atividades de "reparo".

Quem pode dizer honestamente que um osso quebrado dói mais do que um coração partido? Dói viver com medo, sem segurança e proteção. Dói ser condenado ao ostracismo, a sentir vergonha, a se sentir indigno de amor. Dói experimentar discriminação e humilhação. Essa dor pode ser acompanhada por uma sensação de sobrecarga, como se a pessoa estivesse sendo ameaçada ou atacada. É por isso que os hormônios do estresse podem correr nas nossas veias quando sentimos angústia e dor, não importa o que as esteja causando.[15]

Essa mágoa, essa dor, essa reação ao estresse tentam nos encorajar a fazer algo construtivo — terapia, por exemplo — para aliviar as memórias e os padrões de pensamento que estão causando o sofrimento. Muitos ficam atolados, não podem pagar a terapia, não conseguem reagir e ficam mais propensos a recorrer ao álcool ou às drogas para mascarar a dor. Gabor Maté, no livro *In the Realm of Hungry Ghosts*, descreve muitos vícios como "anestésicos emocionais" para aqueles que desejam alívio da dor do ostracismo social.[16] Ele escreve sobre uma paciente que disse que a sensação de usar a sua droga preferida pela primeira vez era a de receber um "abraço caloroso e suave".

Conexão com injeção (heroína), conexão com ingestão (álcool ou comida) — qualquer que seja a droga escolhida, tentamos encontrar a sensação de conexão por meio de substâncias e comportamentos viciantes quando não obtemos o artigo genuíno, ainda mais se o artigo genuíno for a fonte de uma grande dor.

A conexão é uma faca de dois gumes. A ausência dela pode causar dor, e, para alguns de nós, sua presença pode ser uma fonte de trauma e de sofrimento que tentamos mascarar.

O sentimento de desconexão

A desconexão foi profundamente angustiante para Scott. Ele queria culpar a sua esposa pela dor do divórcio. Como Scott, desejamos atribuir a culpa a um alvo óbvio. As mídias sociais são um alvo óbvio. À medida que o uso de smartphones se tornou mais generalizado, a quantidade de tempo devotado a interações pessoais despencou.[17] No entanto, as mídias sociais são, ao mesmo tempo, um meio e uma ferramenta, e podemos optar por utilizá-las ou não. Todos os trabalhadores manuais, desde carpinteiros a eletricistas, sabem que precisam das ferramentas certas nas mãos para obter os melhores resultados. Sei que usei um smartphone quando ele era ferramenta errada e não obtive os melhores resultados. Usei e-mail e mensagens de texto "para me livrar de coisas". Queria que tudo fosse feito depressa, quando poderia ter mantido um contato direto, ocasião em que possivelmente teria dado e recebido mais carinho, construído mais confiança e criado mais senso de pertencimento.

Alguns dos principais indicadores de conexão já estavam em declínio muito antes de smartphones e plataformas como o Facebook surgirem em cena. David Brooks, escritor e jornalista, escreveu muito sobre o colapso da confiança social e sobre a forma como as nações muito desenvolvidas em diversos aspectos apresentam sociedades em que existe mais confiança.[18] Na opinião de Brooks, o envolvimento cívico é a chave para uma sociedade funcional, na qual todos se sentem conectados e compartilham um senso de bem comum. Os declínios mencionados por ele têm acontecido de forma constante há várias décadas. Alguns parecem ser um retrocesso de um nível anormalmente alto de reconexão que aconteceu em resposta à reconstrução da sociedade e da vida após a Segunda Guerra Mundial.

Por exemplo, a adesão a grupos e comunidades religiosas vem caindo vertiginosamente há anos. De acordo com uma recente pesquisa do Gallup de 2020, apenas 47% dos norte-americanos fazem parte de um templo, seja uma mesquita, uma sinagoga ou uma igreja. Pouco antes da pandemia, em 2018, esse número era de 50%, uma queda acentuada dos 70% de 1999, muito antes de alguém saber o que era o coronavírus.[19]

Outro estudo recente afirma que a queda acentuada na participação religiosa nos Estados Unidos aconteceu em paralelo com o aumento no número de mortes por desespero — suicídio, abuso de álcool e overdose de drogas —, que os pesquisadores vincularam a essa perda na vida comunitária e ao aumento significativo da solidão e do isolamento.[20] Como o cientista político Robert Putnam nos diz há décadas, à medida que as ligas de boliche — grupos de amigos que se reúnem para jogar boliche toda semana — começaram a decair, a confiança nas escolas, no governo e até mesmo nos nossos concidadãos norte-americanos diminuía. Naqueles tempos, Putnam não era capaz de prever o que o advento da tecnologia das mídias sociais faria por nós tanto para o bem quanto para o mal.

Construir conexões requer habilidades

Como muitos de nós que estávamos à procura de calor humano e bondade durante o lockdown pandêmico, comecei a assistir a *Ted Lasso*. (Pule o parágrafo seguinte se não quiser spoilers.)

No fim da segunda temporada, Nate, ex-assistente técnico de Ted, passa para o lado sombrio. Sua transformação em vilão — alguém disposto a vencer a qualquer custo — pegou muitos fãs do programa de surpresa. Lamento dizer que, embora eu tenha achado desanimador, não fiquei tão chocado. Nate sofreu muitas intimidações durante bastante tempo. Não seria natural que a profunda insegurança, criada por anos de tormentos, originasse um desejo de poder e status?

Somos muito parecidos com Nate hoje em dia. Nossa resposta a um mundo polarizado — a maneira como partimos para a ofensiva — é mais um mecanismo de defesa. Sofremos com uma insegurança profundamente arraigada que sentimos, mas não queremos admitir — então procuramos ferir os outros, em vez de sermos feridos.

Às vezes, quando olho para o mundo de hoje, parece que estamos aguçando a nossa crueldade, em vez de estarmos desenvolvendo a empatia. Todos sabemos que, quanto mais forem negativos e polêmicos os comentários, as manchetes e as postagens nas redes sociais, mais curtidas eles ganham e despertam maior interesse. A preocupação é que estejamos praticando as habilidades erradas. Estamos construindo um mundo — sobretudo on-line, mas que está vazando nas nossas vidas cotidianas — em que a crueldade está se tornando normativa, até mesmo reflexiva. A teoria da vitória a qualquer custo da vida moderna nos leva a abandonar sentimentos mais gentis e a assumir a postura de competidor mais agressivo que pode nos ajudar a avançar — ou, pelo menos, fazer com que outros sofram conosco.

Tendemos a pensar que ter mais conexões sociais reduzirá a solidão porque elas dão significado às nossas vidas. Contudo, isso depende muito de como os dois lados podem contribuir para o relacionamento. Recentemente, passei algum tempo com um amigo monge zen-budista, que me contava sobre a crença dos budistas de que a maior parte da vida é uma habilidade adquirida. É preciso prática para se tornar bom. Nós dois concluímos que formar relações sociais satisfatórias, caracterizadas por carinho, confiança, paciência, compreensão mútua e empatia, exige habilidade. Ao passar mais tempo e fazer mais coisas sozinhos, talvez estejamos perdendo as habilidades para extrair o necessário das nossas conexões sociais.

Já foram escritos incontáveis livros sobre as habilidades da inteligência emocional, e por um bom motivo: os especialistas sabem que são habilidades que precisamos desenvolver — estar mais sintonizado aos outros e aprender como estabelecer vínculos com empatia e perspectiva. Terapeutas e clínicos vêm se preocupando com perdas de aprendizado nessas áreas não apenas entre crianças e jovens, mas também entre adultos. No entanto, a maioria de nós sabe que é muito difícil encontrar pessoas com as quais compartilhamos interesses. A capacidade de ser vulnerável, solidário e de se comunicar de forma saudável, em especial em momentos de conflito, está longe de ser um pressuposto. Fazer novos amigos na idade adulta exige tempo e esforço. Por mais que se deseje ser sociável, por mais que se esteja disposto a tentar, não é fácil para todo mundo expor-se a interações não planejadas, que podem ser particularmente desafiadoras depois da chegada dos filhos ou de uma mudança de cidade.

A conexão, porém, gira também em torno de interesses e valores compartilhados, ou pelo menos de aceitação, tolerância e curiosidade quando algumas dessas coisas não são compartilhadas. Dividimos mais do que valores e interesses quando nos relacionamos porque estamos compartilhando uma parte de nós mesmos e de nossas vidas com o outro. A questão é saber se temos algo significativo para dividir. Eu acho que temos.

Conexões sociais e uma vida significativa se reforçam mutuamente

É tentador pensar que as conexões sociais dão sentido à vida, e não o contrário. Às vezes, as setas causais seguem nos dois sentidos. Florescer é a combinação de conexão — relacionamentos calorosos e confiáveis e sentimentos de pertencimento a uma comunidade — com propósito na vida e uma variedade de outros marcadores de uma vida significativa. Ter uma vida significativa com conexões significativas é o que pretendemos. Talvez seja a resposta ao problema moderno de viver e trabalhar sozinho sentindo-se solitário e apático.

Faria sentido crer que isolar os indivíduos e fazê-los passar tempo demais sozinhos corroeriam o significado da vida. Evidências experimentais sugerem que fazer com que as pessoas se sintam temporariamente isoladas por se sentirem rejeitadas ou ostracizadas — excluídas — provoca uma perda do seu significado na vida. Restaurar o sentimento de pertencimento e de aceitação pelos outros aumenta a sua sensação de ter um sentido na vida.[21]

Em outras palavras, os sentimentos de solidão estão ligados ao nosso senso de propósito tanto quanto à quantidade das nossas conexões sociais. O que há numa vida significativa que motiva as pessoas a se conectarem com as outras? Um estudo transversal — aquele realizado num único momento específico — mostrou que medir o significado da vida explicava 25% das pontuações de solidão, enquanto medir conexões sociais explicava apenas 14% das pontuações. Os pesquisadores também descobriram que, no geral, ter mais conexões e uma vida mais significativa previam a solidão, ou a ausência dela, com ainda mais precisão.[22]

Parece que estamos cavando as nossas próprias covas, por assim dizer. Mesmo quando ansiamos e exigimos conexões humanas significativas para prosperar, continuamos a tomar decisões que nos levam a ser e a nos sentir mais sozinhos. A conexão torna as nossas vidas significativas; uma vida significativa nos faz querer nos conectar e compartilhá-la com os outros.

Discriminação e florescimento

Para alguns, o mundo não é apenas um lugar alienante, mas também hostil. A discriminação — seja com base em raça, etnia, orientação sexual, identidade de gênero, expressão de gênero ou status socioeconômico — suprime com severidade sete dos catorze componentes do florescimento deixando mais difícil:

1. Sentir que a sociedade está se tornando um lugar melhor (crescimento social).
2. Entender o que está acontecendo no mundo ao seu redor (coerência social).
3. Sentir-se pertencente a uma comunidade mais ampla (integração social).
4. Ter-se em alta conta (autoaceitação).
5. Sentir-se confiante para pensar e expressar ideias e opiniões (autonomia).
6. Sentir que consegue gerir a própria vida (domínio ambiental).
7. Ter uma atitude confiante e positiva em relação aos outros (aceitação social).

Os negros norte-americanos relatam níveis bem baixos de aceitação social — 55% a menos do que os norte-americanos brancos —, uma resposta perfeitamente racional a uma sociedade que lhes deu todos os motivos para desconfiar dela.

Como chegamos até aqui? 75

Como podemos começar a calcular o custo total de enfrentar os estereótipos, o preconceito, a injustiça e a violência (ou ameaça de violência) pela vida afora? Há disparidades gritantes nas taxas de doenças físicas e mentais, mas a pesquisa também aponta para outros efeitos insidiosos.

Mesmo o sucesso exterior pode ter um custo para as pessoas que superam as probabilidades. *John Henryismo*, termo cunhado pelo epidemiologista social Sherman James, descreve o estresse prolongado do aprendizado para lidar "bem" com a adversidade social e econômica, o desemprego, os subempregos, os baixos rendimentos, menos educação, habitação precária, bairros segregados e violentos, e assim por diante.[23] A escala para medir esse tipo de enfrentamento consiste em doze afirmações. Os entrevistados indicam o quanto cada item é "verdadeiro" ou "falso" no que se refere à sua disposição perante a vida.

As declarações incluem:

- Sempre senti que poderia fazer da minha vida praticamente qualquer coisa que eu quisesse.
- Assim que decido fazer alguma coisa, me dedico a ela até concluir o trabalho.
- Gosto de fazer coisas que os outros pensavam que não poderiam ser feitas.
- Quando as coisas não acontecem do jeito que quero, isso faz com que eu me esforce mais ainda.
- Não deixo que os meus sentimentos pessoais atrapalhem a realização de um trabalho.
- O trabalho duro realmente me ajudou a progredir na vida.

Ser solicitado repetidas vezes a provar o seu valor, a mostrar ao mundo como se é "resiliente", "forte" e "inspirador", para simplesmente se proteger do peso da discriminação, cria um estresse crônico ao longo do tempo. Sherman James levantou corretamente a hipótese de que o John Henryismo não seria apenas mais comum entre a comunidade negra, mas também explicaria as taxas mais elevadas de hipertensão e doenças cardíacas entre os seus integrantes.

Os pesquisadores, inclusive eu, estão intrigados há muito tempo com um fenômeno chamado "paradoxo preto-branco da saúde e da doença". Apesar de enfrentar maior desigualdade social, discriminação, exposição ao estresse e morbidade física, os negros norte-americanos relatam taxas mais baixas de distúrbios de saúde mental e níveis mais elevados de florescimento do que a população branca. Como é possível? E que história esses números de fato contam?

Alguns estudos apontaram o papel de dois fatores protetores contra o entorpecimento: os negros norte-americanos relatam níveis mais elevados de autoestima e apoio social do que os brancos.[24] O apoio social funciona de duas maneiras importantes — é, ao mesmo tempo, uma crença *e* uma realidade. É a crença que, *quando eu contar aos outros que tenho um problema ou eles souberem da minha tragédia, essas pessoas virão até mim para fornecer ajuda e conforto*. Acreditar que você pode contar com os outros promove o bem-estar mesmo quando esse apoio social não é necessário de uma forma semelhante à calma de se saber que há dinheiro no banco ou uma poupança de aposentadoria que cresce constantemente durante os seus anos de trabalho.

O apoio social também é, obviamente, uma realidade — ter um grupo de pessoas prontas, capazes e motivadas com quem se pode contar quando for preciso. Pais negros estão mais propensos do que pais brancos a acreditar que eles, como progenitores, servem de modelo para os próprios filhos e outras crianças. Dizer que é pai é o aspecto mais importante da sua identidade (42% dos negros e 38% dos latinos/hispânicos relatam esse dado em comparação a 25% dos pais brancos). Além disso, pais negros e latinos/hispânicos têm duas vezes mais probabilidade de dizer que ter filhos é sempre compensador e agradável em relação aos brancos e asiático-americanos.[25]

Todos os anos, a Healthy Minds Network pesquisa a saúde mental de dezenas de milhares de estudantes de graduação e pós-graduação — incluindo a prevalência de entorpecimento —, bem como a probabilidade de buscarem ajuda, a qualidade do tratamento e as crenças e atitudes em relação a problemas de saúde mental. Suas descobertas de 2021 a 2022 foram compatíveis com o chamado "paradoxo preto-branco". Os alunos negros tinham 1,36 vez mais probabilidade de florescimento do que os brancos. Outros estudos, no entanto, indicam que essa "vantagem" desaparece com a idade, sugerindo que a vida no mundo adulto nos Estados Unidos desgasta as pessoas. (Um fenômeno semelhante foi observado na população imigrante latina/hispânica. Logo após a chegada aos Estados Unidos, constatam-se melhorias na saúde.[26] Contudo, quanto mais tempo permanecem no país, pior se torna a sua saúde — e a vantagem inicial se reduziu substancialmente desde o início da pandemia de covid-19.)

Ao analisar as taxas de entorpecimento — ou qualquer resultado de saúde — dentro de grupos historicamente marginalizados, é importante contextualizar tais números considerando se esses grupos são descartados, subdiagnosticados e menos tratados pelo setor de saúde. É rotineiro que os médicos julguem a dor dos pacientes negros como sendo menor do que a dos brancos, prescrevendo menos analgésicos e em doses mais baixas. Entre aqueles com problemas de saúde mental, estudantes negros no estudo do Healthy Minds tiveram 73% menos probabilidade de obter um diagnóstico depois de procurar ajuda do que colegas brancos, e eram mais propensos a procurar apoio da família, dos amigos e de outras fontes informais, em vez de atendimento clínico.

Os pesquisadores que analisaram o estudo também enfatizaram o papel do estigma público, pessoal e percebido para receber tratamento de saúde mental. Sessenta e três por cento dos estudantes negros concordaram com a afirmação de que "A maioria das pessoas teria menos consideração por alguém que recebeu tratamento de saúde mental" — ocorrência mais elevada entre qualquer grupo racial ou étnico —, enquanto estudantes negros relataram os níveis mais baixos de estigma *pessoal* (6%) e estudantes asiático-americanos e asiáticos relataram os mais altos (23% e 35%, respectivamente). Em todos os grupos, o estigma era maior entre homens do que mulheres, o que não é surpreendente.

O aumento dos crimes de ódio contra asiáticos e o assédio verbal no rastro da pandemia mancharão para sempre a história da nossa nação. O sofrimento psicológico disparou entre os asiático-americanos, muitos relatando o extenuante custo mental e emocional de anos de hipervigilância — e a tensão da hipervisibilidade. "Em determinado momento [em 2021], comprei um botão de pânico e comecei a usá-lo num cordão em volta do meu pescoço, um pequeno peso que esfregava distraidamente para me acalmar", contou a escritora Esther Wang num artigo para a revista *New York*.[27]

As impressões digitais desse estresse agudo estavam nitidamente visíveis no levantamento da Healthy Minds: 68% dos estudantes asiático-americanos sentiam torpor mais do que qualquer outro grupo racial ou étnico. Eles também eram os menos propensos a procurar atendimento clínico, com cerca de 80% dos problemas mentais sem receber tratamento — e aqueles que procuraram tratamento exibiam as maiores taxas de sofrimento, seguidos por latinos, negros e estudantes brancos —, embora terapeutas e psiquiatras tenham relatado a procura por um número maior de asiático-americanos nos últimos anos para atendimento presencial ou virtual.

Outra conclusão da pesquisa Healthy Minds foi que um percentual assustador de indivíduos transexuais/não binários/de outro gênero, 87%, estavam apáticos, e esse segmento tinha 52% menos probabilidade de florescer do que os homens cisgênero.[28] Ao mesmo tempo, os estudantes heterossexuais eram 61% mais propensos a florescer do que estudantes lésbicas, gays e bissexuais, uma consequência assustadora da dor provocada pelo bullying escolar, pela falta de apoio familiar, pela intolerância e pela violência aberta que podem enfrentar desde tenra idade.[29] A taxa de doenças mentais dobra para estudantes LGBTQIAPN+: 20% dos homens LGBTQIAPN+ em comparação a 9% dos homens heterossexuais, e 29% das mulheres LGBTQIAPN+ em comparação a 15% das heterossexuais.

Esse quadro sombrio dos custos da discriminação sofrida por esses vários grupos deveria, mais do que tudo, encorajar os clamores por mudanças políticas e sociais. Como Sherry C. Wang, professora associada de aconselhamento psicológico na Universidade de Santa Clara, disse ao jornal *The New York Times*:[30] "Embora uma nova geração de asiático-americanos possa iniciar uma conversa diferente sobre saúde mental, medidas como a terapia não podem resolver um problema que não foi iniciado por ela". A rotina de autocuidado mais restauradora do mundo não é uma solução para a praga cultural da intolerância, da ignorância, do racismo, da xenofobia e da homofobia — nem é uma reparação para os danos inconcebíveis causados às comunidades vulneráveis.

No entanto, enquanto lutamos por um mundo mais seguro, equitativo e antirracista, ainda temos corpos e emoções, desejos e medos. A equidade na saúde é uma questão de justiça social e exige mudanças sistêmicas e cuidados imediatos.

Nos últimos anos, os pesquisadores começaram a reconhecer o profundo papel dos fatores sociais e ambientais na determinação dos desfechos de saúde. Em outras palavras, não somos meras entidades biológicas desligadas dos nossos meios. Essa compreensão norteou o meu trabalho sobre florescimento. Para obter uma imagem completa da saúde mental, precisamos olhar para a qualidade dos nossos relacionamentos — eles são calorosos e confiáveis? — e para a força dos nossos laços comunitários — nós nos sentimos vistos e apoiados?

Cada vez mais pesquisas mostram que esses "recursos" sociais funcionam *especialmente* como proteção contra desfechos adversos à saúde em comunidades socioeconomicamente desfavorecidas que podem dispor de menos recursos alternativos para recorrer. Ou seja, níveis mais elevados de florescimento têm um impacto mais dramático na qualidade de vida de alguns do que de outros.

Um estudo de 2021 descobriu que a diferença de mortalidade racial entre negros e brancos nos Estados Unidos desaparecia entre adultos que atendem aos critérios para florescimento.[31] (Os negros norte-americanos têm, em média, expectativa de vida de até 71 anos, enquanto brancos não latinos/hispânicos vivem, em média, 76 anos — um número estarrecedor.) Os autores levantaram a hipótese de que os negros norte-americanos se beneficiam mais do florescimento do que a população geral "por serem desproporcionalmente expostos a condições sociais que esgotam recursos psicossociais, incluindo a pobreza, a segregação residencial, os bairros violentos e o racismo", e o florescimento renova os recursos sociais que são protetores poderosos contra a mortalidade precoce.

Isso não significa sugerir que o florescimento possa "apagar" os erros da violência policial, do encarceramento desproporcional, da desigualdade de renda e dos prolongados fatores de estresse da discriminação, mas, sim, a fim de se obter cuidados imediatos, criar as condições para o florescimento promover avanços no acesso igualitário à saúde — e esforços individuais e intervenções políticas de saúde pública podem andar de mãos dadas.

Resposta à adversidade

A resposta genética à adversidade — seja ao trauma acumulado de uma vida inteira de discriminação, de perder o emprego sem ter uma proteção financeira ou de experimentar a dor da solidão e do isolamento prolongados — é conhecida como resposta transcricional conservada à adversidade, ou CTRA, na sigla em inglês, como mencionado anteriormente. Quando a nossa mente sente uma ameaça, ela ativa os genes que criam inflamação e diminui a expressão de genes antivirais e de anticorpos que nos ajudam a permanecer saudáveis. A CTRA funciona de forma muito semelhante à resposta de luta ou fuga do nosso sistema de estresse, direcionando todos os recursos e energia do corpo para a tarefa mais imediata que temos, que é sobreviver por mais um dia.

A inflamação é uma resposta corporal útil a lesões e infecções que ajuda no processo de recuperação e cura, mas não tem a mesma utilidade quando se trata de fatores de estresse de natureza emocional, social ou financeira — na verdade, ela aumenta o fardo da adversidade prolongada.

Todos os tipos de fatores de estresse que não representam ameaças à nossa vida podem ativar nosso sistema de estresse e CTRA.[32] A violência e a insegurança financeira representam perigos bem reais, é claro. No entanto, outras formas de adversidade que o ser humano moderno experimenta, como o rompimento da relação com um parceiro, não são autênticas situações para luta ou fuga — mesmo assim, o corpo age como se fossem. Na maioria dos casos, a CTRA é uma resposta desadaptativa aumentando risco de câncer, diabetes, doenças cardíacas e problemas de saúde mental. Por exemplo, estudos descobriram que pessoas solitárias têm mais inflamação e respostas imunológicas menos eficazes do que aquelas com conexões próximas. E você pode estar se perguntando: "Então não é suficiente ser infeliz? Preciso também me preocupar com doenças crônicas e mortalidade precoce?" Para quem está com torpor, trata-se de um golpe muito cruel.

Como podemos moderar melhor a CTRA em momentos de estresse e ansiedade? Os pesquisadores têm procurado características e qualidades de pessoas que fazem isso bem porque a expressão da CTRA é quase invariavelmente prejudicial. Você não vai se surpreender quando eu lhe disser que o florescimento emergiu como um dos principais preditores de uma CTRA mais amena.

Para ser claro, não é o componente "sentir-se bem" ou "felicidade" do florescimento que ajuda a modular a CTRA, é a parte do *bom funcionamento*. Em vários estudos realizados em diversas culturas, os pesquisadores descobriram que não eram *apenas* as rápidas ondas de alegria e contentamento que faziam a diferença — digamos, uma boa nota numa prova, a positividade que acompanha um grande elogio, o prazer de se sentar no sol com amigos, de fazer uma bela refeição. O que contava era o bem-estar psicológico — a sensação de que se está levando uma vida com significado e importância. Na verdade, a investigação demonstrou que, quando pessoas que experimentam maior bem-estar psicológico ficam altamente estressadas, os genes de inflamação não são acionados e os genes antivirais não são tão reprimidos quanto os daqueles com baixos níveis de bem-estar psicológico.

Além de afetar a expressão genética da CTRA, os níveis mais elevados de bom funcionamento foram associados a níveis correlatos de biomarcadores a partir de amostras de sangue. Os pesquisadores usaram dados do Estudo Longitudinal Inglês sobre Envelhecimento para determinar se os níveis de certos biomarcadores relacionados a aspectos da inflamação variavam de acordo com o nível de bem-estar emocional.[33] Mais uma vez, a felicidade e a satisfação (sentir-se bem) não tiveram relação com os níveis de proteína C reativa (PCR) e glóbulos brancos (leucócitos) dos participantes, ambos biomarcadores que indicam problemas de saúde. Contudo, aqueles que apresentavam níveis mais elevados dos indicadores de bem-estar (bom funcionamento) tinham níveis mais baixos de PCR e leucócitos.

Os dados recolhidos nesse e em outros estudos apontaram para a mesma conclusão:[34] pessoas com pontuações altas em bem-estar psicológico têm uma resposta muito mais saudável quando estão enfrentando adversidades e estresse. Basicamente, quando você gosta da maior parte da sua personalidade, quando tem relacionamentos calorosos e confiáveis, quando é desafiado a crescer e se tornar uma pessoa melhor, quando a sua vida tem propósito, quando está confiante para pensar e expressar as suas ideias e opiniões e quando consegue administrar a sua vida, você tem mais bem-estar psicológico. O bem-estar psicológico é um "remédio" bem poderoso, não é?

[3]

A armadilha dos sentimentos

Não se deixe enganar pela felicidade; por si só, ela não é a estrela-guia para o florescimento.

Nós, seres humanos, muitas vezes somos enganados pelos sentimentos. Penso com frequência numa adorável frase de Henry David Thoreau: "A felicidade é como uma borboleta. Se você a perseguir diretamente, ela vai escapar. Mas, se voltar a sua atenção para outras coisas, ela pousará suavemente no seu ombro."

Em outras palavras, tendemos a nos concentrar demais em sermos felizes. De um jeito típico dos norte-americanos, tentamos alcançar a felicidade de forma tão rápida e direta quanto possível, em geral perseguindo a sensação de estar "bem". Contudo, aquela borboleta da felicidade continua esvoaçando para longe. Talvez uma abordagem melhor, e uma que defendemos neste livro, seja focar em alcançar a felicidade trabalhando nos aspectos do bom funcionamento do florescimento. Se você se concentrar em aprimorar o modo como funciona na vida (aumentar o seu propósito junto com a autoaceitação, a integração social e outros ingredientes do florescimento), a felicidade chegará até você como resultado do melhor funcionamento.

Essa é uma lição que tento ensinar aos meus estudantes todos os anos. No primeiro dia de aula de um novo semestre, costumo lançar um desafio aos alunos da minha turma de Sociologia 352, "A Sociologia da Felicidade". Pergunto-lhes o que eles procuram mais na vida. Inevitavelmente, a maioria admite que é a felicidade. Claro! Os antigos filósofos gregos sabiam disso; Epicuro (341-270 a.C.) foi o primeiro a defender o prazer.[1] Imagine só: os estudantes universitários do século XXI também sabem disso. Quem não quer se sentir bem?

"Ótimo!", digo a eles. "Aqui está a sua primeira tarefa. Hoje, saiam e façam algo que os deixem feliz. Então quero que vejam se conseguem fazer a felicidade durar 1 hora; melhor ainda, a tarde inteira." Meus alunos adoram essa tarefa. Nenhuma leitura? Nenhum trabalho escrito? Basta ir atrás de um raio de sol metafórico? Feito. Eles saem da sala de aula com um sorriso no rosto.

Quando voltam, pergunto-lhes como foi a tarefa. Veja só, todos fracassam. Nenhum deles é capaz de fazer a felicidade durar uma tarde inteira. Os alunos podem ter permanecido de bom humor, aproveitado o dia — mas ninguém conseguiu me dizer, com toda a honestidade, que se sentiu feliz por mais de 1 hora ou coisa parecida. Simplesmente não conseguem. E, se tentassem fazer isso, não pareceria natural. Por quê? Meus alunos são todos fracassados? São criaturas tristes e sem esperança destinadas a vidas miseráveis?

Claro que não. "A felicidade é uma emoção", lembro-lhes. Eles me encaram com os rostos vazios. É claro que a felicidade é uma emoção, professor... Quase posso vê-los revirando os olhos para mim. "A tristeza também. O medo. A raiva. O nojo." Eu nomeio todas as seis emoções humanas básicas para fortalecer o meu argumento. Então desafio vocês a se aprofundarem no que é de fato uma emoção.[2]

Num estudo, fotografias de centenas de pessoas expressando diferentes emoções foram colocadas diante de pessoas de quase todas as culturas ao redor do mundo. Seis emoções básicas foram identificadas com precisão por quase todos os participantes. Cada emoção básica — raiva, medo, nojo, surpresa, felicidade e tristeza — evoluiu para servir a um propósito importante. Todas as emoções, não apenas as boas, são vitais. A tristeza é uma emoção que sentimos quando perdemos algo significativo ou importante, talvez quando somos obrigados a nos mudar e deixar um ente querido para trás ou quando alguém que amamos morre. Meus alunos ficam tristes depois de se formarem na faculdade, quando precisam deixar a instituição e os amigos. A tristeza nos motiva a refletir, muitas vezes em silêncio e sozinho, a pensar sobre a nossa existência, a natureza da vida, e sobre como ou por que nos sentimos assim. O medo é outra emoção útil porque concentra a nossa atenção e os nossos recursos físicos para responder sabiamente a uma ameaça à vida ou ao bem-estar — embora a resposta ao medo possa ser bastante hipersensível, como já mencionei.

A felicidade presta?

A que propósito ou função a emoção da felicidade pode servir nas nossas vidas? A resposta a essa pergunta escapou a mim e a muitos outros por décadas até que os pesquisadores começaram a compreender a natureza do vício, do alcoolismo e o papel da dopamina no cérebro. Quando conseguimos algo que queremos ou de que precisamos, experimentamos uma onda de dopamina, que sinaliza prazer e recompensa no cérebro. O sinal externo de tal prazer costuma ser a felicidade, embora, às vezes, possa ser expresso como alegria, satisfação ou contentamento.

Independentemente de como possa ser expresso e sentido, o prazer e a onda de dopamina que o acompanha ajudam o nosso cérebro a se lembrar dos detalhes da experiência que trouxe essa recompensa. Para os nossos antepassados, a fonte de prazer era bastante rudimentar: ter o que comer, pertencer a uma tribo que ajudasse a mantê-los seguros, aquecidos e alimentados. É simples assim: o cérebro garante a felicidade quando conseguimos o que queremos porque sabe que precisaremos de mais no futuro para nos sustentar e aproveitar a vida.

Ausência total de sentimentos

O neurocientista Antonio Damasio escreveu muito sobre um paciente que perdeu a capacidade de sentir qualquer emoção. Marvin, que no passado havia sido um marido e pai alegre e amoroso, sofreu aos 56 anos um derrame que paralisou um lado do corpo.[3]

Bem mais perturbador para a sua esposa, porém, foi ser informada pelos médicos que o derrame havia danificado uma parte vital do cérebro de Marvin. Aquela área — onde os sinais da emoção que o corpo produz atingem o córtex pré-frontal, processo pelo qual o cérebro toma consciência da emoção e então nos faz senti-la — tinha morrido. A ponte estava destruída; o sinal havia parado de chegar ao córtex pré-frontal por causa da lesão. Como resultado, Marvin estaria para sempre desconectado dos seus sentimentos.

Em geral, o cérebro racional, que toma decisões, trabalha para reduzir o vasto número de opções a partir do qual deve operar. As emoções, como sentimentos viscerais, nos permitem reduzir as possibilidades de escolha excluindo todas que são claramente ruins, permitindo que o cérebro racional tome decisões melhores. Sem a capacidade de sentir emoções antes de tomarmos decisões, o cérebro racional pode fazer péssimas escolhas. As finanças familiares não podiam mais ser confiadas a Marvin,

"As emoções são, por definição, passageiras", lembro aos meus alunos. "Não foram feitas para durar. Elas são como as birutas num aeroporto — voam em todas as direções, e estão apenas indicando a direção que o vento sopra em determinado momento para que você possa orientar a atividade de acordo com a informação. Em condições ideais, permitimos que elas cheguem e façam o que devem fazer, e então as deixamos. Vamos em frente.

O problema se inicia quando as nossas emoções se tornam patológicas. Se uma emoção dura demais ou se torna forte demais,

---

e ele também não conseguiu manter um emprego. A esposa de Marvin precisou lidar com um futuro em que seu marido permaneceria vivo e razoavelmente saudável, mas completamente irreconhecível. Não era mais o homem com quem havia passado a vida nem voltaria a ser. O derrame o deixou num estado permanente de entorpecimento.

Quando Marvin e a mulher olhavam fotos da cerimônia de casamento, ele não conseguia entender como deveria se sentir. Sabia, pela lógica, que deveria sentir algo, mas não conseguia. Lembrava-se de ter se casado, mas não conseguia se sentir do mesmo jeito que naquela ocasião.

Quando você está com torpor, pode se sentir um pouco como Marvin. Os entes queridos talvez cheguem a se perguntar se você está no mesmo aposento que eles ou se ao menos se importa em estar lá, como acontecia com a esposa de Marvin. Você pode olhar para fotos do seu casamento numa comemoração de bodas e esquecer o amor que compartilhava com o seu parceiro. Pode não conseguir levar em consideração a decepção de um colega de trabalho quando você deixa de contribuir para um projeto importante. Pode deixar de torcer pelo seu filho num jogo de basquete ou de se lembrar depois de como ele jogou. Mesmo quando estiver cercado de gente, pode ter sempre a sensação de estar sozinho.

a encrenca começa. Se o medo persiste, pode virar ansiedade. Se a tristeza se demora, pode se tornar depressão. Mesmo a felicidade pode durar demais e ser forte demais. Chamamos de *mania*.

Meus alunos do desafio da felicidade na tarde infelizmente estavam se propondo uma situação impossível. Tentavam sustentar algo que é insustentável. Enquanto sociedade, colocamos o prazer, alimentado pela dopamina, e a felicidade, ligada à serotonina, num pedestal. Se não estivermos perseguindo sentimentos positivos, os anúncios para aulas de ginástica, novos dispositivos tecnológicos e férias luxuosas parecem nos perguntar: qual é o sentido da vida?

A busca pela felicidade e pelo prazer pode literalmente se transformar num vício. A psiquiatra dra. Anna Lembke escreveu sobre isso no seu fascinante livro: *Nação dopamina: Por que o excesso de prazer está nos deixando infelizes e o que podemos fazer para mudar*. O livro explica as muitas e surpreendentes maneiras pelas quais podemos ficar viciados em dopamina. Seja lendo romances eróticos, jogando videogames ou adquirindo tanta coisa a ponto de se viciar em compras, doses rápidas de dopamina que nos deixam querendo mais nos tentam de todos os lados. Como ela afirma: "Transformamos o mundo de um lugar de escassez num lugar de abundância esmagadora [...] o número cada vez maior, a variedade e a potência de estímulos altamente recompensadores se tornaram impressionantes."[4] Se não estivermos felizes, pois bem, podemos simplesmente perseguir a próxima onda, certo? Somos como galgos perseguindo um coelho mecânico numa trilha infinita — sem jamais completar a missão e sem nenhum controle do desfecho.

Reescrevendo os roteiros culturais

Nós, ocidentais, adoramos a ideia de que conseguimos controlar as nossas vidas emocionais e fazer uma curadoria do que sentimos e do tempo durante o qual sentimos. As manchetes apresentam onze estratégias aplicáveis para o controle das emoções, os livros prometem uma vida mais feliz se você seguir certas etapas para alcançar o "bem-estar", e os aplicativos abrem espaço para que se reflita sobre sentimentos mediante o pagamento de uma taxa. Assim, encaramos as emoções como expressões de nós mesmos e das nossas identidades — até como manifestações do nosso nível de esforço —, em vez de considerá-las reações justificáveis ao mundo e ao que está acontecendo ao nosso redor.

Entretanto, não podemos controlar o mundo ao nosso redor e, quando demonizamos emoções difíceis ou desconfortáveis — que são respostas naturais a eventos difíceis e desconfortáveis —, acabamos demonizando as nossas próprias mentes, sentindo vergonha da nossa raiva, tendo medo da nossa dor ou ficando ansiosos por causa da ansiedade. Ocupados tentando selecionar sentimentos, talvez tenhamos apenas uma consciência turva da nossa experiência interna e externa no momento presente, e, sem confiança na nossa capacidade de lidar com sentimentos desconfortáveis, fatores de estresse desimportantes podem parecer mais sérios do que de fato são.

Diferentemente da maior parte do mundo ocidental, muitas culturas orientais têm reservas a respeito da busca obstinada pela felicidade, encorajando-nos, em vez disso, a preparar a mente para a dor inevitável que a vida traz.[5] Algumas interpretações do Alcorão concluem que um senso descomunal de desejo é a causa raiz do sofrimento humano. Compare a abordagem islâmica, por exemplo, com o Evangelho da Prosperidade norte-americano. Nesse sistema de crença, estar alinhado com Deus e o caminho

A armadilha dos sentimentos 91

espiritual se manifesta nesta vida como abundância — de riqueza, sucesso e felicidade.

O psicólogo Steven Hayes, que ajudou a desenvolver o que é conhecido como terapia de aceitação e compromisso, tem uma abordagem bem budista para atender a todo o espectro das emoções humanas.[6] Ele encoraja que paremos de suprimir mentalmente sentimentos desconfortáveis, o que leva à inflexibilidade psicológica — um fator que, junto à solidão, nos deixa mais vulneráveis ao estresse. Diante de avassaladoras convulsões sociais, políticas e econômicas e preocupações incômodas sobre saúde, segurança física, segurança financeira, cuidados com filhos e muito mais, nunca foi tão importante e tão difícil ser mentalmente flexível.

Quando aceitamos as dificuldades, podemos aprender a conviver com elas confortavelmente. Isso não significa *gostar* da experiência da tristeza, da vergonha ou da ansiedade, mas simplesmente deixá-la acontecer sem negá-la, julgá-la ou tentar mudá-la de imediato. Um budista nos aconselharia a não nos fundir com as nossas emoções, mas simplesmente permitir que elas venham e partam. Podemos então parar de *reagir* quando acometidos por pensamentos negativos e aprender a *responder* à negatividade de acordo com os nossos compromissos e valores mais profundos — um componente central do bem-estar psicológico e, portanto, do florescimento.

Pesquisas mostram que os norte-americanos são os menos dialéticos nas suas vidas emocionais. Dialética significa, nesse caso, a capacidade de sustentar duas ideias ou emoções opostas na cabeça ao mesmo tempo. Pessoas de outras culturas são bem melhores em aceitar a ideia de que haverá bons momentos e haverá maus momentos, e que, às vezes, essas experiências boas e ruins podem acontecer no mesmo dia ou até na mesma hora. Eventos e sentimentos bons e ruins podem acontecer no mesmo momento — são sentimentos agridoces. Como Susan Cain colocou no seu livro *O lado doce da melancolia: A arte de transformar a dor em criatividade, transcendência e amor*: "O lugar onde se sofre [...] é o mesmo lugar que importa profundamente — importa profundamente para levar à ação."[7] A capacidade de ter sentimentos diferentes ao mesmo tempo despertaria coisas maiores e melhores em todos nós?

Recentemente sentei shivá com uma amiga que estava de luto pela perda da sua querida mãe. Ela e o marido cumprimentaram todos os visitantes com um abraço, um sorriso e, com frequência, uma risada. A cultura judaica, segundo me explicaram, trata o luto como uma oportunidade para unir a comunidade, para enviar mensagens de apoio e amor por meio de visitas aos enlutados, para se sentar com eles nesse período de dor.

Isso acontece na minha própria fé e tradição religiosa, e suspeito que aconteça em vários graus na dos meus leitores também. Chegam visitantes com biscoitos e comida na mão sorrindo e dando gargalhadas, e também chorando e se abraçando, relatando lembranças dos tempos vividos. Durante o luto, as pessoas que de outra forma poderiam ser não dialéticas na sua vida emocional incorporam uma abordagem dialética contendo ao mesmo tempo tristeza e felicidade, lembranças de momentos bons e ruins nos seus corações. É uma coisa linda de ver, e melhor ainda de experimentar, porque nos ajuda a encontrar sentido nas complexidades de uma vida no momento em que nos despedimos dela.

Os benefícios de momentos como esses, quando emoções positivas e negativas se misturam, podem ser belos, mas difíceis de experimentar.

Tenho amigos que criam adolescentes neste estranho mundo moderno e lutam para ensinar essa lição a eles. A filha tem uma amiga que a ignora ou o filho deixou de ser convidado para uma festa legal no fim de semana — para um adolescente, parece o fim do mundo. Como os pais podem ensinar aos filhos a aceitarem que, às vezes, eles ficarão tristes, às vezes, se sentirão solitários, mas que isso não significa que ficarão tristes ou sozinhos para sempre? Há uma grande sabedoria a ser extraída desses momentos de dificuldade, tanto para os pais quanto para os adolescentes, ao aprender que podemos ter sentimentos difíceis, mas que há uma oportunidade real de crescimento que advém de tal sofrimento.

Se todos fôssemos capazes de ter esse tipo de abordagem — acreditar que os nossos momentos mais difíceis são oportunidades para compreender melhor a nós mesmos e ao mundo —, perfis emocionais mistos poderiam não ser menos saudáveis do que os puramente positivos. Se pudéssemos mitigar e controlar nossas emoções, escapando assim da atração gravitacional do nosso viés inato de negatividade, deixaríamos de priorizar apenas no "sentir-se bem" (a ausência de emoções negativas) para nos concentrar no bom funcionamento.[8] Como sabemos, funcionar bem é a chave para encontrarmos o caminho para a "estrela-guia" que é o florescimento.

Eudaimonia, ou funcionar bem, como a boa saúde mental

A palavra *epicurista*, que remonta ao antigo filósofo Epicuro, descreve alguém que aprecia a autoindulgência e os prazeres sensuais da vida. Os ensinamentos de Epicuro irritaram alguns — particularmente porque o cristianismo, com a sua ênfase na autodisciplina, criou raízes na Europa, condenando como vergonhosos muitos dos prazeres hedonistas.

A filósofa Emily Austin refere-se a Epicuro como um "hedonista psicológico" porque ele acreditava que os humanos estão fundamentalmente programados para evitar a dor e perseguir o prazer acima de tudo. No seu livro *Living for Pleasure: An Epicurean Guide to Life,* ela escreveu:[9]

> Imagine um bebê humano deixando o útero aos gritos para entrar no grande tumulto deste mundo vermelho de raiva. Está com fome, superestimulado e, de repente, sente muito frio e desconforto [...]. O que ele quer, e o que queremos dar-lhe, é qualquer coisa que possa tranquilizar esse bebê. Ele precisa de sustento, de um abraço caloroso, de aconchego, de música, do som da torneira aberta, ser embalado, uma touca macia. Epicuro pensa que esse desejo bruto de conforto e segurança nunca nos abandona. Uma criança que carece de fundamentos de segurança luta para experimentar alegrias fáceis, e Epicuro pensa que o mesmo se aplica aos humanos em todas as etapas da vida.

Com certeza, a busca pelo prazer adquiriu uma má reputação. Então, por favor, livre-se de noções preconcebidas sobre a palavra *hedonismo* porque essa perspectiva sobre a felicidade não é sobre bacanais ou banquetes épicos que se transformam em orgias selvagens. A palavra deriva do termo do grego antigo *hedone*, que significa "emoções". A tranquilidade, na visão de Epicuro, era o ápice da boa vida.

Seu contemporâneo Aristóteles (384-322 a.C.) não negou que a felicidade era atraente nem que as pessoas desejavam prazer e queriam evitar a dor.[10] Mas ele não priorizava a felicidade como o destino principal e final de tudo. Via o sentimento de bem-estar como um subproduto de buscas mais importantes: crescer como pessoa; ter autoconsciência, liberdade e disciplina para viver os seus valores; estar conectado a uma comunidade; e funcionar bem. A palavra que Aristóteles usou para se referir a uma boa vida foi *eudaimonia*. É formada por duas partes: o "eu" refere-se a algo bom, e, no mundo antigo, o "daimon" referia-se a um espírito ou potencial internos.

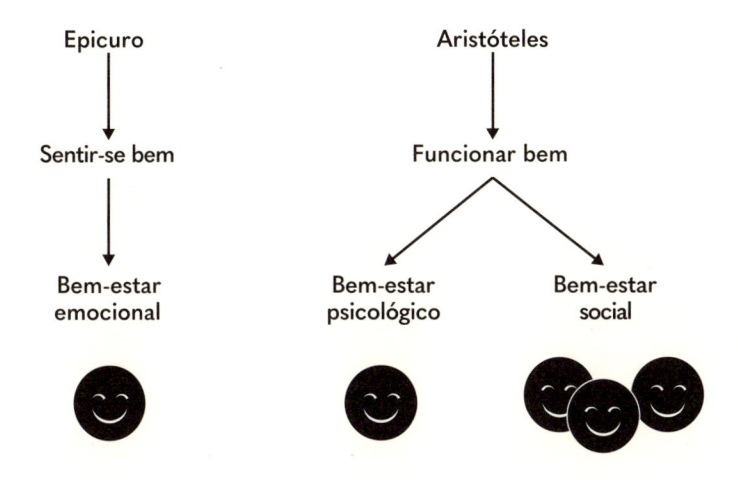

```
Epicuro                    Aristóteles
   ↓                            ↓
Sentir-se bem              Funcionar bem
   ↓                         ↙      ↘
Bem-estar            Bem-estar      Bem-estar
emocional            psicológico    social
```

O florescimento, como você deve se lembrar, abrange todos os três tipos de bem-estar que mencionei antes: o emocional, o psicológico e o social. Eu o chamo de um modelo tripartite de bem-estar que se baseia tanto nos escritos de Epicuro quanto de Aristóteles. É um desafio para toda a vida tentar levar uma existência em que nos sentimos felizes, satisfeitos ou interessados ao mesmo tempo que podemos funcionar bem, com propósito, pertencimento, contribuições, aceitação, e assim por diante. Nossa tarefa é buscar a excelência.

Aristóteles argumentava que todo objeto ou coisa neste mundo tem uma função particular. Um serrote corta madeira de forma reta e limpa; um carro nos ajuda a ir de um lugar para outro com segurança e rapidez. Os humanos também têm uma função específica que os diferencia de todas as demais criaturas sensíveis, segundo Aristóteles — nossas mentes —, e em particular a estrutura singular que chamamos hoje de córtex pré-frontal (PFC, na sigla em inglês). O PFC é uma área do cérebro que controla a nossa capacidade de fazer planos, de compreender, de argumentar ou de exercitar a racionalidade, de aprender com experiências passadas e aplicá-las no futuro, de ter uma concepção sobre nós mesmos e as nossas personalidades, de pensar e tentar viver de acordo com um senso de objetivo na vida, de julgar o certo e o errado e comportar-se de acordo com tais julgamentos. O PFC faz muita coisa. Ele nos torna singularmente humanos.

Uma parte vital da natureza humana vem de algo que temos em comum com todas as criaturas vivas: o cérebro emocional, primitivo ou límbico, onde o prazer, a dor, o estresse e a sobrevivência são fundamentais. Contudo, não somos animais comuns pré-programados para viver e agir de maneiras específicas a fim de sobreviver, procriar e nos sentir bem. Quer dizer, nós somos assim, é claro, mas também somos, como espécie, singularmente capazes de um pouco mais. Diferentemente de muitas outras criaturas, nós, os seres humanos, somos capazes de renunciar ao desejo de gratificação imediata, um fato deliciosamente demonstrado por algumas crianças no conhecido e importante Experimento do Marshmallow.

O córtex pré-frontal, ou neocórtex, a parte do cérebro que evoluiu mais recentemente, se dispõe em torno e sobre o córtex límbico do cérebro. Existe um complexo "sistema viário" de ruas de mão dupla que liga o córtex límbico e o neocórtex e permite que cada um exerça controle sobre o outro. Foi pedido às crianças do Experimento do Marshmallow que esperassem o retorno do pesquisador para comer o único marshmallow diante delas muitos minutos depois. Se deixassem a guloseima intocada até o retorno dele, elas poderiam experimentar um prazer ainda maior. Quem esperasse receberia um segundo marshmallow.

As crianças que conseguiram esperar estavam usando o córtex pré-frontal, e em uma idade muito jovem, para vencer a tentação.

Estavam exibindo a melhor parte do seu potencial, ou eudaimonia. Os pesquisadores descobriram que, depois, aquelas que demonstraram essa capacidade acabaram obtendo notas melhores na escola e melhores pontuações em vestibulares. Elas realizaram uma série de coisas que superaram o que foi realizado pelas crianças que não conseguiram resistir à tentação do marshmallow.

Para chegar a algum lugar na vida, não basta ter potencial. Crescer e se tornar alguém melhor, ou qualquer coisa melhor — atleta, estudante, amigo, irmão, funcionário, pessoa espiritualizada, e assim por diante —, requer trabalho, prática, tempo, dedicação e muito mais de tudo isso. Na verdade, leva-se uma vida inteira para se tornar a melhor versão da pessoa que você está destinado a ser.

Chegar à versão mais extraordinária de si mesmo é uma conquista. Para estimular a discussão em sala de aula, muitas vezes proponho o jogo "Posso realizar um desejo" com os meus alunos. Eu digo a eles que posso lhes dar todas as qualidades positivas que desejam para si mesmos naquele exato momento. Talvez você se surpreenda ao saber que a maioria dos meus alunos se recusa a me deixar conceder-lhes o desejo. Por quê? Porque preferem desenvolver essas importantes qualidades por conta própria. Querem alcançar a eudaimonia, e não simplesmente recebê-la de mão beijada.

"Vocês e Aristóteles concordam nesse ponto", digo à minha turma. Então faço outras perguntas: "Queridos alunos, agora entendem por que Aristóteles nos alerta sobre colocar a carroça na frente dos bois? Ou melhor, por que não devemos colocar a felicidade hedônica em primeiro lugar antes de tentarmos priorizar a eudaimonia e trabalhar para nos tornar pessoas melhores?"

"Seria como se todos nós vivêssemos como se existisse apenas um marshmallow na vida e sempre optando por comê-lo na hora", disseram-me os alunos. De fato, haverá muito mais marshmallows se percebermos que eles virão como resultado do nosso trabalho para nos aprimorarmos como pessoas. Aristóteles

— e talvez os meus alunos — argumentaria que, enquanto trabalho para me tornar a melhor versão de mim mesmo, é como se o pesquisador estivesse retrocedendo na minha vida e me dando um segundo, um terceiro, talvez infinitamente mais marshmallows ao longo do tempo. O prazer, a felicidade, a alegria e o contentamento que sentirei ao tentar constantemente me tornar uma pessoa melhor significam bem mais do que o prazer que eu sentiria se alguém simplesmente me desse todas as qualidades de uma pessoa boa num seminário matinal de realização de desejos ou num bufê liberado de marshmallows.

Não consigo me conter. Cada vez que uma nova turma chega a essa conclusão, eu sorrio de orelha a orelha. Meus alunos estão proclamando que querem ser desafiados. Estão dispostos a aceitar que às vezes falharão, que nem sempre serão perfeitos.

Os seis domínios da excelência humana

Funcionar bem não significa que você tenha que ser perfeito, excepcional ou deva exibir constantemente as qualidades de boa saúde mental nos níveis mais elevados. Para nós, meros mortais, o verdadeiro desafio é exibir qualidades positivas na quantidade certa e do modo mais consistente possível — de acordo com o tempo e o contexto.

Existem seis domínios de excelência humana que são a base do modo como meço o aspecto do bom funcionamento do florescimento. Esses seis domínios fundamentais determinam se obtemos notas altas no bem-estar psicológico e social: aceitação, autonomia, conexão, competência, domínio e importância.

1. **Aceitação**: você se aceita do jeito que é? Sua personalidade, seus pontos fortes e fracos, seu comportamento e toda a sua

gama de pensamentos e emoções? Você aceita as outras pessoas? Isso não significa necessariamente que gosta delas, concorda com elas ou aprova as suas escolhas. Quer dizer apenas que aceita a realidade de quem são sem tentar mudá-las.

2. **Autonomia**: quando uma situação exige autodireção, você fica confortável pensando por si mesmo, se expressando e cuidando das suas coisas? Por ser uma forma de independência da sociedade e da influência social, a autonomia é medida como uma forma de bem-estar psicológico. (Se eu estivesse criando o meu questionário hoje, poderia acrescentar uma pergunta sobre a sua capacidade de se envolver em pensamento e ação cooperativos que poderiam refletir o aspecto de bem-estar social da confiança. O pensamento cooperativo parece andar mais em falta nos dias de hoje do que antes.)

3. **Conexão**: você é capaz de cultivar relacionamentos calorosos e confiáveis? Faz parte de uma comunidade mais ampla? Como espécie social — porque 80% da nossa história evolutiva foram despendidos em pequenas tribos de caçadores e coletores —, os seres humanos prosperam mais quando se sentem conectados a outros.

4. **Competência**: você é capaz de administrar tarefas cotidianas? Esse é o componente psicológico da competência. Socialmente, a competência é a capacidade de resolver eventos complicados e lidar com um mundo social complexo.

5. **Domínio**: você está motivado a aprender e crescer? Aprimorar-se em algo é intrinsecamente gratificante para os humanos. Funcionar bem como indivíduo requer, ao mesmo tempo, o desejo de crescer e o de fazer parte de um ambiente onde esse crescimento possa ocorrer.

6. **Importância**: você acredita que você e a sua vida são significativos e que está dando uma contribuição para o mundo? Para muitos de nós, essa contribuição muitas ve-

zes vem da formação de uma família, ou da paixão, ou do sucesso na carreira.

A segunda metade deste livro mostrará como trabalhar para dominar os diferentes aspectos do funcionamento humano. Enquanto trabalha neles, lembre-se: voltar a energia para um bom funcionamento, mesmo quando não estamos nos sentindo bem — quando o estresse está no nosso encalço ou a dor emerge em momentos imprevisíveis e inoportunos —, terá um impacto mais imediato e profundo no nosso bem-estar. Fazer isso requer muita fé no processo e coragem no momento. No entanto, pesquisas que fiz junto a outros colegas corroboraram essa abordagem. Esse gráfico revelador demonstra isso bem melhor do que eu conseguiria transmitir em palavras.[11]

FUNCIONAR BEM VS. SENTIR-SE BEM

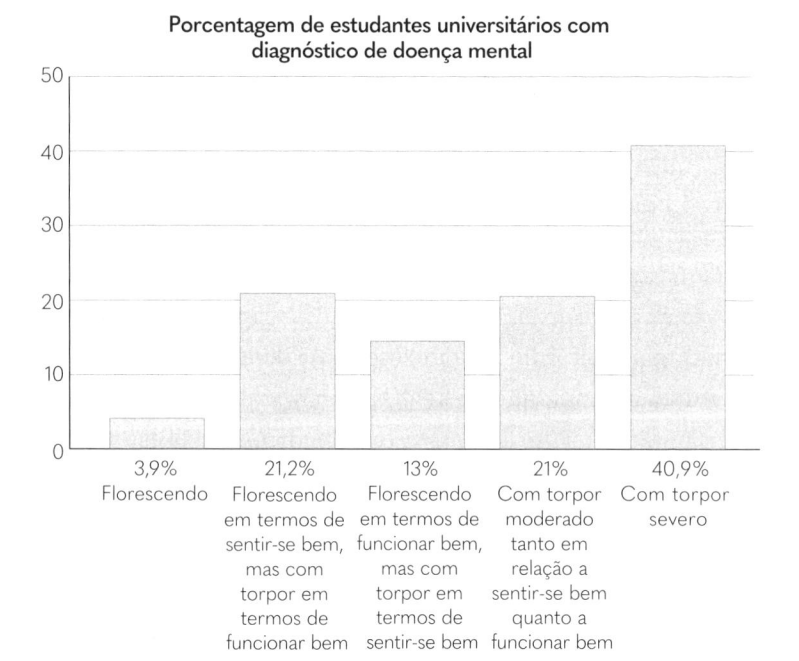

Porcentagem de estudantes universitários com diagnóstico de doença mental

3,9%	Florescendo
21,2%	Florescendo em termos de sentir-se bem, mas com torpor em termos de funcionar bem
13%	Florescendo em termos de funcionar bem, mas com torpor em termos de sentir-se bem
21%	Com torpor moderado tanto em relação a sentir-se bem quanto a funcionar bem
40,9%	Com torpor severo

É necessário sentir-se bem e funcionar bem ao mesmo tempo — a ponto de indicar que a prevalência de doença mental entre estudantes universitários nessa pesquisa ficava abaixo de 4% quando estava florescendo. Contudo, como você pode ver, quando eles sentiam torpor, mesmo que moderado, a ocorrência de doença mental era muitas vezes maior. Alunos que só se sentiam bem também tinham taxas bem mais altas de doenças mentais.

É por isso que o florescimento é a sua estrela-guia. Não se deixe enganar pela promessa única da felicidade. Muitos estudos medem a felicidade com base num certo conjunto de critérios sociais e, como resultado, elogiam várias culturas pelo seu sucesso em alcançar a "felicidade". No entanto, eles — e nós — deveríamos ser mais cautelosos. As culturas são exatamente como as pessoas: podem sentir-se felizes em dado momento — até mesmo em muitos momentos —, porém, se também não funcionarem bem, não colherão todos os benefícios do florescimento.

[4]

Você não é unidimensional

Saúde não é apenas ausência de doença;
é a presença do bem-estar.

Os antigos gregos contavam a história da origem da medicina por meio do mito de Asclépio e as suas filhas Panaceia e Higeia. Cada filha representava um ramo distinto da medicina: Panaceia representava o ramo da medicina que buscava formas de remediar ou curar doenças, enquanto Higeia era a filha que representava o ramo que buscava formas de aumentar ou manter a presença da saúde e do bem-estar.

O bastão de Asclépio, que simboliza a medicina e a saúde pública, tem um símbolo que parece surpreender muita gente: uma cobra. Por quê? Naquela época, assim como agora, as cobras trocavam periodicamente de pele à medida que cresciam, revelando a seguir uma pele nova e saudável. A cobra, portanto, representa a importância de promover e manter uma boa saúde.

Desde o início, a medicina deveria ser praticada por dois ramos complementares, cada um com seus próprios focos e técnicas, tendo o florescimento humano como meta. Um ramo era patogênico, concentrado em combater a presença de doenças, e o outro era salutogênico, concentrado em promover a presença da saúde.

A abordagem patogênica é derivada da antiga palavra grega *pathos*, que significa "sofrimento". A abordagem salutogênica vem do latim *salus*, que significa "saúde", considerada um estado positivo. As vacinas são um ótimo exemplo de abordagem salutogênica à saúde, pois são projetadas para aumentar a força do nosso sistema imunológico explorando uma peculiaridade que existe nele.

Uma vacina não cura uma infecção depois que essa ocorre. Ela ajuda, antes de tudo, a prevenir uma infecção grave. Dessa maneira, usa "truques" aprendidos com Higeia. Ao introduzir uma pequena dose de um agente infeccioso no corpo, permite-se que o sistema imunológico use as suas capacidades inatas de construção e fortalecimento da saúde. Como o nosso sistema imunológico se fortalece, ele é "principalmente positivo". Qualquer coisa negativa, como um vírus que pode entrar no corpo, é superada pelo aspecto positivo — nossa força imunológica. Um sistema imunológico florescente pode ser criado pela vacinação, bem como por um estilo de vida saudável que inclui a mitigação do estresse e a manutenção de uma dieta saudável.

A saúde mental funciona da mesma forma que a saúde física. O modelo patogênico vê a saúde mental como a ausência de doença mental e, portanto, dedica os seus recursos à compreensão da etiologia (ou das causas) de doenças e enfermidades a fim de remediar tais fontes de sofrimento humano. O modelo salutogênico vê a boa saúde mental como a presença de sentimentos positivos e o bom funcionamento na vida, e devota os seus recursos a compreender e a criar o florescimento.

Uma terceira e complementar concepção de saúde deriva da palavra *hale*, que significa "todo", o que me parece a maneira certa de examinar as nossas vidas. Estamos inteiros?

Como cientista, é claro, sei que precisamos de medidas confiáveis e válidas de presença e ausência de boa saúde. Quando iniciei a minha carreira, havia inúmeras medidas para as doenças, tanto físicas quanto mentais, mas não conseguia encontrar uma única medida de boa saúde mental. Criei o meu questionário da escala de saúde mental — aquele que você preencheu na Introdução — para ajudar a medir ambas ao mesmo tempo.

Antes de eu publicar a minha pesquisa sobre o *continuum* da saúde mental, muitos estudiosos presumiam que a depressão e o bem-estar estavam altamente correlacionados — tão correlacionados que pertenciam a uma mesma dimensão. Essa visão unidimensional significa que, se um conselheiro ou psiquiatra tivesse uma forma de diminuir os sintomas da depressão e o fizesse, então a expectativa seria que o paciente recuperasse de imediato o bem-estar — o florescimento. Em outras palavras, se existisse uma correlação tão forte entre depressão e bem-estar, a redução dos sintomas depressivos significaria então que um paciente retornaria de imediato a níveis aumentados de bem-estar.

No entanto, para surpresa de muitos, não foi isso que a pesquisa descobriu. A correlação entre depressão e bem-estar é surpreendentemente modesta, tão modesta que podemos afirmar que a redução dos sintomas de depressão em geral *não aumentará os níveis de bem-estar*. O que isso significa?

Isso significa que o nosso bem-estar mental realmente existe em duas dimensões, doença mental e saúde mental. Descobrimos que é possível ter doença mental *e* saúde mental de baixo grau, assim como é possível ter doença mental *e* saúde mental de alto grau. Estamos trabalhando em duas escalas, o bem-estar mental das pessoas pode estar espalhado por todo esse mapa.

Aqui está uma das muitas implicações do modelo de duplo *continuum*: mesmo se tivéssemos uma cura para doenças mentais — o que não temos —, as pessoas poderiam então estar livres de doenças mentais, mas não necessariamente perto do florescimento. Lembre-se da história de Em Beihold, contada na sua canção "Numb Little Bug"? Ela fala de alguém que está em terapia esperando por mais medicamentos. A música parece argumentar que o entorpecimento pode ser causado pela medicação psiquiátrica. De fato, estudos mostram que um efeito colateral não intencional da medicação para algumas pessoas é um embotamento emocional. Isso significa que os medicamentos psiquiátricos podem entorpecer todas as emoções, mesmo as positivas. São capazes de diminuir o volume da tristeza, o que é uma coisa boa quando se está deprimido, mas também diminuem o volume do sentimento de estar bem, o que leva ao entorpecimento. Se você quiser reduzir a profundidade da infelicidade, também não será capaz de experimentar os picos de alegria.

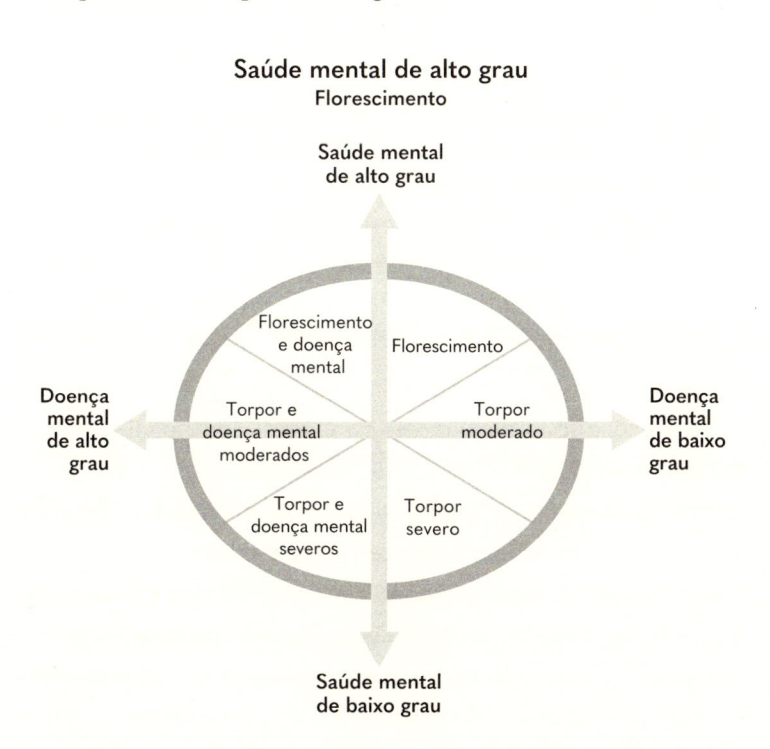

Saúde mental de alto grau
Florescimento

Saúde mental de alto grau

Florescimento e doença mental

Florescimento

Doença mental de alto grau

Torpor e doença mental moderados

Torpor moderado

Doença mental de baixo grau

Torpor e doença mental severos

Torpor severo

Saúde mental de baixo grau

O modelo de duplo *continuum* está dentro de nós

Temos um bocado de agentes infecciosos ou "maléficos" dentro de nós, todos representando o eixo negativo no modelo de duplo *continuum*. No entanto, esses agentes maléficos não nos prejudicam se o sistema imunológico está florescendo. Quando a nossa força é bem maior do que a vulnerabilidade, permanecemos saudáveis e talvez fiquemos até maiores e mais fortes por conta da briga. A massa muscular e a força se desenvolvem a partir de uma característica semelhante. Quando nos exercitamos, o que é um processo salutogênico, realizamos pequenas doses de destruição muscular que ativam um processo de reconstrução.

O colesterol funciona também dentro do mesmo modelo. Há o colesterol "bom" e o colesterol "ruim". Sabemos que as pessoas têm melhor saúde cardíaca quando os níveis de colesterol ruim estão mais baixos e os de colesterol bom estão mais elevados. O melhor perfil é o de alguém com o que eu chamaria de "colesterol florescente", em que há níveis baixos de colesterol ruim e níveis altos de colesterol bom.

Outro exemplo da dimensão positiva do modelo de duplo *continuum* tem relação com os telômeros. As frágeis extremidades dos nossos cromossomos estão cobertas com telômeros, e cada vez que acontece a divisão celular, que dá continuidade

Acontece que o nosso cérebro e a sua vida emocional são construídos sobre o modelo de duplo *continuum*, que está enraizado na forma como o cérebro funciona. A neurociência demonstra que as estruturas cerebrais que se iluminam quando nos sentimos tristes não são as mesmas que escurecem — o que significa que ficam desligadas, sem ser ativadas — quando estamos felizes ou nos sentimos bem. Há alguma sobreposição na ativação cerebral da tristeza e da felicidade, mas, no geral, a conclusão é que a ao processo da vida, eles pagam um preço. Os telômeros nos ajudam a entender alguns dos mistérios do estresse e do envelhecimento. Experimentar muito estresse psicossocial acelera o dano aos telômeros, encorajando a patogênese, a criação de doenças e afecções que podem encurtar a vida.

A telomerase é uma substância que reveste os telômeros para protegê-los dos danos da divisão celular e do estresse. À medida que os níveis de telomerase se elevam, também cresce o nível de proteção. Baixos níveis de telomerase indicam menos proteção e mais danos.

A importância da telomerase foi apresentada num estudo relatado por Elissa Epel no documentário *Stress: Portrait of a Killer*, produzido pela National Geographic. O estudo se concentrava no impacto de longo prazo do estresse em mães que eram cuidadoras de crianças com severas dificuldades de desenvolvimento durante um longo período. Cuidar de um ente querido com problemas de saúde é um fator de estresse crônico, e um alto nível de estresse crônico é o pior tipo que se pode ter para a saúde e a longevidade. No entanto, diante de um fator patogênico tão forte — alto estresse crônico —, o estudo encontrou níveis de telomerase mais elevados nas mães que participavam regularmente de grupos de apoio em relação àquelas que permaneciam isoladas sem receber apoio social. A telomerase e o apoio social não eliminavam o estresse crônico, mas reduziam a capacidade de causar danos dos fatores de estresse crônico.

felicidade não é o oposto da tristeza quando se trata da maneira como o cérebro está conectado.[1]

Assim, a ausência do negativo (tristeza) não significa a presença do positivo (felicidade), nem a presença do negativo impede a presença do positivo. Em outras palavras, não é uma questão de preto ou branco. A saúde mental é um arco-íris.

Estamos destinados ao torpor?

Há ainda mais evidências de que o modelo duplo *continuum* está profundamente entranhado na nossa biologia.[2] Desde 1995, eu e o meu colega dr. Kenneth Kendler, o renomado psiquiatra biológico que estudou a genética comportamental das doenças mentais, temos estudado uma amostra representativa dos gêmeos adultos do mesmo sexo nos Estados Unidos a fim de descobrir se a minha escala de saúde mental mede algo hereditário — genético — e se o modelo de duplo *continuum* estaria codificado no nosso DNA.

Lembre-se de que o meu questionário sobre o *continuum* de saúde mental avalia três tipos de bem-estar: emocional, psicológico e social. Acontece que o florescimento e o entorpecimento são tão hereditários quanto a depressão ou a ansiedade. Estudos sobre doenças mentais, como a depressão, estimam que cerca de 60% da depressão é genética. Minha pesquisa sobre o florescimento (e a sua ausência, o entorpecimento) descobriu que também havia uma faixa de 60% de herdabilidade e que os três tipos de bem-estar compartilham a mesma fonte genética.[3]

Tenha em mente, porém, que dizer que qualquer condição é altamente hereditária não significa que seja determinada por genes e apenas por eles. Na verdade, há poucas evidências de determinismo genético quando se trata de depressão. Muitas pessoas com perfil genético de alto risco para depressão nunca adoecem, enquanto outras com risco genético inferior se tornam clinicamente deprimidas. É preciso exposição a experiências alta ou cronicamente estressantes para ativar o alto risco genético para desenvolver a depressão. Esse conjunto de circunstâncias também poderia superar o baixo risco genético e provocar depressão numa alma desafortunada.

Eu queria saber se havia uma forte correlação entre a herdabilidade dos transtornos mentais e da boa saúde mental. Pouco menos da metade dos genes que predizem doenças mentais (especificamente a depressão, a ansiedade e os ataques de pânico) se sobrepõe aos genes que predizem os níveis de saúde mental (aferidos pelo meu questionário da forma mais holística). Essa é uma boa notícia!

Isso significa que ter uma alta propensão genética à doença mental não cria pressupostos de baixos níveis de bem-estar subjetivo para um indivíduo. Dito isso, herdar um baixo nível de risco genético para doenças mentais não garante de forma alguma que um indivíduo vai florescer na vida. Em outras palavras, não é apenas porque você não está destinado a ficar deprimido que teria herdado um alto potencial genético para florescer.[4] O modelo de duplo *continuum* está no nosso DNA.

A capacidade humana para o crescimento

A dimensão positiva do modelo duplo *continuum* também representa a nossa capacidade de crescimento no que se refere à neurogênese e à neuroplasticidade, a chamada capacidade regenerativa do corpo. Existe um ramo emergente denominado medicina regenerativa. Nós aprendemos que o estresse pode danificar e destruir neurônios no cérebro, mas também descobrimos recentemente que o corpo é capaz de gerar novos neurônios e novas ligações entre eles. Podemos ajudar a construir novos neurônios e definir onde eles crescem no nosso cérebro — e podemos fazer isso de muitas maneiras, mais uma prova de que alguém que sofre de uma doença mental pode subir na escala saindo do entorpecimento para o florescimento, aumentando o seu bem-estar mental.

O Estudo das Freiras, de David Snowdon, sobre envelhecimento e doença de Alzheimer, um estudo longitudinal de 1986 com 678 freiras católicas, todas com mais de 75 anos, constatou, no exame *post-mortem*, que algumas tinham níveis de danos cerebrais que deveriam ter causado demência enquanto estavam vivas.[5] Os pesquisadores descobriram que a diferença era explicada pelo nível de envolvimento das religiosas com a vida. As freiras que se mantiveram ativas e engajadas em mais domínios da vida[6] — física, mental, social e espiritualmente — e que permaneceram assim nos seus últimos anos estimulavam involuntariamente a neurogênese e a neuroplasticidade, que ajudaram os seus cérebros a permanecer como uma saudável plataforma para a vida, apesar dos danos em algumas partes. Quando penso em como essas freiras mais saudáveis se envolviam ativamente umas com as outras e com o mundo ao seu redor, criando cada vez mais oportunidades para o crescimento mental, não consigo imaginar um exemplo melhor para explicar como as pessoas podem passar do entorpecimento ao florescimento.

Outro estudo fascinante que demonstra o nosso potencial para reparos e crescimento dos neurônios é a Terapia de Restrição e Indução ao Movimento (TRIM). Durante anos, acreditava-se que os pacientes com AVC que perdiam o movimento dos membros seriam incapazes de recuperá-lo. Então, surgiu a TRIM com uma abordagem que, a princípio, parecia severa demais. Em pacientes que ainda conseguiam usar um membro de um lado do corpo após um derrame, a terapia restringia (impedia) o seu movimento e obrigava o uso do membro lesionado. Se o AVC não tivesse cortado completamente as conexões nervosas entre o cérebro e o membro afetado e o paciente fosse forçado a usá-lo — em passos mínimos, precisos e graduais —, a neurogênese e a neuroplasticidade aconteciam. À medida que novos neurônios e conexões surgiam devido à restrição do uso do membro saudável e ao emprego forçado daquele que havia sido lesionado, o paciente recuperava uma parte da função do membro afetado.[7]

A dimensão positiva da saúde — a subestimada Higeia — representa a nossa capacidade de regenerar, restaurar e nos fortalecer. Essa força pode ser usada para a própria proteção, para a saúde e para cuidarmos uns dos outros. Seja no sistema imunológico ou no cardiovascular, no cérebro e na neurogênese, ou nas nossas células e na telomerase, nós, humanos, podemos aumentar a nossa força e a nossa resiliência ao enfrentar desafios administráveis.

Quando a capacidade do corpo de se reparar e crescer supera os danos causados por adversidades — seja infecção, dano no sistema orgânico ou estresse psicossocial —, permanecemos saudáveis ou nos tornamos mais saudáveis. Quando as adversidades são extremas e os danos resultantes excedem a nossa capacidade de reparação e crescimento, começa o processo de patogênese, a criação da doença. Ninguém vai dormir saudável e acorda com uma doença ou enfermidade grave. Ficamos doentes com o tempo. A criação de uma doença, sobretudo uma doença crônica, é um processo gradual durante o qual a soma de adversidades, hábitos pouco saudáveis e danos (todos os processos patogênicos) excede a nossa capacidade de reconstruir, restaurar ou crescer (todos processos salutogênicos).

Contudo, a força não é apenas física. A força não é criada apenas por sistemas formados por órgãos internos. Nossa saúde mental funciona como todos os outros processos biológicos. Isso remete à discussão sobre o trabalho da dra. Rachel Zoffness, a psicóloga da dor, que nos lembra que a dor não é biomédica, mas, na verdade, biopsicossocial — está em parte no nosso corpo, e em parte no nosso cérebro: "A pesquisa em neurociência revela que emoções negativas, pensamentos catastróficos e comportamentos de enfrentamento prejudiciais na realidade ampliam a dor, exacerbam sintomas e mantêm o indivíduo num ciclo de medo, inatividade, infelicidade e sofrimento. Em outras palavras: o estresse, a ansiedade, a depressão, os pensamentos catastróficos, as previsões negativas, o foco na dor, o isolamento social, a falta de exercício e a evitação das atividades *pioram a dor*."[8]

Um placebo funciona de maneira completamente oposta aos pensamentos negativos. Um placebo carrega a expectativa de melhora, por isso incentiva a cura biológica. Pense num placebo como a mente com esperanças de melhorar e na esperança como algo que ajuda na melhora. Podemos trabalhar a fim de fortalecer a saúde mental, o bem-estar, a positividade, para nos preparar para as dificuldades que possamos enfrentar. Quanto mais fortes formos, mais preparados estaremos para lutar contra o que vier — no corpo e na mente.

O modelo duplo *continuum* é, para mim, uma descoberta incrível e um motivo para otimismo. Se começarmos a ver a vida do ponto de vista do *continuum* de entorpecimento e florescimento nos concentrando não apenas na doença mental, mas também na saúde mental, podemos imaginar um caminho diferente a seguir. Podemos mudar o foco do que está acontecendo *dentro de nós* para o que está acontecendo *à nossa volta*. Podemos começar a descobrir como funcionar bem, em vez de vivermos obcecados em nos sentir bem.

Precisamos cultivar a força que vem da esperança. Quando começamos a ter esperança, uma semente é plantada. Começamos a crer que algo melhor é possível.

A medicalização das nossas mentes

À medida que o século XX se aproximava do fim, a Organização Mundial da Saúde (OMS) publicou os resultados de um estudo histórico chamado Carga Global de Doenças (GBD, na sigla em inglês).[9] O estudo centrou-se em mais de cem doenças e afecções agudas e crônicas para determinar o quanto cada problema contribuiu para um novo indicador chamado "anos de vida perdidos ajustados por incapacidade" (DALY, na sigla em inglês).

O DALY reflete o número total de anos vividos e quanto desse tempo foi gasto vivendo com a deficiência. Por exemplo, talvez você estivesse vivo, mas sem conseguir manter um emprego ou realizar atividades normais da vida diária, como tomar banho, limpar a casa, fazer compras e guardá-las. Antes de 1996, a OMS se concentrava apenas no número de anos de vidas encurtados devido a uma doença — em outras palavras, contava apenas o número de anos abreviados ou número de pessoas que morriam prematuramente devido a uma condição de saúde específica. A mortalidade, em outras palavras, era o padrão-ouro para julgar a gravidade de uma doença. Aquelas que causavam mais mortalidade prematura eram classificadas em primeiro lugar na lista das dez principais prioridades de saúde.

Quando a mortalidade era o único padrão, a doença mental nunca aparecia entre as dez primeiras nas principais listas de saúde pública. Finalmente, a OMS e outros órgãos perceberam que, embora estivéssemos vivendo por mais tempo no final do século XX, viver mais não significava necessariamente viver bem. Os milagres da medicina moderna conseguiam manter vivas mais pessoas com doenças que, nas décadas anteriores, levavam à morte. A doença cardíaca é um desses exemplos: muitas condições passaram a ser gerenciadas — era possível sobreviver a elas —, mas tinham se transformados em problemas crônicos.

À medida que o século XX se aproximava do fim, a mentalidade foi mudando. Começamos a focar mais em agregar qualidade à vida, não apenas quantidade. Quando a OMS adicionou uma medida de deficiência juntamente com mortalidade para criar a nova lista das dez principais prioridades, a depressão apareceu pela primeira vez. Em 1996, a depressão era a quarta principal causa de DALY. Em 2004, quando a OMS realizou o estudo outra vez, a depressão subiu ainda mais na lista. Estava junto das doenças cardíacas e do câncer como causadores do maior número de DALY. Hoje, na maioria dos países, a depressão é a principal causa de DALY, um problema maior quando se trata de incapacidade do que a doença cardíaca ou o câncer.

Um estudo recente do CDC que analisa os anos de 2015 a 2018 descobriu que 13,2% dos adultos com 18 anos ou mais tomaram antidepressivos no mês anterior, com as taxas superiores entre as mulheres (17,7%) do que entre os homens (8,4%), sendo que as mulheres com mais de 60 anos respondiam pela maior população (24,3% dessa faixa etária tinha usado antidepressivos nos 30 dias anteriores).[10]

Além disso, a idade média em que as pessoas experimentam os surtos de doenças mentais diminuiu. O transtorno de ansiedade em geral é o primeiro a atacar, agora por volta dos 14 anos. O abuso de substâncias, que inclui o alcoolismo, aparece por volta dos 20 anos. Transtornos do humor, que incluem a depressão, surgem pela primeira vez em torno dos 26 anos. Não importa se você vive no México, no Brasil ou na Turquia — os chamados países em desenvolvimento —, ou nos Países Baixos, na Alemanha ou nos Estados Unidos — os chamados países desenvolvidos —, esses números são consistentes no mundo inteiro.[11]

São esses os números que devem despertar preocupação e nos obrigar a focar a questão da doença mental a partir de uma perspectiva social. Por muito tempo, governantes e líderes políticos insistiram em se apegar à ilusão de que a doença mental não era problema deles. Havia descrença, possivelmente tingida de alguma raiva, em qualquer tentativa de chamar a atenção para a prevalência desse tipo de doença devastadora: "Como a depressão pode ser quase tão grave quanto as doenças cardíacas?" "Por que deveríamos gastar dinheiro com a depressão quando é o câncer que está matando as pessoas?"

Com o tempo, os governos de alguns países chegaram à fase de aceitação e começaram a investir mais recursos para aliviar a epidemia de depressão. Para onde foi o dinheiro? Foi destinado a mais tratamentos, é claro. As terapias farmacêuticas e de conversação existem há algum tempo; mas, em alguns estudos, apenas metade das pessoas que preenchiam os critérios para diagnóstico de depressão disse estar recebendo algum tratamento para os seus problemas mentais e emocionais.

É aí que reside o problema. A maioria de nós presumiu — e é uma suposição e tanto — que os tratamentos para doenças mentais eram eficazes, benéficos e basicamente a melhor — e única — opção para lidar com o problema. No Reino Unido, o relatório "The Depression Report: A New Deal for Depression and Anxiety Disorders", publicado em 2006, celebrou o fato de que "a boa notícia é que agora temos terapias psicológicas baseadas em evidências que podem erguer pelo menos metade dos afetados pela depressão ou pelo medo crônico".[12] De acordo com esse relatório, até 75% dos indivíduos com depressão ou ansiedade no Reino Unido não recebem qualquer tratamento e, portanto, "continuam a sofrer, mesmo que pelo menos metade deles possa ser curada a um custo não superior a 750 libras".

Curar a depressão? Nada poderia estar mais longe da verdade científica — não podemos, de boa-fé, chamar *qualquer* tratamento de transtorno mental de "cura". Em 1996, o Congresso dos Estados Unidos aprovou a Lei da Paridade de Saúde Mental, que fornecia cobertura de seguro para tratamentos de doenças mentais na esperança de que isso ajudasse. No entanto, em 2006, o diretor do Instituto Nacional de Saúde Mental, Thomas Insel, afirmou publicamente que o efeito de todos os tratamentos conhecidos para doenças mentais era, na melhor das hipóteses, paliativo.

Insel passou a analisar as evidências de que não havia progresso na redução da prevalência e na carga dos transtornos mentais. Parecia que os pesquisadores no campo das doenças mentais estavam satisfeitos em alcançar mudanças incrementais tentando melhorar os medicamentos existentes. Muitas vezes, as pequenas melhorias nesses medicamentos representavam menos efeitos colaterais. De acordo com Insel e um colaborador: "Embora não haja dúvida de que não utilizamos totalmente os tratamentos disponíveis, é importante reconhecer que eles são insuficientes [...].[13] Todos os tratamentos médicos atuais para doenças mentais são paliativos, nenhum é sequer proposto como cura [...]. Sugerimos que, em doenças mentais, assim como em outros problemas médicos, busquemos uma meta de recuperação definida por uma remissão completa e permanente." Remissão permanente significa cura.[14] O dr. Insel estava propondo que procurássemos o que ele chamou de "terapia de cura" para doenças mentais.

Na primeira vez que li o relatório sobre depressão do Reino Unido e o artigo do dr. Insel, ambos em 2006, fiquei confuso como cientista e enfurecido como paciente. Havia sido informado de que o medicamento que eu vinha tomando era o melhor tratamento disponível para os meus próprios transtornos mentais. Disseram-me que eu tinha uma disfunção cerebral — um desequilíbrio químico — que seria compensada inicialmente pelo Prozac e depois por "um coquetel" de dois medicamentos que focavam primeiro a serotonina e depois a dopamina. Quando aquele coquetel parou de funcionar, foi prescrita para mim outra versão mais recente de um medicamento chamado Pristiq. Eu estava experimentando em primeira mão o que o dr. Insel queria dizer com melhorias incrementais na ciência do tratamento de doenças mentais.

Por que esses medicamentos não ajudavam a reduzir a carga de depressão e outros transtornos mentais? Simples: nenhum medicamento para transtorno mental foi projetado na sequência correta e necessária para compreender o problema.

Em geral, para criar uma cura verdadeira, é preciso descobrir a patologia subjacente que causa a doença. Uma vez compreendido isso, a etiologia, ou causa interna da doença, leva à investigação do melhor tratamento. A etiologia determina a criação de um tratamento eficaz.

Desde o início, os cientistas têm feito isso ao contrário com as doenças mentais. E nada mudou desde 2006. Todos os medicamentos atuais para transtornos mentais, desde esquizofrenia até ansiedade e depressão, se originaram da observação de efeitos colaterais potencialmente benéficos de tratamentos ou medicações criados para tratar alguma coisa bem diferente.

Durante a Segunda Guerra Mundial, os alemães ficaram com pouco combustível para foguetes e criaram uma alternativa chamada hidrazina. Depois da guerra, os químicos da indústria farmacêutica Hoffmann-La Roche criaram dois medicamentos à base de hidrazina. Esses medicamentos, chamados isoniazida e iproniazida, foram considerados eficazes contra o bacilo da tuberculose. Os médicos também notaram, porém, um conjunto consistente de efeitos colaterais da iproniazida: os pacientes ficaram com mais energia e o seu humor melhorou, o que passou a ser visto como efeitos colaterais potencialmente benéficos para tratar a depressão. Então, o psiquiatra Nathan Kline foi o primeiro a usar iproniazida em pacientes deprimidos. Ele descobriu que o medicamento melhorava o humor dos seus pacientes e também os energizava. Assim, um tratamento benéfico nasceu antes de qualquer compreensão da etiologia da depressão.

Em seguida, os cientistas recorreram à farmacologia, o estudo de como os medicamentos funcionam no corpo e no cérebro. A farmacologia mostrou que a iproniazida elevava os níveis corporais do neurotransmissor chamado serotonina. A deficiência de serotonina[15] — ou "desequilíbrio químico" — transformou-se em explicação etiológica a partir da observação das medicações que aumentam (como fazem os antidepressivos) ou reduzem (que é o caso das medicações antipsicóticas) os níveis de neurotransmissores específicos.

Não há dúvida de que tomar antidepressivos altera os níveis de neurotransmissores no corpo, mas isso não significa que um paciente tinha níveis baixos ou desequilíbrio antes de tomar o medicamento. Significa apenas que o neurotransmissor passou a estar num nível mais alto do que antes de o paciente tomar a medicação.

Não sei como poderia dizer isso com mais clareza: não há *ainda* qualquer tipo de evidência científica que apoie a teoria do desequilíbrio químico de qualquer doença mental. O que o público aprende sobre essa hipótese vem de anúncios diretos ao consumidor na televisão, que dão a *aparência* de que a ciência apoia a teoria do desequilíbrio químico. Propagandas de TV, não a ciência, convenceram o público da teoria do desequilíbrio químico e, portanto, da hipótese de que a doença mental é originada no cérebro.

Se você está se perguntando, como eu me perguntei quando comecei a tomar Prozac, por que senti o meu humor e a minha energia melhorarem, porque aconteceu a mesma coisa com você, não estamos sozinhos. Pesquisei a fundo a literatura e os melhores trabalhos científicos disponíveis sugerem que nós dois podemos estar entre os 25% para quem os medicamentos podem ser necessários e até benéficos para a recuperação no longo prazo. Ou talvez tenhamos nos beneficiado ao tomar os nossos remédios porque acreditávamos que isso nos ajudaria. Nossas mentes, por meio do efeito placebo, esperava que nos sentíssemos melhor e que funcionássemos melhor, e foi isso o que aconteceu.

Centenas de estudos posteriores sobre placebos demonstraram que 50% do progresso em pacientes com depressão se devem à expectativa de que a medicação que estão tomando realmente os fará sentir-se melhor. Outros 25% da melhoria em pacientes que tomam antidepressivos se devem à chamada "recuperação natural", o que quer dizer que alguns pacientes se sentem melhor com o tempo e que esse progresso nada tem a ver com o medicamento. Os estudos sugerem que, no máximo, 25% das melhorias em casos de depressão podem ser atribuídas aos efeitos da medicação.[16]

Não deveria surpreender que, como concluiu a revisão da literatura do dr. Insel, todos os medicamentos atuais para doenças mentais sejam, na melhor das hipóteses, paliativos, e que nenhum chegue perto da cura. Nada em termos de pesquisa etiológica se alterou desde a publicação do artigo do dr. Insel em 2006.

Hoje não estamos mais perto de compreender as patologias subjacentes no interior do cérebro ou do corpo que causam depressão ou qualquer um dos outros inúmeros transtornos mentais. Medicamentos que afirmam corrigir desequilíbrios químicos cerebrais continuam a ser amplamente prescritos. A pesquisa sobre novos tratamentos psiquiátricos continua a tentar apenas melhorar medicamentos já existentes — as mesmas drogas que se destinavam a aliviar outras condições, em gerais físicas, que produziam efeitos colaterais que pareciam ajudar pacientes com doenças mentais.

A verdade é que a depressão e muitos outros transtornos mentais são semelhantes às doenças crônicas: apesar dos esforços para gerenciá-las e da possibilidade de ficarem em segundo plano por determinados períodos, elas são recorrentes ao longo da vida.

Depois de sofrer de depressão pela primeira vez, você tem 50% de probabilidade de ter uma segunda crise. Se tiver uma segunda crise, passa a ter 70% de probabilidade de ter um terceiro episódio. Se tiver um terceiro episódio, tem agora 90% de probabilidade de ter uma quarta crise.[17] Os dados sobre recaídas são especialmente preocupantes: sugerem que indivíduos com um episódio prévio de transtorno mental têm chances elevadíssimas de sofrerem recorrências.

Ninguém mais contesta que a doença mental é um sério problema de saúde pública. Tem havido tantos estudos sobre o fardo da depressão que seria um risco à credibilidade profissional de um pesquisador minimizar o assunto. O que precisamos enfrentar são as sérias decisões sobre o modo de reduzir o nível de sofrimento daqueles diagnosticados com depressão.

É aqui que o modelo duplo *continuum* pode nos ajudar. Começamos a entender que o entorpecimento pode ser um problema mundial ainda maior do que a depressão — mais difundido, mas profundamente subestimado.

Sabemos que a depressão é uma doença muito difícil de resolver; mas também sabemos que, se conseguirmos fazer com que os pacientes subam na escala saindo do entorpecimento para o florescimento, seu nível de saúde mental pode aumentar, mesmo que sofram de uma doença mental. Estamos também conscientes de que o florescimento ajuda a prevenir a depressão. A questão não é: "Por que ainda não resolvemos a depressão?" A questão é: "Por que não estamos prestando atenção ao entorpecimento?"

Ao prometer milagres médicos, o sistema de saúde norte-americano incentiva os cidadãos a não dar prioridade à manutenção da saúde na esperança de que um médico brilhante ou um procedimento caro corrija os problemas depois. No entanto, tirar a saúde da lista de prioridade é algo caro demais para muitas famílias e custa milhões à nossa economia no que se refere à produtividade e aos recursos humanos perdidos. Agora que fizemos algum progresso com a Lei de Cuidados Acessíveis, está na hora de dar o próximo passo. Precisamos de um sistema que encoraje e apoie o nosso direito e a nossa responsabilidade de manter a boa saúde e de usá-la para levar uma vida melhor. Os norte-americanos deveriam investir num sistema que se concentrasse mais no florescimento e na saúde do que apenas na doença.

Há países que estão fazendo isso direito? Outras nações aceitaram a ideia de que medicar a doença mental não vai funcionar? Infelizmente, isso não ocorre de uma maneira consistente. Pelo menos agora sabemos que pessoas sábias do mundo inteiro estão começando a pensar sobre essas questões de maneira inteligente. Ainda assim, mesmo que tenhamos a melhor das intenções, ainda há obstáculos pelo caminho.

Há sinais positivos de que estamos indo na direção certa. A OMS e as Nações Unidas juntaram-se a uma coligação crescente que clama por uma atenção maior aos determinantes sociais de saúde mental. Tratamentos psicossociais, incluindo apoio de grupos de pares e outros tipos de opções de terapia mais ricas em nuances, são vitórias. Houve um aumento no número de escolas, universidades e locais de trabalho que prestam muito mais atenção ao financiamento de programas de apoio ao bem-estar mental das suas comunidades. São bons passos, mas precisamos de mais.

Está na hora de um novo mapa

Mesmo quando usamos termos como *saúde mental, depressão* e *aconselhamento psiquiátrico* — como que para mostrar que estamos prestando atenção, lidando com o problema —, não olhamos para a questão da maneira certa. Nem mudar a nossa mentalidade para pensar de forma mais otimista, nem tratar a mente como um coquetel de substâncias químicas cerebrais e sinapses vão desbloquear a saúde mental sustentada — não para a maioria de nós. Precisamos de diferentes ferramentas se quisermos que mais pessoas floresçam.

Grande parte da nossa vida é vivida a partir da nossa consciência, da nossa compreensão de nós mesmos, não apenas dos nossos corpos físicos. Ao longo dos últimos anos, inúmeros estudos demonstraram que mudanças nos pensamentos podem afetar profundamente os nossos estados físicos e neurológicos e até curar problemas sem tratamentos aparentes. Pesquisas feitas com estudantes que foram informados, pouco antes de uma prova de matemática, de que eram bons de matemática de fato demonstram melhorias na sua pontuação final. As faxineiras que ouviram que o seu trabalho deveria ser considerado um bom treino físico perderam mais peso e apresentaram progresso em vários indicadores de saúde em comparação a outras que não ouviram a mesma coisa. Isso se alinha muito com a perspectiva budista mais antiga de que a mente, por meio do esforço concentrado, pode curar o cérebro e o corpo — o argumento da causação descendente.

A medicalização das doenças mentais tira a esperança de muita gente: tenho depressão, estou deprimido, sou uma pessoa deprimida. No entanto, gostaria de lembrá-lo: isso não é tudo que você é. Quem sofre de transtornos mentais é realmente capaz de atingir níveis de boa saúde mental. Algumas pessoas com um transtorno mental podem até florescer.

Não somos criaturas unidimensionais que sofrem ou não de doenças mentais. A descoberta da segunda dimensão — aquilo que chamo de *continuum* da saúde mental — nos fornece uma linguagem mais apropriada, mais rica para as nossas vidas e uma nova abordagem para criar um mundo com mais saúde mental.

Um dia na vida de um florescente

O que as pessoas deveriam priorizar no seu cotidiano para serem florescentes? Já me fizeram essa pergunta inúmeras vezes ao longo dos anos. Por muito tempo, não tive uma resposta, e isso me frustrava muito.

Certo dia, um conhecido me enviou um e-mail solicitando a revisão de um artigo para um periódico com base em parte em pesquisas relacionadas ao meu trabalho. Recebo uma dúzia de solicitações desse tipo por mês para revisar artigos, e preciso escolher entre elas. Pela primeira vez em bastante tempo, fui imediatamente atraído pelo título do artigo: "Uma terça-feira na vida de um florescente".[18]

A maioria dos artigos acadêmicos e científicos tem títulos mais enfadonhos, prolixos e pretensiosos. (A academia pode fazer qualquer coisa perder a graça.) Contudo, esse título me intrigou e continuei a leitura.

Todas as terças-feiras, os participantes reconstruíam o dia anterior identificando e articulando os detalhes de episódios e momentos importantes que compunham a sua segunda-feira. Foi perguntado a eles se, durante aqueles momentos ou episódios, haviam aprendido algo novo, ajudado alguém, socializado ou se conectado com alguém e em que grau — desde "nada" até "muito". Quanto à espiritualidade, foram indagados se tinham orado, adorado ou meditado durante aquele importante momento ou episódio. Quanto ao aspecto lúdico, foi perguntado se eles tinham participado de um jogo, praticado esportes ou se haviam praticado um hobby.

Os participantes então indicaram como se sentiram ao fazer diversas atividades, cinco das quais importavam: atividades lúdicas, atividades ligadas à espiritualidade, atividades que proporcionavam conexão com os outros, atividades de aprendizado ou crescimento, atividades a fim de ajudar os outros. Participantes que realizavam mais dessas atividades relatavam ter tido um dia melhor: sentiam mais alegria, entusiasmo, esperança e interesse pela vida do que quando praticavam pouco ou nada das cinco atividades. Não importava se o participante estivesse deprimido, com torpor ou florescendo. Se continuassem as atividades a cada semana, se aproximavam do florescimento.

Se um participante realizava muito poucas ou nenhuma das atividades, ele tinha um dia ruim. Mais uma vez, não importava se estavam florescendo, entorpecidos ou deprimidos. Se os participantes estivessem florescendo e reduzissem ou interrompessem as atividades, começavam a entorpecer.

Por que avançar rumo ao florescimento estabelece o seu acampamento-base

Claro, dias ruins e coisas ruins acontecerão. O florescimento não pode nos proteger de fatores de estresse diários, mas constatou-se que manter um alto nível de bem-estar — cada vez mais perto do florescimento — impedia que experiências ruins se transformassem em péssimo estado de espírito. Um estudo acompanhou os participantes enquanto eles vivenciavam fontes de estresse variando de problemas interpessoais a conflitos no trabalho ou em casa, questões de saúde ou financeiras, ou avaliações negativas no trabalho.[19] A seguir, o estudo mediu o mau humor dos participantes perguntando-lhes qual o nível de depressão, ansiedade ou irritação que sentiam naquele dia.

Não surpreendentemente, descobriram que nos dias em que os participantes experimentavam mais fontes de estresse relatavam humor mais negativo. Contudo, mesmo nos dias em que nada dava errado ou quando havia muito pouca "merda batendo no ventilador", os participantes que estavam florescendo ou mais próximos disso relatavam um humor melhor do que os que sentiam torpor. Em dias com mais fatores de estresse, os participantes ficavam bem mais negativos se estivessem entorpecidos ou mais perto disso. Florescer não impede que coisas ruins aconteçam, mas evita que essas coisas ruins criem um péssimo estado de espírito que acabe gerando um dia ruim.

Quando você está florescendo, as coisas ruins têm dificuldade de entrar e de grudar em você. Florescer, ou chegar mais perto disso, é como ter um acampamento-base para uma tentativa de alcançar o cume de uma montanha particularmente difícil. Quando o mau tempo chega, você está protegido dos desastres. Pode simplesmente retornar ao acampamento-base no meio da subida. E então, a partir dali, é possível se reorganizar e tentar de novo.

A lógica do caminho interno

Minhas décadas de trabalho nessa área me mostraram que as pessoas buscam a felicidade por dois caminhos distintos.[20] O primeiro é externo; é aquele em que nos tornamos "bons" em alguma coisa — um ofício, uma profissão, uma carreira —, o que nos permite ganhar a vida. Criamos um currículo com as habilidades, as ações e as realizações que sinalizam o nosso valor nos setores econômico, empresarial e no mundo do trabalho.

O caminho externo é onde contabilizamos o nosso valor. Contamos pontuações e vitórias, computamos os nossos salários, os nossos pertences. Tendemos a focar muito esse caminho externo, pois costumamos acreditar que podemos ganhar ou adquirir felicidade por meio do status social representado pelo dinheiro e pelos brinquedinhos, junto com a sensação de poder que tende a acompanhar esse caminho.

Essa não é a lógica do caminho interno. O que importa nesse caminho é o tipo de pessoa que você é ou aquela que está tentando se tornar. Enquanto o caminho externo trata da economia, o caminho interno trata da ética. O caminho externo valoriza o sucesso e a vitória; o caminho interno, a substância e o compartilhamento. No caminho interno, conquistamos a felicidade não por sermos admirados pela quantidade de coisas que adquirimos, mas pela qualidade das virtudes que alcançamos. Tornar-se uma pessoa melhor, uma pessoa boa — não para si mesmo ou apenas para si mesmo, *mas com os outros e para os outros* —, é a base do florescimento verdadeiro e genuíno.

Quem atende aos critérios para funcionar e sentir-se bem incorpora cinco atividades simples, mas significativas, nas suas vidas. Essas pessoas se veem como aprendizes ao longo da vida e reservam tempo para interesses sofisticados (digamos, pesquisar "como pousar um avião" no Google e ver para onde isso leva, ou experimentar uma nova receita de coquetel). Priorizam amizades psicologicamente satisfatórias, marcadas pela sintonia, pela reciprocidade, pela colaboração e pelo compromisso. Praticam a aceitação incondicional e direcionam uma "atenção benevolente" para si mesmas e para os outros. Encontram um propósito em satisfazer uma necessidade não atendida da família, da comunidade ou do mundo e descobrem pequenos momentos para brincar livremente, seja aprendendo a decorar o seu *latte*, enlouquecer com uma tábua de frios ou dirigir até a próxima cidade para descobrir um novo antiquário — tudo isso pode efetivamente acalmar a mente e aliviar a nossa preocupação com resultados, prazos e metas. Eu chamo isso de Cinco Vitaminas do Florescimento. Em vez de manter uma rotina rígida, busque incorporá-las na sua semana, mesmo que isso signifique roubar alguns minutos de uma agenda lotada.

Melhor ainda, essas vitaminas diárias podem nos ajudar a trabalhar a fim de equilibrar os caminhos interno e externo.

Por exemplo, você pode aprender algo novo (Vitamina nº 1) para exibir o seu conhecimento, conquistar diplomas avançados e um senso de superioridade, ou se tornar humilde, honesto e vulnerável e abraçar as suas imperfeições.

Você pode se conectar ou socializar com outras pessoas (Vitamina nº 2) para parecer descolado e depois se exibir no Snapchat ou Instagram, ou pode se conectar profunda e significativamente e oferecer cuidado, apoio e paciência aos outros.

Você pode se envolver em práticas espirituais (Vitamina nº 3) para ir para o Céu ou evitar o Inferno, para fazer contatos comerciais ou para preencher o seu currículo, ou pode mergulhar em práticas espirituais e religiosas para se tornar uma pessoa melhor.

Você pode seguir o seu propósito, por exemplo, ajudando outras pessoas (Vitamina nº 4) porque isso o faz parecer altruísta ou melhora o seu currículo. Ou pode ajudar os outros porque isso representa um propósito na vida, uma causa à qual você se dedica de forma abnegada, que o motiva a tornar os outros felizes.

Por último, pode brincar (Vitamina nº 5) para ganhar e marcar pontos, ou pode brincar porque é divertido — dizemos que é intrinsicamente satisfatório — e porque expressa e desenvolve boas qualidades: compartilhar e se importar (bondade). Pode se envolver na brincadeira porque o próprio ato o alegra e o encanta.

AS CINCO VITAMINAS PARA O FLORESCIMENTO

1. Siga a sua curiosidade de aprender algo novo
Para reforçar o seu senso de competência e reescrever a sua narrativa própria por meio do crescimento pessoal.

2. Crie relacionamentos calorosos e confiáveis
Para um sentimento mais profundo de pertencimento, intimidade e ser "verdadeiramente conhecido". Lembre-se, qualidade importa mais do que quantidade.

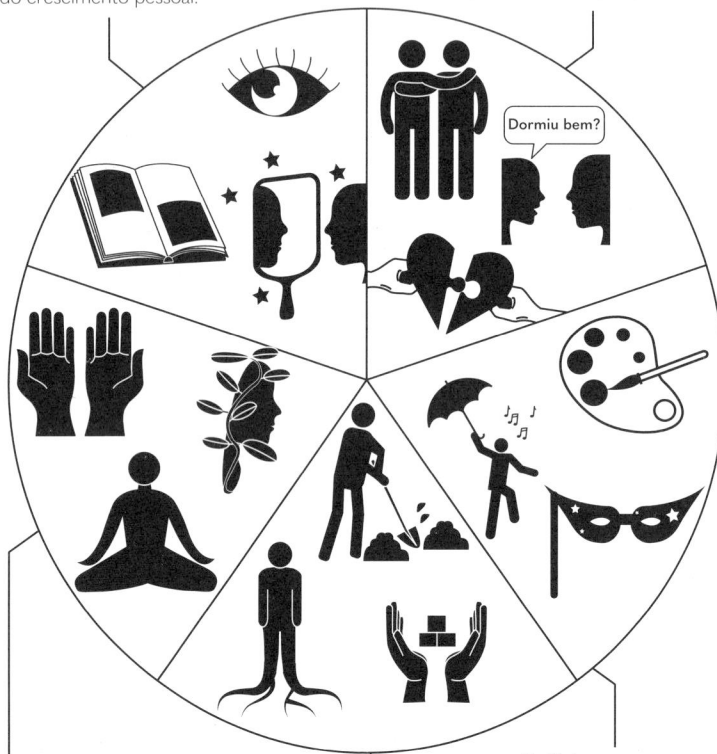

3. Aproxime-se do sagrado, do divino e do infinito (por meio da contemplação, da meditação e de outras práticas espirituais)
Para ficar consciente de sua união com todas as coisas vivas, alcançar a aceitação incondicional e a generosidade consigo mesmo e com os outros e para a apreciação dos mistérios da vida.

4. Tenha e viva o seu propósito
Para encontrar significado pessoal no mundano, calma diante de contratempos e um profundo sentimento de "importar" para a sua comunidade e o mundo.

5. Brinque (arranje tempo para atividades em que você aproveita o processo, não o resultado)
Para redescobrir a alegria, reconectar-se com a imaginação, praticar lazer ativo e romper com a obsessão por conquistas.

A moral da história é que a clareza das suas intenções afeta a pureza dos seus atos. É realmente simples. Uma vida bem pensada se resume a apenas isso: intenções e atos. Pense em viver mais da sua vida verdadeiramente no momento. Em vez de adicionar coisas à sua vida, talvez seja preciso subtraí-las. Daí, quem sabe, o caminho à sua frente fique mais claro.

Florescer é a sua estrela-guia. É o farol para afastá-lo do entorpecimento. As vitaminas florescentes são as cinco atividades que pode praticar todos os dias. Defina a sua intenção cada vez que tomar vitaminas. Você pode encontrar algo mais bonito do que imaginava se tomar o caminho interno.

[PARTE DOIS]

As cinco vitaminas do florescimento

[5]

Aprender: criar histórias de crescimento pessoal

Ethan mudou-se do centro do Brooklyn para a zona rural no interior do estado de Nova York para ficar de quarentena com os pais durante a pandemia, parte de um êxodo mais amplo dos moradores da cidade de Nova York. Havia ficado sozinho no seu apartamento por tempo demais, horas demais, e sentia como se não tivesse visto o sol em meses. Andar por aí durante o dia parecia arriscado demais, então ele perambulava exclusivamente ao anoitecer, quando as ruas estavam mais tranquilas. As longas caminhadas ao pôr do sol ajudavam, mas não o suficiente. Ethan nunca havia se sentido tão sozinho. Seu trabalho numa benevolente empresa de comunicações britânica havia perdido o sentido; todos os demais empregados pareciam ter ido embora, e o trabalho, que ele sempre achou importante e empolgante parecia trivial diante da catástrofe global. Quase todos os seus amigos já haviam fugido da cidade, mas ele resistiu o máximo que pôde. Sempre valorizara — não, sempre cobiçara — a sua independência; mas, naquele momento, ela não parecia valer a pena. Ele colocou roupas para alguns meses dentro de uma bolsa e partiu para o norte.

Ethan era um garoto da cidade da cabeça aos pés. Não tinha carteira de motorista, com certeza não tinha carro. Vasos de planta sempre pareceram envolver um compromisso grande demais para a sua vida de solteiro. À exceção de uma proliferação surpreendentemente intensa de cogumelos no banheiro muito úmido e com propensão a vazamentos no apartamento no centro de Manhattan, Ethan não tinha o menor interesse em plantar nada. Logo após a sua chegada, porém, a mãe dele começou a preparar o jardim para o verão. E, para a sua grande surpresa, o amor que ela nutria por rosas, jacintos, lírios e narcisos começou a passar para ele.

Alguns anos depois, Ethan e a mãe permanecem um tanto obcecados pelo jardim. Agora Ethan é o jardineiro/zelador não oficial, não remunerado, de fim de semana da família — pela última contagem, ele tem 35 diferentes cultivares de lírios plantados ao redor do quintal, sem contar um canteiro de teste de híbridos que acabou de plantar, onde está fazendo experiências.

Aprender algo novo, da sua própria escolha, no seu tempo e pelos próprios motivos é um antídoto surpreendentemente poderoso para o entorpecimento. Associamos a educação à escolaridade formal e muitas vezes consideramos que o capítulo está encerrado quando ingressamos no mundo do trabalho — mas há grande alegria em aprender coisas novas até a velhice. Podemos até encontrar significado na aprendizagem *obrigatória* em qualquer momento se pudermos achar uma conexão entre o conhecimento que estamos adquirindo e as nossas vidas ou os nossos interesses, ainda mais se pudermos olhar para trás e encarar o crescimento pessoal alcançado com um verdadeiro sentimento de orgulho.

Você não precisa se deixar levar por um hábito caro como praticar iatismo ou gastar inúmeras horas (e dinheiro) aprendendo a jogar golfe. Basta pesquisar "lírios" no Google e ver onde a sua curiosidade o leva. O tricô se torna caro somente quando você se apaixona pelo fio escocês. Dá para tricotar durante uma reunião chata do Zoom a qualquer hora do dia ou da noite. É você quem decide quanto tempo, dinheiro e colaboração o seu novo hábito vai exigir. No entanto, tentar algo novo está ao nosso alcance neste exato momento, hoje. Minha única advertência: certifique-se de estar aprendendo e crescendo pelos motivos certos.

Caminho externo: aprender coisas novas para adquirir uma habilidade, para se exibir, para superar outra pessoa.

Caminho interno: aprender algo novo para se tornar uma pessoa diferente, para mudar a sua definição de si mesmo, para alterar o que você pensava que era capaz de fazer.

O sistema do "self"

A habilidade de aprimoração, além do conhecimento de que somos capazes disso, é algo que eu chamaria de autoaperfeiçoamento, um componente central de uma autoimagem positiva — uma das portas de entrada para o florescimento. Ethan descobriu isso assim que voltou para o Brooklyn, quando, em vez de ficar acordado até tarde assistindo aos programas da Netflix, passou as altas horas da madrugada aprendendo como fazer uma delicada roseira sobreviver ao inverno rigoroso no norte do estado de Nova York. Ethan tinha se tornado um jardineiro — se por acaso ou de propósito, ele não tinha certeza. Contudo, ao aprender e crescer por vontade própria, alterou o seu senso de identidade — para melhor.

Penso no "self" ou "eu" como um sistema, como o de aquecimento, de ventilação e de ar-condicionado na sua casa. O sistema de climatização monitora a temperatura ambiente da casa. Ao programar os parâmetros de temperatura, uma parte do sistema coleta informações, outra parte compara esses dados com os parâmetros escolhidos e uma terceira parte reage aquecendo ou resfriando a casa.

Muito parecido com um sistema de climatização, o "eu" ou "self" é um sistema projetado para coletar informações sobre os nossos pontos fortes e fracos, quem somos em variadas situações e com pessoas diferentes, como somos percebidos e quem estamos nos tornando. Depois, tudo isso é comparado com a autonarrativa — ou "parâmetros de temperatura" — que internalizamos.

Como diz o psicólogo e professor Dan McAdams, da Northwestern University, começamos a nos tornar "historiadores de nós mesmos" na adolescência, reconstruindo as nossas experiências passadas em histórias coerentes que nos dão um senso de significado.[1] Essas histórias podem evoluir, é claro, mas elas "muitas vezes assumem uma forma decisiva, e é comum que as pessoas, no futuro, tomem decisões baseadas em suposições narrativas". Um fio da sua identidade narrativa pode ser que você *não vai ser* como a sua mãe; que "tudo acaba funcionando para você" — uma convicção que se torna um mantra na sua vida —; que você está sempre atrasado para os compromissos e nunca consegue organizar a sua vida; ou que você tem uma competência específica: *eu sei alguma coisa sobre as condições de cultivo de flores no clima do nordeste dos Estados Unidos* ou *estou me tornando um especialista amador em lírios*. McAdams escreveu:

> As histórias de vida são recursos psicológicos. Nós as usamos para nos ajudar a tomar decisões e seguir em frente na vida. É ótimo quando essas histórias afirmam

mensagens positivas: quando afirmam esperança no futuro, quando nos dizem que somos boas pessoas, quando nos dizem para celebrar conquistas e triunfos e quando nos ajudam a superar o sofrimento — isso é muito bom. No entanto, a história também tem que ser fiel à experiência vivida. E então, se você estiver passando por coisas realmente terríveis na vida neste momento, recorrer a alguma reconstrução alegre que exale uma espécie de otimismo não funcionará de imediato. Não é verdade para quem você é. Você está se enganando nesse tipo de situação.

Embora eventos difíceis da vida possam moldar as nossas autonarrativas de maneira pouco saudáveis, estamos programados a querer duas coisas delas. A primeira é a consistência pessoal. Pesquisas demonstram que, quando somos apresentados a feedbacks inconsistentes com o conceito que temos de nós mesmos, corremos para fornecer evidências para restaurá-lo. Se nos consideramos honestos e somos suspeitos de mentir, ficamos altamente motivados a encontrar ou criar oportunidades para demonstrar honestidade, para provar — para nós mesmos e para os outros — que o nosso senso de identidade está intacto.

Também temos uma profunda necessidade psicológica de uma visão favorável ou positiva de nós mesmos (autoaperfeiçoamento), levando-nos a buscar informações desejáveis, positivas ou lisonjeiras sobre nós. Estudos descobriram inúmeras maneiras pelas quais as pessoas tentam criar e manter uma autoimagem positiva, desde assumir o crédito pelos sucessos (próprios ou dos outros) e atribui-los à habilidade, e não à sorte, a dar desculpas pelos fracassos, atribuindo-os ao azar, e não à habilidade. Em última instância, a maioria das pessoas quer se perceber como acima da média, e é o que elas fazem, um fenômeno conhecido como *superioridade ilusória*,[2] embora seja muito mais prevalente na América do Norte do que em outras partes do mundo. Na verdade, estudos constataram que a maioria dos norte-americanos se classifica como acima da média em vários aspectos, seja na criatividade, inteligência, confiabilidade, capacidade atlética, honestidade, simpatia ou habilidade como motorista.[3]

Que tipo de informação estamos coletando com essas histórias e o que fazemos com isso? Há comparação social, que é exatamente o que parece ser: julgar como nós nos encontramos em relação aos outros. Muitas vezes experimentamos diferentes autonarrativas no contexto das nossas interações com amigos, pais, professores e colegas de trabalho. Também comparamos versões de nós mesmos ao longo do tempo (autocomparações temporais) usando uma abordagem "de volta para o futuro" para voltar meses ou anos no passado a fim de pensar sobre facetas de nós mesmos e como elas melhoraram ou se minimizaram com o tempo. Depois de viajarmos de volta no tempo por intermédio da memória reconstrutiva, comparamos essa versão do "eu" com o nosso "eu" no presente.

Como o controle de climatização doméstico, o sistema do "self" também tem reatores que acionam o aquecimento e o resfriamento. Nesse caso, os pesquisadores costumam se referir ao sistema emocional como a calefação e o sistema de cognição, ou pensamento, como a refrigeração. Diferentemente do sistema de climatização doméstico, o "self" é capaz de ativar os dois ao mesmo tempo com toda a intensidade.

Quando uma informação ou uma experiência pode ser julgada como uniformemente boa ou uniformemente ruim, os sentimentos e pensamentos de um indivíduo sobre essa experiência são consistentes. Quando o feedback e as informações sobre si mesmo são uma mistura de bom e mau — o que, vamos admitir, acontece com frequência —, os sentimentos e pensamentos podem ser incongruentes. Você pode sentir de um jeito e pensar de outro.

Imagine estar estudando há meses para uma prova importante, aquela que você tem certeza de que será determinante para ter uma chance na carreira com que sempre sonhou. Um dia, pouco antes do exame, um velho amigo o surpreende ao passar pela cidade para assistir ao show da banda que vocês dois adoravam e que vai tocar num estádio nas cercanias. Ele tem um ingresso de sobra e convence você a largar tudo pela oportunidade de ver uma apresentação da sua banda favorita. É o último show de uma turnê em que todos os ingressos foram vendidos. Você vai. É uma experiência que ficará eternamente na sua memória. Claro, a sensação do momento é ótima — até mesmo sensacional —; mas, quando acorda na manhã seguinte, se sente exausto, com um pouco de ressaca e consumido por pensamentos negativos.

Você pode achar que merece uma recompensa ocasional, mas também se sente culpado por fazer uma pausa tão longa e fica decepcionado consigo mesmo por ter tomado algumas cervejas e não estar nas melhores condições para estudar. E se você for reprovado no exame só porque achou que merecia uma noite de folga, mesmo que tenha sido uma oportunidade única de compartilhar um momento inesquecível com um grande amigo?

Você sabe que é possível se sentir mal e ter pensamentos positivos ao mesmo tempo; da mesma forma, pode ter pensamentos negativos enquanto tem sentimentos positivos. Talvez devesse ter estudado mais, mas talvez — apenas talvez — esse outro momento de aprendizagem valha mais a longo prazo.

O paradoxo da aprendizagem

Todos os dias, estudantes do mundo inteiro vão à escola para adquirir novos conhecimentos (espero!). Se aprender algo novo fosse bom por si só, nossos jovens deveriam ser a população mais feliz e florescente do mundo. No entanto, esse não é o caso. A maior ocorrência de entorpecimento na vida acontece quando os jovens estão concluindo o ensino médio, cursando a faculdade e iniciando a vida adulta, um período de muito aprendizado, quando começam suas carreiras.

Para contribuir para o bem-estar psicológico, a aprendizagem deve ser uma decisão autônoma de compreender algo que é pessoalmente significativo ou relevante. Os adultos estão sempre sendo expostos a novos desafios, como formar uma família, manter-se saudável, administrar as finanças e até progredir na carreira, o que pode exigir o desenvolvimento de expertise em determinado domínio e o aprendizado de novas habilidades.

A sabedoria acumulada à medida que envelhecemos nunca para de crescer. Durante a nossa vida, ela apenas passa por altos e baixos. Não é porque você nunca cursou Direito que deixou de aprender depois do ensino médio ou da formatura da faculdade. Dê a si mesmo o crédito que lhe é devido! Aprender é uma escolha, e você pode continuar escolhendo aprender. É importante, no entanto, atribuir valor ao conhecimento acumulado para que ele contribua para uma autoimagem positiva. Esse crescimento do conhecimento e da melhoria na sua autoimagem pode ser encontrado em lugares surpreendentes de todos os tipos quando menos se espera.

A cara da coragem

Uma adorável conhecida minha começou a tocar violino no ano passado. Sheila, que acabou de completar 55 anos, estava cada vez mais consciente de que o filho caçula estava prestes a ir para a faculdade, deixando-a com o ninho vazio. Seu marido ainda trabalha muitas horas e, como os parentes mais próximos moram no exterior, ele precisa viajar bastante para cumprir obrigações profissionais e familiares. Nos últimos anos, Sheila enfrentou uma longa luta contra uma doença autoimune bastante difícil, e a falta de controle sobre essa situação a deixou com sentimentos de frustração e esgotamento. Atualmente, ela está saudável e leva uma vida plena e ocupada, e sempre gostou de estar profundamente envolvida com os filhos e com a comunidade.

Persistia dentro dela, porém, uma sensação de vazio. Seria a lembrança da doença ainda pairando? Ela estava pressentindo uma mudança quando o último filho saísse de casa? Não importava o motivo. Ela não gostava daquilo. Decidiu que queria fazer algo por si mesma pela primeira vez em muito tempo. Seus filhos haviam abandonado tantas das suas atividades de infância anos antes, que havia um armário cheio de lindos instrumentos musicais juntando poeira no quarto de hóspedes. Seria possível... Ela poderia...? Sheila decidiu que sim. Aprenderia a tocar violino.

Já se passou mais de um ano desde que ela começou, e todas as dificuldades de "ensinar novos truques a um cachorro velho" são verdadeiras — e ela ri quando diz isso. Aprender algo novo na idade adulta é difícil! Ela me disse que estava prestes a fazer o seu primeiro grande recital. A maioria dos outros músicos está na adolescência. Não raro, um dos pais dos meninos do seu grupo diz que admira a sua "coragem" — eles se assombram com a sua disposição de continuar, de se envergonhar mesmo que um pouco, de aparecer semana após semana para experimentar algo novo.

"Você fica com raiva quando a chamam de corajosa?", pergunto a ela.

Ela ri. "Não, eu sou corajosa!"

Sheila me conta que há muito luta contra o sentimento de marginalização como mulher negra numa cidade pequena e remota. Ela queria sentir que a sua presença era importante, que a sua opinião contava, que tinha uma identidade além daquela de esposa, mãe e integrante da associação de pais e mestres. Quando desistiu da carreira anos atrás para criar três filhos, Sheila não pretendia desistir de ter uma voz própria.

O violino devolveu-lhe a voz, diz ela. Fez com que se sentisse mais jovem, mais vibrante, mais independente, de alguma forma menos à mercê do mundo e mais no controle da própria vida, tudo de uma vez. Está aprendendo e crescendo, e a ideia de que ainda pode fazer algo assim a emociona toda vez que ela pega no arco.

Plano de ação: faça a si mesmo as seguintes perguntas e ouça as respostas com toda a atenção. Em seguida, faça algumas alterações.

- Se eu não tivesse que trabalhar, como poderia passar o meu dia, a minha semana?
- Quem são as pessoas na minha vida que eu gostaria de imitar e por quê?
- Como posso procurar mais pessoas que admiro?
- Quem são as pessoas na minha vida que mais me desafiam e por quê?
- Como posso procurar mais pessoas que me desafiem?
- Quais são as possibilidades e os desdobramentos futuros que mais me assustam e por quê?
- Como posso fazer mudanças na minha vida sem sentir culpa ou remorso?
- Como posso procurar desafios, em vez de fugir deles?
- Como posso aprender com o passado sem ficar pensando nele?
- Como posso encontrar maneiras de me valorizar mais ou de forma diferente do que no passado?

Aprender a ensinar e ensinar a aprender

Depois de muitos anos como professor, sento-me na primeira fila todos os dias para examinar como é a aprendizagem. Meus alunos, é claro, vêm para a minha aula para aprender, e ainda estou aprendendo como ser um professor melhor aula a aula, semestre a semestre, ano a ano.

Uma coisa que percebi é que a condição de estudante universitário mudou drasticamente nos anos desde que cheguei à faculdade. Como primeira geração de universitários da família, eu sabia que obter o diploma seria o meu primeiro e mais importante sucesso. A pressão para me sair bem nos estudos partia de mim, e não dos adultos na minha vida. As decisões sobre a minha especialização e os cursos foram inteiramente minhas; nunca consultei os adultos nem outros estudantes sobre assuntos desse tipo.

Talvez eu fosse mesmo uma espécie de anomalia naquela época; mas, nos dias de hoje, não tenho dúvidas de que seria. Muitos estudantes sentem que terão fracassado se não conseguirem obter os títulos que dariam orgulho aos seus pais, mesmo que tenham se formado com sucesso na faculdade. Mesmo que tenham um bom desempenho no que se refere a médias, caso escolham uma área de especialização que não reflita um desempenho tão bom ou melhor que o dos seus pais, eles sentem que os pais ficarão decepcionados.

O sonho norte-americano de mobilidade intergeracional — ter mais sucesso no trabalho e renda superior à dos pais — tornou-se uma espécie de pesadelo. Esse impulso para o sucesso causou um estresse quase insuportável para muitos dos meus alunos. Na minha opinião, também diminui a beleza de aprender para saciar a curiosidade, expandir os horizontes, cultivar novas paixões. A aprendizagem, no sistema educacional moderno e em algumas das melhores universidades do mundo, teria perdido a capacidade de nos ajudar a florescer?

Meus alunos ficam tão estressados quando tiram uma nota inferior a oito que eu, professor da disciplina de Sociologia da Felicidade, tive que encontrar muitas maneiras de proporcionar-lhes um trabalho significativo no qual sentissem que poderiam ter sucesso à sua maneira — e à do restante das pessoas. Nessas circunstâncias, como pode ser divertido e significativo aprender — e ensinar — coisas novas?

Eu sabia que precisava mudar alguma coisa nessa interação professor-aluno para promover um pouco mais de prazer e paixão para mim e para os meus alunos, mas por muito tempo eu não tinha certeza do que fazer. Finalmente percebi qual era o problema: eu mesmo tinha esquecido como aprender! Como resultado, perdi um pouco da alegria que o ensino me proporcionava no passado. Seria possível que a minha aula sobre felicidade estivesse ajudando principalmente a tornar os meus alunos estressados e esforçados um pouco *mais infelizes*?

Eu precisava mudar a forma como ensinava. Tive que descobrir como tornar o meu material o mais imediatamente relevante possível para a vida dos alunos. Então passei a reformular cada curso por completo. A partir daí, abordei cada tópico considerando como os meus alunos — os jovens adultos sentados à minha frente — poderiam usar o material nas suas vidas atuais ou num futuro não muito distante. Reduzi a quantidade de leituras para um máximo de dois artigos por semana. Com frequência, os artigos que líamos vinham de revistas de grande circulação como *Scientific American*, *The Economist*, *Vanity Fair* e *Rolling Stone*.

Comecei a mostrar vídeos do YouTube e selecionei TED Talks — mas, mesmo com essas informações naturalmente divertidas, examinei com cuidado cada vídeo para garantir que oferecesse apelo inspirador e emocional. Logo, em todos os semestres havia momentos em cada aula em que o material e a discussão traziam lágrimas aos olhos dos alunos. Foram momentos de emoção muito tocantes sobre todos os tipos de assuntos que cobrimos: ter uma morte significativa em cuidados paliativos, sentir ansiedade por não corresponder às expectativas dos pais, não amar a si mesmo, os momentos em que você pensa que não aguenta mais a vida.

Meus alunos ouviam essas lições, é claro, e tomavam notas — eles ainda eram estudantes esforçados —, mas também *vivenciavam* esses momentos nas próprias vidas. Estavam preocupados com a decepção que poderiam causar aos pais, estavam de luto pela perda dos avós, sofriam o doloroso medo de nunca encontrar o amor. Mesmo o ato simples, mas profundamente importante, de escrever e compartilhar uma carta de agradecimento poderia paralisar a aula.

Eu tinha enfim descoberto como aplicar as minhas lições às vidas dos estudantes, não apenas às das pessoas no livro didático. Meus alunos estavam sentindo alguma coisa! Da mesma forma, foi emocionante perceber que tornar o aprendizado relevante para eles tornava o ensino relevante para mim. Eu me sentia chocado e satisfeito quando as minhas aulas, sem brincadeira, lotavam cinco minutos após as inscrições serem abertas. Os alunos tinham que esperar até o último ano para poderem entrar na minha sala, pois os veteranos sempre tinham prioridade nos cursos. Meus alunos regularmente escreviam resenhas e comentários afirmando que no meu curso haviam aprendido conteúdos que podiam aplicar nas próprias vidas.

As alterações que fiz na maneira como eu ensinava me mudaram para melhor, com certeza. Contudo, também tive a impressão de que poderia — ouso dizer — transformar a vida de alguns dos meus alunos. Pelo menos era o que eles relatavam semanas, meses e até anos depois de concluírem o curso. Para muitos, minha nova abordagem de ensino dava a eles a oportunidade de pensar como eram afetados pelas escolhas que faziam todos os dias.

Eu tinha parado de ensinar como se eles precisassem aprender sobre a minha disciplina e começara a ensinar como se precisassem aprender algo sobre *si mesmos*.

A autotransformação é a única mudança

Quando eu estava trabalhando com uma terapeuta cognitivo-comportamental, ela me disse, com sinceridade, que esperava ajudar com, no máximo, 20% de qualquer melhoria que eu experimentasse. Os 80% restantes dependeriam só de mim. Ela me disse que era capaz de indicar o caminho, mas que não seria capaz de fazer o trabalho por mim. Para promover mudanças internas e impedir que pensamentos negativos arruinassem a minha vida, eu mesmo tive que fazer a lição de casa. Precisei praticar, praticar, praticar até conseguir cortar os pensamentos automáticos negativos e substituí-los por pensamentos mais positivos e realistas.

Quando me via atingido por gatilhos por conta de situações ou pessoas inesperadas ou indesejáveis, tinha uma maneira melhor de superar pensamentos negativos. No entanto, também tive que aprender a aceitar algumas realidades desagradáveis no processo. Às vezes, num momento de dificuldade, era obrigado a admitir que experiências difíceis do meu passado haviam acentuado as minhas emoções, e não a pessoa diante de mim, com quem eu estava furioso. Tive que aceitar o fato de que nunca serei capaz de controlar como os outros se comportam, mas eu — e somente eu — posso escolher a maneira como reajo desde o significado que atribuo a um evento ou interação perturbadores até os limites que desejo ou não definir.

Não pretendo desmerecer em nada o sofrimento real e profundo que muitos suportam. As pessoas ao nosso redor — talvez até mesmo você — viveram injustiças e dor no passado e no presente. Entretanto, vários dos nossos problemas, das nossas respostas às dificuldades, estão enraizados em nós como formas habituais de pensar, sentir e se comportar. Eles existem dentro de nós; portanto, somos os únicos capazes de acessá-los e, quem sabe, mudá-los.

Também tive que aceitar outra lição importante aprendida com um professor zen-budista que disse: "Corey, o que quer que esteja acontecendo com você a qualquer momento é a melhor coisa possível que poderia estar acontecendo com você." A princípio, pensei: "Espere aí, isso é legal quando as coisas estão indo bem e eu estou conseguindo o que quero. Mas como pode ser verdade quando as coisas estão terríveis na minha vida? Como aplicar essa lição às pessoas que sofreram abuso, negligência, trauma, morte? Como seriam as melhores coisas que poderiam acontecer comigo? Que besteira."

Contudo, ele suavizou as palavras para me ajudar a entender o seu ponto de vista. A filosofia budista diz que devemos examinar qualquer coisa que estiver acontecendo conosco com completa consciência e tentar aceitá-la — e a nossa reação — sem fazer juízo. Essa consciência vai aos poucos se transformar na compreensão de que estamos unidos pelo sofrimento ao restante do mundo vivente.

Como expus na Parte 1 deste livro, construir tolerância às emoções negativas nos dá maior autonomia sobre o modo como escolhemos responder. Ainda não estou convencido de que pessoas que sofrem traumas muito reais estejam passando pelo "melhor" que poderia acontecer a elas, mas concordo com a ideia de que ter total consciência da nossa dor muito real é um objetivo a ser alcançado. Talvez seja mais correto dizer: "O que está acontecendo a você num determinado momento é a *única* coisa possível de acontecer com você." Depois que aconteceu, já aconteceu.

No seu livro *Quando tudo se desfaz: Orientação para tempos difíceis*, Pema Chödrön, uma monja budista, escreveu que podemos "entrar em território desconhecido e relaxar com o descabido da nossa situação [...] dissolvendo a tensão dualista entre nós e eles, isto e aquilo, bom e ruim, acolhendo o que geralmente evitamos".[4]

O professor de Chödrön chamava esse comportamento de "recostar-se nas pontas afiadas". Meu amigo zen-budista claramente concordava com isso. Ele me disse que quando ocorre um desastre, quando tudo dá errado, quando precisamos engolir o orgulho, é preciso aprender com as experiências negativas e trágicas da vida, em vez de fugir delas. Tenho que assumir a atitude de que essa é a única coisa que tenho no momento, por mais que eu queira que acabe. Preciso enfrentar e fazer melhores escolhas. No início, pratiquei escolher respostas que não piorassem as coisas. Com mais prática, consegui escolher agir de maneira que melhorava a mim e às situações, mesmo quando os meus sentimentos negativos se esforçavam ao máximo para me levar na direção oposta.

Entretanto, por mais que eu acreditasse nos méritos de tal convicção, de precisar trabalhar com a dor e na dor, em vez de evitá-la, eu precisava de exemplos de pessoas virtuosas capazes de fazer algo tão impossível. Eu queria mentores, de preferência, ou pelo menos pessoas que eu pudesse admirar e que me inspirassem a seguir na mesma direção.

Comparação *versus* admiração

Todos nós temos pessoas a quem realmente admiramos porque passaram por muita coisa, mas permaneceram boas, talvez até tenham se tornado melhores com o tempo. Admirar alguém é saber que as suas boas qualidades são genuínas e que merecem os elogios e as recompensas que recebem dos outros, do seu local de trabalho, da sua família e das suas comunidades. O que acontece, porém, quando começamos a nos comparar com essas pessoas, em vez de simplesmente admirá-las?

O que impede muitos de nós de promover melhorias em nós mesmos é o tipo de desânimo que resulta da comparação social. Não são apenas as selfies glamourosas postadas no Instagram — o LinkedIn está cheio de postagens de pessoas em conferências importantes, dando palestras, recebendo diplomas. O TikTok é feito de gente que se esforça para ter visibilidade e reconhecimento — pelas suas habilidades de dança, pelos seus bichinhos de estimação fofos, pelos seus talentos culinários e muitas coisas piores. Famílias e amigos costumavam ser os únicos beneficiários da alegria nos momentos importantes das nossas vidas. Agora fazemos postagens sobre eles, jogamos essas informações num mundo vasto e indiferente, como confete no ar, sem controle sobre onde vão cair.

A comparação pode nos aprisionar a sentimentos negativos. Inferioridade ou exaustão — como vamos encontrar tempo ou dinheiro para fazer uma aula de culinária avançada? Raiva — pensar secretamente que o nosso colega não merece a promoção e os elogios do chefe. Inveja — considerando o sucesso como um jogo de soma zero, uma cultura capitalista hipercompetitiva nos lembra de que a boa sorte de alguém está inevitavelmente pavimentando o caminho do nosso próprio fracasso. Sócrates acreditava que a inveja era a úlcera da alma. Pensamentos recorrentes sobre como não estamos acompanhando o ritmo, como não somos suficientemente bons nem nunca seremos paralisam o crescimento pessoal.

A admiração funciona por uma lógica completamente diferente. Ela volta a nossa atenção para dentro porque aqueles a quem admiramos nos inspiram a melhorar. A maior admiração pelos outros está associada a dois elementos do florescimento que nos levam a desabrochar: um maior senso de propósito na vida e um maior nível de crescimento pessoal.

Pesquisadores descobriram que a inveja está negativamente correlacionada com todos os tipos de medidas de bem-estar. Aqueles com menos inveja têm relacionamentos melhores, mais propósito e mais senso de crescimento pessoal;[5] mais ainda, pessoas com menos inveja aceitam muito mais a si mesmas (autoaceitação), assumem mais responsabilidades e são capazes de administrar as suas vidas (maestria ambiental), além de serem bem mais confiantes ao pensar e expressar as suas ideias e suas opiniões (autonomia). Quando reduzimos o volume da inveja e aumentamos o volume da admiração, nosso crescimento pessoal acelera.[6]

O processo de autotransformação

Para a maioria de nós, afastar-se do entorpecimento exigirá um foco maior num funcionamento melhor na vida, em promover mudanças, sobretudo aquelas que nos levam a sentir que melhoramos quem somos e a maneira como funcionamos.[7] Tendemos a pensar que, se nos engajarmos no projeto de autoaperfeiçoamento, os resultados dessa mudança, as melhorias que vemos em nós mesmos serão gratificantes por si sós.

Bem, talvez não sejam. Há alguns anos, comecei a medir o quanto as pessoas apreciam o autoaperfeiçoamento. Fiquei surpreso ao descobrir que, quando é oferecida a elas a escolha entre permanecerem iguais ou promoverem mudanças, a maioria dos entrevistados opta por permanecer igual independentemente da opinião sobre o seu próprio funcionamento na época. É por isso que tantos não conseguem escapar da atração gravitacional

Uma nota sobre o papel da força de vontade e do privilégio no processo de mudança pessoal

Todos nós temos recursos mentais e emocionais limitados, e, às vezes, não sobra energia suficiente para criar as mudanças que queremos. Se você está enfrentando uma doença mental, barreiras funcionais ou opressão sistêmica, talvez não seja realmente tão simples "fazer um esforço".

Como escreveu o terapeuta K.C. Davis em *Como arrumar a casa quando a vida está caótica*:

> Muitos gurus da autoajuda atribuem excessivamente o seu sucesso ao próprio trabalho árduo sem qualquer consideração pela condição física, mental ou pelos privilégios econômicos que detêm. Você pode ver isso quando uma influenciadora fitness de 20 anos diz para uma mãe solteira com três filhos: "Todos nós temos as mesmas 24 horas!" A influenciadora só precisou adicionar esforço para ver mudanças drásticas na sua saúde e presume que isso é tudo

de antigos padrões de pensamento e comportamento.[8] Outros rompem o ciclo apenas para se pegarem voltando ao ponto de partida, em algum momento, antes mesmo de perceberem que tiveram uma recaída.

Ainda mais estranho foi que a nossa pesquisa descobriu que, em comparação com a permanecer igual, fazer *mais* melhorias como cônjuge, funcionário ou pai criava *mais* emoções negativas. Além disso, fazer mais melhorias resultava em menos emoções positivas do que permanecer igual. Ao mesmo tempo, as pessoas que se viam fazendo mais progressos relatavam níveis mais elevados de crescimento pessoal do que aquelas que permaneciam as que falta para os outros. A mãe solteira com três filhos, no entanto, está experimentando demandas e limitações muito diferentes na sua rotina. Para ela, não é preciso apenas o esforço, mas também quem cuide das crianças, dinheiro para aulas de ginástica e tempo e energia extras no final do dia, depois de trabalhar 9 horas e passar mais 5 cuidando dos filhos e limpando a casa.[9]

Davis acrescentou que "pessoas diferentes enfrentam dificuldades diferentes — e o privilégio não é a única diferença". Um "jeitinho" que funciona brilhantemente para alguém numa parte do espectro da neurodiversidade talvez só consiga frustrar alguém cujo cérebro funciona de outra maneira. Nossos pontos fortes, nossos interesses e nossas personalidades individuais fazem com que o crescimento pessoal não seja um processo idêntico para todos. Sejamos honestos: muitos de nós provavelmente se sentem ocupados demais para fazer mudanças reais na vida. Pelo amor de Deus, na maioria das vezes mal conseguimos sobreviver aos nossos dias como são, muito menos acrescentar tarefas à nossa lista de afazeres — das 18 às 21 horas: trabalhar no aprimoramento pessoal. Já basta, não é?

mesmas. Fazer melhorias pode não ser confortável, mas significa que você consegue *enxergar* que está se tornando alguém melhor.

Por que a mudança positiva seria tão desconfortável? Esses resultados significam que não devemos tentar nos aprimorar? Aspirar a ser um melhor parceiro, amigo, pai e trabalhador só produziria negatividade?

A pesquisa sobre a melhoria percebida sugere uma resposta: somos contidos pelo nosso desejo de autoconsistência. Muitos daqueles que fazem progressos vão apenas até certo ponto, quase nunca tão longe quanto desejavam ou quanto seria necessário. Contudo, você pode imaginar-se como uma pessoa melhor no

Aprender: criar histórias de crescimento pessoal

Então, ao estabelecer objetivos para o crescimento pessoal e decidir como alcançá-lo, lembre-se de que não há problema em seguir no seu próprio ritmo.

Todos os dias você pode experimentar fazer algo diferente do dia anterior. Talvez funcione, talvez não. Ninguém vai julgar os seus minúsculos sucessos e os seus minúsculos recuos, a não ser você mesmo. Lembre-se apenas de que no dia seguinte você terá uma oportunidade novinha em folha para tentar outra vez — e que pode recorrer ao que parece mais fácil e mais motivador *para você*.

Experimente objetivos pequenos, como ler um livro sobre um tema que o interessa todos os meses. Talvez enquanto tenta alcançar essa meta, seja preciso ajustar a abordagem de forma que ela atenda melhor às suas necessidades, ao seu temperamento e à sua personalidade. Talvez tentar ler durante trinta minutos antes de ir para a cama ao lado de um candeeiro não esteja funcionando. E se, em vez de ler, você ouvir o mesmo livro com os fones de ouvido enquanto estiver por aí fazendo as suas tarefas diárias?

futuro. Você também pode dizer a si mesmo que o caminho à sua frente para o progresso é uma necessidade absoluta. Em alguns casos, é uma questão de vida ou morte.

Qualquer um que tentar se tornar alguém melhor, mudar e superar o entorpecimento para chegar ao florescimento será tentado a superar as dores e as dificuldades do crescimento mais depressa do que seria desejável ou útil. Não gostamos da dor e somos motivados a remediá-la, a escapar dela, a vencê-la o mais rápido possível. Com frequência, porém, descobrimos que somos capazes de bem mais do que imaginávamos.

Fatores de estresse e desafios

De fato, parece que os humanos podem se afastar das coisas que desejam — como florescer — se não forem desafiados. Nós, sociólogos, temos uma palavra bastante antisséptica para esses desafios: *estressores*. O estresse é uma reação fisiológica do nosso corpo que comanda os recursos para lidar com o perigo ou a adversidade, sejam eles percebidos ou reais. Um estressor é uma adversidade real, pois é externa a você. É um evento ou uma situação que representa uma mudança na sua vida ou nas suas circunstâncias e que exige que você se ajuste.

Há um termo nas pesquisas sobre estresse e envelhecimento que é relevante aqui: "dificuldades gerenciáveis". Quando os estressores aparecem "na quantidade exata", acreditamos que as mudanças e os desafios podem ser enfrentados ou superados mesmo que excedam a nossa capacidade de enfrentamento, desde que pareçam administráveis. Temos que *sentir* que as coisas estão ao nosso alcance, mesmo que não estejam. Desafios que excedem, mas não sobrecarregam, nossa capacidade de aprender e enfrentar nos fazem sentir que podem ser suportados ou superados.[10] Um amigo meu os chama de "tarefas de alongamento" — os desafios que são realizáveis, mas não necessariamente fáceis, que você enfrenta ou transfere para aqueles ao seu redor. Para ele, é assim que acontece um bom crescimento.

Casar-se é, para a maioria das pessoas, um acontecimento positivo, ansiosamente aguardado — mas, quando acontece, é um estressor. Existe uma festa para organizar, por exemplo. Em seguida, é preciso enfrentar que se está *realmente casado*, uma verdadeira mudança na vida que exige ajustes dos dois noivos. Como já abordei, muitas mudanças positivas exigem que façamos adaptações nas nossas vidas e podem causar reações de estresse dentro de nós.

Aprender: criar histórias de crescimento pessoal

Organizar uma grande festa de casamento, celebrar o matrimônio — um evento inegavelmente positivo que gera estresse —, é uma coisa, mas o que acontece quando um evento cria um nível de adversidade menos positivo, mas ainda administrável, tal como a reprovação num curso, a mudança para uma nova cidade ou a perda de uma licitação para um novo projeto no trabalho? Todas essas ocorrências ligeiramente negativas, mas que com certeza podem ser superadas, têm o potencial de conduzir ao crescimento pessoal, se você permitir. Em vez de focar o passado recente muito negativo, experimente concentrar-se no potencial de crescimento do outro lado do desafio. Isso remonta ao ensinamento budista já mencionado: que a luta contra uma corrente é difícil, até perigosa, mas nadar seguindo o fluxo do rio às vezes conduz a águas mais calmas.

Os tipos mais prejudiciais de estressores são negativos ou inesperados. Quanto mais prolongados ou crônicos forem, piores os danos que podem causar. O próximo estudo que discuto se concentrou nesses estressores inesperados e indesejáveis e investigou se tal estresse tinha consequências uniformemente negativas.

O estudo perguntou às pessoas se elas ou um ente querido haviam enfrentado um grave estressor nas suas vidas, definido como doença ou lesão, várias formas de violência (por exemplo, estupro, agressão física ou verbal), morte e luto, eventos econômicos ou psicossociais (por exemplo, perda de emprego, viver em áreas perigosas), estresse no relacionamento (por exemplo, divórcio) e desastre (por exemplo, grande incêndio, inundação, terremoto ou outro grande desastre). Os pesquisadores então fizeram uma contagem do total de adversidades ao longo da vida que cada participante do estudo acumulava até aquele ponto. Em seguida, mediram a satisfação dos participantes com a vida, que é um componente do bem-estar emocional usado para medir o florescimento.

O estudo descobriu que a satisfação com a vida era *mais alta* entre os participantes que experimentaram um pouco mais ou um pouco menos do número médio de estressores totais ao longo da vida. Em comparação, os participantes que tiveram níveis mais altos de estressores ao longo da vida ou, por estranho que pareça, mais baixos — aqueles que não sofreram nenhuma adversidade ou bem poucas — estavam *menos* satisfeitos com as suas vidas.

Em outras palavras, o estudo demonstra que existe uma relação — no estilo da história de Cachinhos Dourados — entre a adversidade e a satisfação com a vida. Adversidade demais ou de menos leva a uma satisfação menor com a vida. A "quantidade exata" leva as pessoas a terem os níveis mais elevados de satisfação com a vida.

O estudo também mediu o sofrimento global dos participantes numa escala em que pontuações mais altas indicavam que o indivíduo estava mais sujeito a dores somáticas, sintomas semelhantes aos da depressão e sintomas semelhantes aos da ansiedade. Uma maior pontuação de sofrimento não indicava que o indivíduo sofria de depressão clínica ou ansiedade, apenas tinha mais sintomas como tristeza e medo. Participantes com pontuações baixas ou nulas em adversidades ao longo da vida e aqueles com pontuações muito altas tinham níveis bem mais elevados de sofrimento mental do que aqueles com uma quantidade moderada de adversidades ao longo da vida.

Deus sabe que não vou ser poético nem romantizar as adversidades que acumulamos vida afora. Ninguém ganha nada com sofrimento em excesso. Afinal de contas, os estudos indicam que níveis altos de adversidade criam um desgaste acumulativo nos sistemas de órgãos internos do corpo que acaba resultando em doenças e morte prematura. Lembre-se, porém, de que as adversidades que danificam o corpo *não precisam* causar danos equivalentes nos nossos sistemas psicológicos e emocionais.[11]

Aprender: criar histórias de crescimento pessoal

Experimentar, suportar ou superar adversidades significa que as pessoas não precisam mais lutar contra o medo do desconhecido. *Já passei por isso antes.* Tememos o que não conhecemos — e, quando a adversidade chega nas nossas vidas, aprendemos mais sobre nós mesmos e as nossas vidas. Aprendemos sobre a nossa própria força e capacidade de resistência, e aprendemos sobre as pessoas e coisas com as quais podemos contar.

O sofrimento é o caminho para o sucesso

Sem experiência com adversidades, os primeiros contratempos na vida podem ser avassaladores. Com a experiência, novas adversidades tendem a parecer mais administráveis. Nossa mentalidade em relação à adversidade é importante, assim como a nossa mentalidade sobre o que as experiências de estresse podem fazer conosco se as encontrarmos ou quando as encontrarmos.

Há muitos anos, tive uma aluna maravilhosa, Nicole. Ela vinha tentando se matricular na minha turma durante a maior parte da graduação, e, finalmente, quando estava no último ano, consegui tirá-la da lista de espera. Ao nos encontrarmos recentemente, Nicole me lembrou de que, antes de nos conhecermos, quando estava no segundo ano, ela ficou muito doente. Meningite, encefalite... Nicole ficou realmente em péssimas condições. Ela começou a se recuperar, mas foi um processo lento. Anteriormente, sua paixão era a dança, e ela ansiava por se dedicar à arte durante a carreira universitária, talvez até depois. No entanto, os médicos informaram-lhe que a dança não seria mais uma opção — seu corpo, do ponto de vista físico, simplesmente não seria capaz de dançar. Era preciso bastante repouso para permitir uma convalescença adequada. Ela ficou arrasada.

Nicole estava perdida. Tudo que achava que conhecia e amava parecia ter desaparecido de um instante para o outro. Não sabia o que fazer, para onde dirigir a sua atenção, a sua energia, a sua paixão deslocada. Não muito longe do seu dormitório em Emory, havia uma biblioteca jurídica que começou a frequentar, sobretudo porque era um lugar calmo e tranquilo. Certa noite, ao se sentar para estudar, notou uma placa anunciando uma reunião do projeto Feminismo e Teoria Jurídica. Curiosa e com um pouco de tempo extra disponível pela primeira vez, Nicole pesquisou e ficou intrigada com o que leu. Entrou em contato com a professora que estava conduzindo o projeto e perguntou se poderia participar de algum modo.

Esse encontro casual deu início a um relacionamento informal de mentoria que seria vital para Nicole naquele momento crítico da sua vida. Se a dança tinha deixado de ser uma opção, será que as leis poderiam ser? A faculdade de Direito de repente parecia um caminho que valia a pena seguir. Independentemente de ter percebido aquilo no momento, Nicole foi obrigada a abandonar as expectativas preconcebidas de como a sua vida deveria se desenrolar. Se tivesse ficado entorpecida por meses, até anos, chafurdando na decepção pela sua incapacidade de seguir com a dança, imagine o que poderia ter perdido. A nova paixão jamais teria sido desencadeada.

Daquele momento em diante, Nicole nunca mais perdeu o brilho. Depois de se formar, foi estudar Direito em Duke, mudou-se para a cidade de Nova York para trabalhar num grande escritório de advocacia e recentemente, quando conversamos, havia aceitado um cargo de professora visitante numa faculdade de Direito na Carolina do Norte. Ela me disse que essa é a carreira que deseja seguir pelo resto da vida — ensinar a lei aos estudantes de Direito.

O que foi, sem dúvida, um período de terríveis perdas e isolamento — ficar tão doente enquanto estava longe de casa, desistindo do seu amor pela dança — se transformou num período de crescimento e aprendizado. Ela experimentou a adversidade — provavelmente a maior que havia encontrado em toda a vida até então —, o que foi desagradável, até doloroso. Contudo, em vez de sucumbir ao estresse, ela permitiu que isso mudasse a sua vida.

Plano de ação: deixe a sua curiosidade triunfar sobre a decepção. Não permita que o medo do desconhecido — um novo assunto, uma nova habilidade, um plano de vida completamente novo — o impeça de explorar algo novo. Da próxima vez que estiver na biblioteca e encontrar um aviso sobre a formação de um novo grupo, pense em se inscrever, em vez de voltar para o dormitório. Pegue aquele violino que o seu filho abandonou anos atrás e decida se vale a pena fazer algo um pouco embaraçoso, pelo menos para preencher o vazio no seu coração que os filhos, agora adultos, ocuparam no passado. Deixe a curiosidade vencer.

Percepção é tudo

Quando pensamos na adversidade e no que a acompanha — estresse, desconforto, dor —, podemos estar piorando as coisas ao ruminar sobre as aflições. Se pudéssemos abordar a adversidade a partir do que chamarei de "perspectiva da Nicole" — aceitar a adversidade administrável e vê-la como uma oportunidade de abandonar expectativas anteriores —, todo mundo ficaria melhor.

Um estudo sobre como as pessoas enfrentam o estresse e como a percepção do estresse afeta o risco de morte prematura esclarece esse ponto de maneira potente. Os participantes que relataram ter muitos estressores na vida e que também afirmaram acreditar que o estresse afetava significativamente a sua saúde eram mais propensos a relatar sofrimento mental e tinham um risco substancialmente maior de morte prematura (43%). No entanto, os adultos que experimentaram muitos estressores, mas acreditavam que o estresse tinha pouco impacto na saúde, reduziram as chances de morte prematura em 17% e relataram os níveis mais baixos de sofrimento mental.[12]

Existem estressores toleráveis — enfrentar um adversário difícil na quadra de basquete, um prazo de trabalho extremamente apertado ou uma crise com o filho adolescente —, embora todos tenham uma "janela" de tolerância diferente. Por outro lado, há os verdadeiramente graves: agressão, abuso, racismo sistêmico, trauma de infância. Eles não são iguais, e nunca direi que alguém que tenha experimentado um ou mais desses últimos deve levantar a cabeça e mudar de mentalidade. Esses estressores mais sérios podem inegavelmente afetar a saúde a cada dia. No entanto, como alguém que experimentou pessoalmente muitos desses traumas, encorajo você a trabalhar na separação dos estressores graves que suportou e continua suportando daqueles que são mais administráveis.

Plano de ação: trabalhe naquilo que pode ser administrado. Corrija o que pode ser corrigido. Lembre-se de que, embora algumas coisas não possam ser desfeitas, outros fatores de estresse mais controláveis na vida podem ser reformulados na sua própria mente como oportunidades de crescimento.

Quando um técnico está preparando uma equipe para um jogo contra um adversário muito difícil, ele não ergue as mãos para o céu e diz: "Eu desisto. É difícil demais." Em vez disso, o técnico divide o plano de jogo em etapas manejáveis descobrindo maneiras de neutralizar os pontos fortes do oponente e compensar os pontos fracos da própria equipe. Um bom técnico vê o desafio que tem pela frente como uma oportunidade para uma mudança positiva e encontra uma maneira de abordá-lo como um conjunto de dificuldades administráveis.

Pense num obstáculo que você está enfrentando neste momento. Talvez seja um curso que precise fazer para mudar de patamar no trabalho. Talvez seja uma reunião que precise organizar para dar início a um projeto importante. Talvez seja um parente para quem precise ligar para planejar o próximo encontro ou resolver um mal-entendido.

Agora, em vez de pensar nisso como um obstáculo, encare como se fosse uma lombada encontrada ao seguir por uma nova estrada. Ainda que o telefonema com o seu familiar desande, você pode aprender muito sobre a forma como você — e os outros — responde ao conflito. Pense nisso como uma oportunidade de crescimento — para você como ente querido, funcionário ou simplesmente como pessoa que tenta compreender melhor a si mesma e ao mundo ao seu redor. Pense nisso como um desafio administrável que você realmente tem condições de superar.

Crescimento depois da adversidade

No poema "A casa de hóspedes", o poeta sufi Rumi escreveu sobre a maneira como a adversidade chega à nossa porta repetidamente ao longo da vida. Nosso trabalho é acolher a tristeza, os pensamentos sombrios, a vergonha e a raiva e tratá-los com o respeito que merecem. Eles são os nossos hóspedes, depois partirão.

A adversidade pode ser útil, pois nos ajuda a eliminar o que não nos serve mais tão bem. Parafraseando Rumi, a adversidade, como todos os hóspedes, acabará por partir quando tivermos experimentado, ouvido, enfrentado tudo que tiver sido despertado dentro de nós. Então, e só então, esse hóspede terá servido o seu propósito. Se fizer nova visita, não será mais algo a temer. É algo familiar. Você terá crescido.

Nenhum de nós decide estragar a própria vida, mas o medo do fracasso é comprovadamente um empecilho. A obsessão pela perfeição é tão grande que chega a ser loucura. Só permanece em perfeitas condições algo que nunca é usado — como a boa porcelana que a minha esposa e eu recebemos como presente de casamento e que ainda não foi tocada pela comida em mais de 35 anos. No entanto, os humanos não ficam guardados dentro de um armário, intocados e imaculados. Aqueles que escondem os seus erros dos outros acabam escondendo a própria humanidade. Como vimos, o único caminho para o florescimento é aquele que abrange mudanças (que são desconfortáveis), fracassos (que podem ser dolorosos), esforço (que pode ser exaustivo) e progresso (que às vezes parece impossível).

E quanto aos erros que colocam em risco a vida de outras pessoas? Como todos nós, os médicos estão sujeitos a negligências e erros de julgamento, os quais levam a diagnósticos equivocados, erros de cálculo de dosagem de medicamentos, atrasos no tratamento, infecções hospitalares, erros cirúrgicos evitáveis, e muito mais, com sérias consequências para os pacientes e para as suas famílias, para os próprios médicos, seus colegas e instituições. Erros médicos podem causar entre 100 mil e 200 mil mortes por ano nos Estados Unidos.

Muitos desses erros são decorrentes de falhas do sistema, e não de falhas humanas, que vão desde a falta de pessoal e recursos adequados até infraestrutura de comunicação deficiente que permite que informações essenciais do paciente se percam em brechas entre funcionários, departamentos e instalações. Pesquisadores da Escola de Medicina da Universidade de Stanford descobriram que médicos que sofriam de burnout tinham duas vezes mais probabilidade de relatar erros.[13] Às vezes, é difícil distinguir entre erros "evitáveis" e aqueles resultantes de processos falhos e condições desumanas.

Aprender: criar histórias de crescimento pessoal

Há casos, porém, em que a responsabilidade recai sobre os ombros de determinados médicos. Os profissionais de saúde crescem a partir de tais erros? A resposta é afirmativa, mas apenas se tiverem a coragem de encará-los — o que muitas vezes os deixa assolados pela vergonha, pela dúvida e pelo medo de retaliação ou mesmo da perda de emprego. Um estudo descobriu que 34% dos médicos não acreditam que devam divulgar erros médicos significativos aos pacientes, e 20% admitiram não divulgar totalmente um erro por medo de sofrer um processo na Justiça. No entanto, pesquisas sobre médicos que escolheram revelar os seus erros rendem lições universais sobre como reagir diante da decepção ou da derrota.[14]

O primeiro passo que esses médicos deram foi aceitar o que não poderia ser desfeito ou alterado resistindo ao impulso de atribuir a culpa a outrem ou reescrever a narrativa. Esse foi um ato interno exigindo que enfrentassem a vergonha, o medo e a turbulência psicológica, e também foi um ato externo recorrendo à integridade em nome da transparência. Médicos que mantiveram as suas carreiras depois de erros graves não apenas assumiram a responsabilidade pelas suas ações como também "rebobinaram a fita" para descobrir o que tinha dado errado e por quê. Como disse um deles: "Em primeiro lugar, eu sabia o que eu tinha feito... Sabia o que deveria ter feito, e assim a pergunta era: 'O que você deixou de ver nesse caso?'"

Muitos dos médicos perceberam, após reflexão, que costumavam clinicar como se tivessem todas as respostas. Após a adversidade, no entanto, passaram regularmente a buscar mais informações, perguntas e críticas. Outros relataram ter desenvolvido uma capacidade aprimorada de tolerar divergências como forma de avançar em direção à melhor decisão possível para um paciente.

Podemos desejar que os nossos médicos ajam como se fossem invencíveis, mas isso seria tão prejudicial para nós quanto para eles.

Plano de ação: a autotransformação pode nos aproximar da perfeição, mas somente se abraçarmos as nossas próprias imperfeições e as da vida. Abrace as suas imperfeições. Convide a humildade para a sua vida. Dê a si mesmo espaço para meter os pés pelas mãos (de preferência fora de um ambiente médico) e aceitar a inevitabilidade do fracasso. Conceda também a graça desse mesmo espaço para as pessoas que fazem parte de sua vida — aprendi muito sobre como ser um bom humano observando aqueles ao meu redor que me mostram como é ser o contrário.

Em vez de ficarmos atolados em arrependimento pelos nossos atos até que isso se torne insuportável e eles fiquem gravados na nossa memória, nós podemos "explorar os nossos erros" para descobrir insights sobre nós mesmos, nossas motivações mais profundas, nossos mecanismos de enfrentamento e nossos padrões de comportamento? Esse tipo de introspecção não apenas promove a autoconsciência, ele também gera autocompaixão.

Seja como Rumi: receba aquele hóspede da adversidade na sua casa como uma oportunidade, não como um oponente, e aprenda a lição que ele deixa. Ou, como expressou uma médica enquanto tentava se recuperar de um erro trágico: "Eu não ganhei muita sabedoria com nada que deu certo na primeira vez."

[6]

Conectar: construir relacionamentos calorosos e confiáveis

Quando Carl e o marido, Aaron, mais o filho pequeno trocaram uma metrópole por uma cidadezinha no auge da pandemia, estavam ansiosos para começar a próxima etapa das suas vidas. Não foram obrigados a fazer mudanças tão radicais no cotidiano — por exemplo, os dois continuaram no mesmo emprego, pois era possível fazer o deslocamento para o trabalho ou trabalhar de casa. Como pais relativamente recentes, eles queriam muito que o filho fizesse novos amigos. Começaram a dar longas caminhadas pela vizinhança com o filho no carrinho — e, depois de algumas semanas, passaram a notar algo.

As pessoas atravessavam a rua quando percebiam que eles estavam chegando. Carl e Aaron brincavam — caramba, as pessoas daqui realmente não gostam de gays, não é? Pensando juntos, porém, começaram a suspeitar que, naquela cidade muito liberal e de mente aberta, todos estavam simplesmente com tanto medo da nova doença que estavam evitando qualquer pessoa nova que aparecesse no seu caminho, literal e figurativamente.

Mesmo assim, os dois estavam sozinhos e confusos. E, francamente, estavam se cansando um pouco do núcleo familiar. Como você já deve ter imaginado, sentiam um vazio. Teriam cometido um erro ao se mudar para lá afastando-se de todos os seus entes queridos?

Felizmente, eles tinham alguns grandes amigos da cidade grande que haviam se mudado para bairros residenciais alguns anos antes, e, a partir desses relacionamentos, começaram a esboçar uma vida na nova cidade. Carl, o mais extrovertido do casal, juntou-se à associação de pais e mestres e a alguns outros conselhos locais assim que as escolas reabriram. Rapidamente voltou a se sentir mais como ele mesmo. Aaron, com uma risada discreta e um leve sarcasmo, começou a fazer amizade com vizinhos e pais dos novos amigos do filho na pré-escola — não tão comunicativo, mas amado por aqueles que o conheciam. Vamos avançar alguns anos. Hoje em dia, eles estão cercados por pessoas a quem podem facilmente pedir para cuidar do filho, se precisarem de uma noite juntos como casal, ou para cuidar do seu cachorro mais velho e doente quando viajam para fora do estado — gente que, com toda certeza, nunca atravessa a rua quando eles estão chegando.

Conexões significativas levam algum tempo para se desenvolver; mas, quando Carl e Aaron finalmente as encontraram, tudo mudou. Embora os dois estejam longe das suas famílias, sentem-se acolhidos, integrados ao tecido da sua comunidade.

Amigos *versus* amizades

O que é um amigo? O que torna qualquer relacionamento caloroso e confiável? Na era da interconectividade crescente, em que podemos ter amigos do Facebook, colegas do Snapchat, contatos do Instagram e seguidores do TikTok, por que tantos de nós têm dificuldade em estabelecer vínculos significativos? Nosso crescente número de contatos on-line serve sobretudo para diminuir o número de conexões da vida real que fazemos todos os dias? Muitas pessoas explicam o fenômeno com alguma versão da seguinte fala: estamos confundindo amigos com amizades. Embora o primeiro grupo seja bom, o último é aquele que não pode ser dispensado.

No livro de C. S. Lewis *Os quatro amores*, o autor fez uma defesa um tanto surpreendente da amizade como o mais raro e profundo dos laços estabelecidos entre seres humanos, acima do afeto natural, como a estima que surge entre um cachorro e o seu dono; *eros*, o mais apaixonado e muitas vezes instável de relacionamentos; e *agape*, o amor incondicional frequentemente visto entre familiares e outras pessoas que escolhemos amar desinteressadamente. Ele escreveu: "Em cada um dos meus amigos há algo que só outro amigo pode revelar totalmente. Sozinho não sou grande o bastante para ativar o homem inteiro. Quero que outras luzes além da minha mostrem todas as suas facetas."[1]

As conexões sociais precisam responder a necessidades bastante específicas — interesses, hobbies e valores compartilhados talvez importem menos do que você pensa. Embora falar com entusiasmo sobre uma série de livros ajude a engrenar a conversa, aquilo que serve para puxar assunto nem sempre é o melhor recurso para prever a qualidade de uma amizade e, como se vê, ter um excesso de afinidades torna mais difícil o aprendizado mútuo.

Uma verdadeira amizade depende da reciprocidade, com ambos os lados dando e recebendo livremente (e sem contabilizar). Para alguns de nós, estar presente ao lado dos outros é mais natural do que permitir que os outros estejam ao nosso lado para dar apoio. Talvez represente um esforço maior compartilhar as suas necessidades e dificuldades mais profundas do que ser um ouvinte solidário — mas, para que a verdadeira intimidade se forme, é preciso abrir uma via de mão dupla. Como escreveu Lewis, a amizade "nasce quando um homem diz para outro 'O quê? Você também? Eu pensei que fosse o único...'".

Para permitir o florescimento, as conexões sociais devem ser caracterizadas por um senso mútuo de equiparação. É verdade que muitos dos nossos relacionamentos têm diferenças de status social. Pais e filhos não estão em pé de igualdade (e há quem diga que ser o melhor amigo dos pais não é a mais saudável das metas, mesmo na idade adulta). Empregados não ocupam a mesma posição que chefes ou gerentes. Todos nós temos diferentes níveis de poder e status em diferentes áreas da vida. Essas disparidades nos dão a oportunidade de transmitir uma mensagem aos outros: *você não pertence a este lugar* ou *eu estou em vantagem*. Contudo, a mensagem também poderia ser: "Eu entendo você, seu lugar é aqui, nós somos iguais."

A partir dessa base de igualdade e reciprocidade, amizades verdadeiras dependem da disposição — e, em alguns casos, dos talentos e das habilidades — para a empatia, a compreensão, a colaboração e o compromisso, mesmo quando existe conflito. Quando você está passando por dificuldades, alguém que o conhece bem saberá que você precisa de mais do que uma dose rápida de compaixão ou de uma solução simplificada — e, se não tem certeza de que tipo de suporte seria mais significativo para você, a pessoa pergunta. Vocês se sentem em casa um com o outro, mesmo quando não estão em casa.

Nem preciso dizer que a qualidade é mais importante que a quantidade.

Então, como é, na prática, uma amizade emocionalmente próxima e satisfatória?

Amigo: "Dia de merda no trabalho? Total. Eu também. Meu chefe teve até a coragem de me dizer..."

Amizade: "Dia de merda no trabalho? Eu sinto muito. O meu também foi péssimo. Quer tomar uma bebida em algum lugar tranquilo e conversar sobre o que está acontecendo?"

Amigo: "Seu filho levou uma suspensão da escola hoje? Meu filho conseguiu ser suspenso algumas vezes no ensino médio, não se preocupe. Ele ficou bem."

Amizade: "Seu filho foi suspenso da escola hoje? Uau, isso deve ser muito estressante para você e para ele. Quer conversar sobre o assunto?"

Amigo: "Sua mãe foi para o hospital depois de uma queda hoje? Meu Deus, que coisa horrível. Ela está bem?"

Amizade: "Sua mãe foi para o hospital depois de uma queda hoje? Meu Deus, isso é horrível. Posso levá-lo para vê-la? Precisa que eu cuide do seu cachorro enquanto você está ocupado? Posso levar um pouco de comida para a sua família no hospital?"

Não há nada de errado com amigos bons e divertidos — todos nós precisamos deles. E não há nada de errado com as primeiras respostas apresentadas — às vezes, isso é exatamente o que precisamos ouvir em determinado momento. Porém, nós, como seres humanos, também precisamos, nas nossas vidas, de amigos que nos ofereçam mais — que nos enxerguem totalmente e nos apoiem da maneira que mais desejamos.

Plano de ação: concentre-se na qualidade, e não na quantidade. A vida oferece muitas situações adversas que nos lembram de que não podemos fazer tudo sozinhos; mas, com tanto tempo gasto na "rotina diária", os relacionamentos significativos por vezes são relegados ao fim da nossa lista de prioridades. Muitos de nós têm grandes amizades — ou amizades com potencial para se tornarem grandes —, mas não as apreciamos totalmente até que algo mude a nossa perspectiva de tempo. Como nos ensinam os mais velhos, quando a nossa perspectiva temporal sai da abundância para a compressão, vemos como esses relacionamentos são preciosos. Essa mudança para priorizar conexões significativas também acontece quando ficamos muito doentes e quando estamos prestes a deixar um lugar onde cultivamos bons vizinhos, bons amigos, bons colegas, e assim por diante.

Existem todos os tipos de razões e motivações válidas para ter mais conexões casuais, desde fazer networking profissional até garantir uma boa risada de alguma postagem no Twitter, mas o objetivo do contato social não pode ser simplesmente querer *se sentir* ocupado e popular. Temos que abrir o espaço e o tempo — e a energia mental — que relacionamentos emocionalmente satisfatórios exigem para avançar em direção ao florescimento.

Pertencimento e dignidade

Há cerca de dez anos, dei uma palestra no Reino Unido sobre o florescimento. Na fase em que abrimos para perguntas e respostas, me fizeram uma pergunta estarrecedora: "Dr. Keyes, o senhor acha que os membros dos Hell's Angels estão florescendo?"

O Hell's Angels se autodenomina um "clube" de motociclistas; mas, na verdade, funciona mais como uma gangue. O grupo é conhecido pelo seu envolvimento num grande número de atividades ilegais, desde contrabando de drogas até assassinato. A pessoa que fez a pergunta estava abordando um ponto que eu considerava fascinante: é possível encontrar o florescimento por meio de formas não convencionais de comunidade que, às vezes, envolvem atividades ilegais?

A conexão social está longe de ser garantida na vida de muitos de nós — não apenas para mães de recém-nascidos, adolescentes com ansiedade social e idosos isolados, mas também para muitos em outras etapas. Relacionamentos calorosos e confiáveis são tão importantes que algumas pessoas que não os têm prontamente disponíveis farão um grande esforço para encontrar alguma aparência de conexão, mesmo que isso signifique violar as normas sociais — ou até descumprir a lei — para adquirir um senso de pertencimento, contribuição para o mundo, segurança e a sensação de não estarem sozinhas.

As gangues — de variados tipos, desde o Hell's Angels até a Yakuza, do MS-13 à máfia — permanecem como uma presença significativa em várias cidades pelo mundo, mesmo nos países mais ricos, causando o que parecem ser problemas insolúveis tanto para as comunidades quanto para os próprios membros.[2] No entanto, se é esse o caso, por que tantos jovens se juntam a gangues?

Uma gangue é um grupo de adolescentes e jovens predominantemente masculino que adota símbolos e formas especiais de comunicação e muitas vezes envolve-se em atividades ilegais. As gangues existem e operam durante um período num bairro ou numa localização geográfica específica. Quando fazemos essa definição e deixamos de lado as ilegalidades, fica difícil distinguir entre uma gangue e um time de futebol juvenil ou uma tropa de escoteiros, não é? Nós, como seres humanos, estamos profundamente programados para desejar a conexão humana. Talvez não seja tão surpreendente o que estamos dispostos a fazer para encontrá-la. Talvez a única verdadeira diferença que separa um time de futebol de garotos do bairro e uma gangue é que esta se envolve rotineiramente em comportamento criminoso e usa a intimidação ou a violência para alcançar os seus fins.

Pertencemos a unidades sociais — famílias, bairros, grupos sociais — que nos proporcionam não apenas um sentimento de pertencimento, mas também segurança e proteção. É muito difícil florescer num mundo onde você não se sente protegido nem seguro. A segurança física é uma pré-requisito para vínculos saudáveis e conexões verdadeiras. Embora muitos de nós tomem isso como algo certo, nem todos contam com ela. Há uma razão pela qual a segurança e a proteção são necessidades básicas.

Contudo, outros tipos de segurança são tão importantes quanto a segurança física. A segurança psicológica nos permite ter um sentimento de pertencimento e aceitação. A segurança emocional nos dá paz de espírito para compartilhar livremente os nossos sentimentos com os outros. A segurança social, que só pode vir depois desses outros tipos, é aquela que finalmente nos faz sentir que podemos dar contribuições.

Ao longo da evolução humana, a sobrevivência dos nossos antepassados ao longo de milhões de anos dependeu da descoberta desses vários tipos de segurança. Historicamente, uma sensação de segurança física e psicológica tem origem em ser um membro útil e valioso de uma unidade de caça e coleta, uma unidade que Sebastian Junger discutiu detalhadamente no seu livro *Tribe: On Homecoming and Belonging*. Nossa natureza tribal como caçadores e coletores permanece como parte do nosso DNA físico e social ensinando-nos a lição mais básica da necessidade de conexões sociais provenientes de ser membro de alguma coisa — e sim, isso significa qualquer coisa, desde um coral de igreja a gangues. Não precisa ser necessariamente um grupo organizado. Os mesmos benefícios são acumulados por um grupo próximo e conectado de amigos, sejam jovens mães do Brooklyn, aposentadas que vivem numa comunidade para maiores de 55 anos no Arizona e, sim, integrantes dos Hell's Angels.

Muitas pessoas têm obtido status social, poder e dinheiro por meios questionáveis e ilegais durante anos. Seria possível argumentar que indivíduos a quem é negado acesso e oportunidades para encontrar florescimento por meios sociais legítimos, como boas escolas, boas vizinhanças, e assim por diante, ainda têm a vontade humana de perseverar. Pessoas sem relacionamentos próximos e seguros (em todos os sentidos) têm maior probabilidade de se juntar a algum tipo de gangue, o que simplesmente demonstra como somos profundamente programados para a conexão. Ser membro de uma comunidade de qualquer tipo é um ingrediente vital na luta pela dignidade humana.

O desejo de pertencer

Todos nós já lutamos para pertencer. Muitas vezes temos problemas demais para crer que somos iguais àqueles que nos rodeiam, que podem parecer mais inteligentes, mais fortes, mais rápidos, melhores ou mais eficazes em estar vivo do que nós, o que dificulta a nossa capacidade de sentir pertencimento.

Essa luta começa cedo. Bebês de todas as raças e culturas exibem o que os psicólogos chamam de *motivação de competência*, que é a necessidade de ter um efeito no ambiente. Esse desejo se transforma numa necessidade de desenvolver competências e habilidades úteis que podem, como adultos, nos levar a fazer contribuições sociais. Racismo, sexismo, homofobia, abuso e inúmeros outros traumas vividos negam e suprimem o desenvolvimento da competência para agir de acordo com a nossa motivação inerente para a eficiência.[3]

Isso certamente soa verdadeiro para mim. Quando eu era jovem, vivi uma infância terrivelmente disfuncional de abandono, vício, abuso físico e emocional, o que me levou a ter grandes dificuldades na escola. Quase toda semana, eu ia para a detenção ou fracassava nas minhas aulas. Depois que fui adotado pelos meus avós paternos aos 12 anos, minha vida deu uma guinada de 180 graus.

De repente, eu vivia num ambiente tranquilo e seguro, onde os meus avós me enchiam de amor e orientações. Desabrochei quase do dia para a noite, e me transformei num dos melhores alunos, ativo no coral, quarterback do time de futebol e membro do comitê de boas-vindas. Fiz amigos — amizade verdadeira — pela primeira vez na vida. Tive amor, um lar onde me sentia seguro — não estava mais sozinho no mundo.

Ao olhar para as frases que acabei de digitar, reflito que talvez não seja surpreendente que eu tenha me tornado sociólogo, um cientista que acredita que, se mudarmos o ambiente em que vivemos, podemos mudar para melhor as pessoas que somos e as pessoas que podemos ser. Às vezes, florescemos onde fomos "plantados" e, às vezes, precisamos ser replantados em algum lugar melhor onde possamos florescer. Nunca presuma que alguém está entorpecido pela própria culpa.

Quando me formei no ensino médio, eu era um dos únicos três alunos de uma turma de 53 que decidiram ir para a faculdade. Eu seria o primeiro da família Keyes a frequentar a universidade — o que agora é chamado de estudante de primeira geração. Entretanto, enfrentei dificuldades para internalizar um senso de igualdade — basicamente, o sentimento de pertencimento —, e continuei a enfrentá-las durante a maior parte da vida.

O ensino médio simplesmente não me preparou para a faculdade porque raramente alguém de Three Lakes, Wisconsin, continuava os estudos. Meu primeiro ano foi um desastre. Estive a décimos de ser reprovado no segundo ano (meu CR era 2,01, uma média C). Eu não conseguia escrever um ensaio simples e nada que fiz para revisar os meus trabalhos muito básicos de inglês, tendo procurado a ajuda de um tutor, satisfez o meu professor.

No final daquele ano, recebi a nota mais baixa do meu currículo para um curso de inglês básico: um D-. Meu professor de inglês me procurou ao final do semestre para me dar o que deve ter parecido um sábio conselho: "Corey, não acho que você pertença a este lugar." Sem saber, ele havia tocado numa crença central incutida pelo meu trauma de infância. Você não pertence a este lugar, você não é querido, não é igual. Sua negação da minha competência me magoou profundamente.

Meu trauma também me deixou impregnado por uma sensação de ressentimento. O que foi ativado no exato momento em que o professor me disse que eu não pertencia àquele lugar foi um desejo de provar para ele — e para o mundo inteiro — que eles estavam errados. Essa motivação persistiu durante toda a minha vida. Eu não ia deixar que o trauma me derrotasse. É um mantra que já repeti muitas vezes: "Você não vai me derrotar, você não vai vencer."

Esse ressentimento me ajudou muito. Apesar do começo acidentado, me formei na faculdade como *summa cum laude* (quase *magna*) e fui aceito no que era, na época, o principal programa de pós-graduação do mundo em Sociologia, na Universidade de Wisconsin-Madison. Concluí o doutorado em cinco anos e publiquei uma dissertação sobre bem-estar social.

Esse ressentimento — a sensação de que eu não era igual, que ninguém jamais me veria como igual — me impulsionou nos estudos, na pesquisa. Eu queria saber se outras pessoas sofriam e ansiavam pelas mesmas coisas que eu: pelo desejo de se sentir mais socialmente integradas, de aceitar melhor os outros, querendo dar uma contribuição significativa à sociedade, tentando entender melhor ou encontrar sentido ao que está acontecendo ao nosso redor. Eu estava estudando o que mais queria na vida.

Ter sucesso como estudante de primeira geração coloca você numa estranha posição de deslocamento social. Você se sente gratificado — talvez até surpreso — pelo sucesso, mas se encontra num limbo entre diferentes mundos. Existe aquele de onde você veio e para onde nunca poderá retornar sem sentir que os outros pensam que você mudou tanto que não é mais aquele a quem conheciam desde pequeno. Você não pode voltar para casa, por assim dizer, sem demonstrar que subiu na hierarquia social. Agora pode se tornar alvo de ressentimento. Você não se sente mais aceito no seu lugar de origem.

Ao mesmo tempo, você nunca tem a sensação de realmente pertencer à nova hierarquia social que acessou. Pode falar como os outros, agir como eles; mas, como dizem, jamais se esquece de onde veio. De maneiras sutis, por mais que trabalhe, continuará recebendo a mensagem de que também não se encaixa perfeitamente onde está.

A conexão no combate ao deslocamento

Esse sentimento de estar preso entre mundos sociais faz com que a conexão social se torne mais difícil para tanta gente hoje em dia. Parte do desafio vem do colapso crescente das pequenas cidades da zona rural. Atualmente, a maioria da população mundial reside em áreas densamente povoadas — nas cidades. Não faz muito tempo, a população se dividia com mais uniformidade entre áreas rurais e urbanas. A urbanização das pessoas e da vida havia começado na minha infância, e o tipo de vida que levei quando criança na minha pequena cidade natal, Three Lakes, Wisconsin, está aos poucos desaparecendo. Por sorte, Three Lakes é uma meca para férias, lar do maior complexo de lagos de água doce do mundo. Famílias ricas de Chicago, Milwaukee e Madison têm casas de veraneio. Portanto, é provável que a minha cidade sobreviva e prospere. Contudo, nem todas as cidadezinhas têm a mesma sorte de contar com tamanhos recursos naturais para sustentá-las. Muitas estão, na verdade, testemunhando as próprias mortes lentas.

Anos depois do falecimento da minha avó, eu estava numa viagem de férias com a minha esposa e os pais dela no norte de Wisconsin. Perguntei se eles queriam ver o local onde eu havia crescido. Decidimos mudar de rumo e ir para Three Lakes e visitar Lake Terrace, o loteamento onde fui criado. Para a minha surpresa e o meu choque, a casa pré-fabricada dos meus avós havia desaparecido. Tudo o que restava era o buraco no chão, a fundação vazia, onde havia se erguido a residência. A maioria das árvores, dos arbustos e das flores que os meus avós cultivaram carinhosamente ao longo dos anos havia morrido.

Talvez pareça uma bobagem para você — uma casa pré-fabricada, por definição própria, está o mais longe possível de ser algo permanente. Ainda assim, me senti perdido, desconectado, desligado do mundo. Sem ser capaz de ver a casa, minha cidade natal não parecia mais a mesma. Até hoje, preferia não ter visto aquilo. Teria sido melhor viver com a lembrança e a crença de que outra pessoa agora está cuidando e crescendo naquela casa que considerei a melhor parte da minha infância.

À espera da permissão para pertencer

Passei uma vida inteira tentando esquecer que, para a maioria das pessoas, eu era considerado um lixo. Temos inúmeros outros termos para aqueles que acreditamos ser inferiores — não vou listá-los aqui e conceder-lhes mais poder do que já têm. Esses "termos de destruição", como chamo, podem afetar o nosso senso de respeito próprio e dignidade. Eles nos fazem sentir como se não pertencêssemos — nem a este lugar, nem àquele, nem a lugar algum — e nos deixam esperando subconscientemente por uma permissão para pertencer. Não podemos permitir que outros vençam internalizando essas mensagens externas.

Não consigo imaginar o quanto a minha infância teria sido mais difícil se os meus avós não tivessem me demonstrado como eu era importante. Então, anos depois, no que se refere à minha carreira, tive a sorte de experimentar algo semelhante. Um mentor meu na pós-graduação, um professor cujo trabalho aprecio profundamente, me disse que se via em mim. Fiquei chocado. Nos meus melhores momentos, senti que poderia me ver nele também — que apesar das vastas diferenças de formação, realizações e elogios públicos, talvez algum dia eu pudesse me tornar como ele. E talvez também pudesse mudar a vida de estudantes como eu fazendo-os se sentir como iguais e plenamente vistos. Aquilo transformou a minha vida.

Receber a mensagem de que você é um forasteiro, sobretudo no início da vida, pode distorcer a autonarrativa que você carrega na vida adulta. Quando acreditamos que nunca pertenceremos, nossos cérebros involuntariamente procuram evidências para apoiar o raciocínio — por exemplo, interpretando com negatividade uma mensagem mais curta do que o normal enviada por um amigo. E pode se tornar quase impossível acreditar que seremos aceitos se baixarmos a guarda. Como Brené Brown escreveu no seu livro *A coragem de ser você mesmo: Como conquistar o verdadeiro pertencimento sem abrir mão do que você acredita*: "Acho que não há nada mais solitário do que estar com as pessoas e se sentir sozinho." Se tivermos sorte, alguém como o meu professor pode romper uma barreira e mudar algo dentro de nós. Para a maioria de nós, é necessário um trabalho interno profundo para desafiar a falsa crença de que não merecemos dignidade ou respeito, para começar a praticar o amor incondicional e a aceitação para com nós mesmos, e para construir uma narrativa pessoal em torno do nosso valor e igualdade fundamentais.

Plano de ação: reserve um tempo para realmente ouvir o seu diálogo interno e separar as mensagens externas que precisam ser eliminadas da sua mente. Lembre-se sempre que puder de que aqueles na sua vida que dizem que o amam — e que respaldam as palavras com ações — são sinceros. Tente relaxar sabendo que eles o aceitarão nos momentos bons e ruins e que você não precisa "atuar" socialmente para ser interessante ou adorável. E, quando estiver magoado, não espere que os seus amigos leiam os seus pensamentos. Comece pedindo ajuda e retribuindo.

Envie mensagens de igualdade

Qualquer um de nós com experiência e poder tem condições de emitir mensagens de equiparação nas interações com aqueles que nem sempre foram informados pelo mundo de que tinham o seu lugar — um privilégio que muitas vezes subestimamos — ou que têm menos status social e econômico, educação, experiência de trabalho, e assim por diante. A pura sorte de ter nascido no lugar certo ou o azar de ter nascido no lugar errado influenciam a facilidade com que formamos conexões significativas e o tempo, o aprendizado e o esforço necessários para fazê-lo.

Tenho uma amiga que passa muito tempo na Suécia. Ela com frequência retorna dessas viagens impressionada pelas dramáticas diferenças sociais. Lá, as crianças chamam os professores pelo primeiro nome e os jovens cumprimentam os amigos dos pais de maneira bastante casual, sem o tipo de manifestação de respeito cuidadoso, relativo à idade, que costumamos esperar nos Estados Unidos. A princípio, ela achou aquilo estarrecedor — não reverenciavam os mais velhos?

Logo ela percebeu que essa era uma das razões pelas quais os suecos desfrutam de estilos de vida holísticos e igualitários com políticas sociais que reforçam a mensagem de que todos são iguais. Por exemplo, o almoço é uma refeição muito popular durante a semana e, em qualquer restaurante chique do centro da cidade, quase todas as mesas ficam ocupadas: homens e mulheres em elegantes roupas de trabalho numa mesa, um casal de aposentados em roupas casuais ao lado deles e um trabalhador da construção civil com colete de segurança em outro canto, todos frequentando o mesmo estabelecimento com expectativas semelhantes para o almoço. Essa polinização cruzada de humanos — de diferentes origens, trabalhos e fases da vida — existe em todo lado. Parece que os suecos descobriram que a expectativa de igualdade é uma forma de respeito que eles não estão dispostos a comprometer. As conexões sociais refletem esse pressuposto e, de acordo com a minha amiga, todos parecem estar se beneficiando disso.

Plano de ação: VEJA: trabalhe a sua visão. Veja as pessoas com clareza, mesmo aquelas que parecem vir de um lugar muito diferente do seu ou se comportam de maneira diferente de você. PENSE: o que posso fazer para melhorar o dia de alguém, mesmo que as necessidades do outro pareçam muito diferentes das minhas? Como posso fazê-los sentir que estou presente, que somos iguais, que eu os entendo neste momento? AJA: então é só agir. Imagine o que você poderia ter precisado que um amigo fizesse no seu momento mais difícil e tente oferecer isso, seja lá o que for. Pode ser uma refeição entregue num momento de tristeza, mas também pode ser a oferta de um silencioso passeio noturno em que poucas palavras são ditas, mas o sentimento de apoio compartilhado é incalculável.

Sentir-se importante

Aquele meu professor da pós-graduação e mentor mudou a minha vida quando me disse que se via em mim. Suas palavras —

sua gentil atenção — me mostraram que eu era importante não apenas para ele, mas talvez, no futuro, também para a nossa profissão compartilhada. Importar... é importante.

De uma perspectiva sociológica, "ter importância" é um ingrediente vital no componente de "contribuição social" do florescimento. *Sentir-se importante* é ser capaz de levar uma vida na qual se pode contribuir com coisas de mérito e de valor para os outros e o mundo. Todas as criaturas sociais, desde uma colônia de formigas até a colmeia, da matilha de lobos até a manada de elefantes, têm papéis específicos que as tornam membros úteis e participativos da sociedade, seja lá qual for.

A escala para medir a importância consiste em apenas cinco questões.[4] Cada uma delas atinge o cerne do que significa estar verdadeiramente conectado a outras pessoas.

1. As pessoas dependem de você?
2. As pessoas ouvem o que você tem a dizer?
3. Você sente que as pessoas prestam atenção em você?
4. Você sente que é uma parte importante da vida dos outros?
5. Sentiriam a sua falta se você desaparecesse de repente?

Os pesquisadores que criaram a escala de importância apontam que dois grupos de indivíduos em particular tendem a desfrutar todo o benefício de saber que importam: crianças e adultos mais velhos às portas da aposentadoria. As crianças sentem que são importantes porque são o centro do universo — ou pelo menos pensam que são! O adulto de meia-idade, que provavelmente é pai, cônjuge e funcionário, sente-se responsável pelos outros e por fazer com que tudo funcione bem — na própria vida e na dos outros.[5]

O resultado disso, porém, é que adultos jovens e mais velhos estão propensos a sofrer uma espécie de choque. Quando os adolescentes se transformam em jovens adultos, já não se sentem mais como o centro de nenhum universo. Da mesma forma, quando os idosos se aposentam, devem encontrar novas formas de fazer diferença para o mundo além do seu trabalho, ou têm que enfrentar o fato perturbador de que a parte das suas vidas em que eles realmente importavam acabou.

A família e o trabalho — ser o centro das atenções da família ou ser o responsável pelo funcionamento das coisas em casa e na vida profissional — podem ser fontes primárias do senso de importância para muitas pessoas. No entanto, o oposto é possível, num cenário em que a família e o trabalho podem nos fazer sentir insignificantes, sem importância, desvalorizados e invisíveis.

Quando o mundo não o trata como se você tivesse alguma importância — quando você sofreu negligência emocional prolongada ou faz parte de um grupo marginalizado, como a crescente população em situação de rua —, você está vulnerável ao que Gordon Flett, professor de Psicologia da Universidade de York, chama de "'duplo risco' de se sentir sozinho e sem importância". Flett passou grande parte da sua carreira estudando com outros pesquisadores o papel de um senso de "desimportância" na saúde e no bem-estar, encontrando elos não apenas com a baixa autoestima, mas também com a baixa extroversão, uma diminuição do senso de competência, incapacidade ou falta de vontade de se envolver com o autocuidado e taxas mais elevadas de neuroticismo e estilos de apego inseguro.

Num estudo de 2021, Flett constatou que pessoas propensas a sentirem que não importam podem "internalizar pensamentos como 'não vale a pena prestar atenção em mim', 'não vale a pena me ouvir' e 'ficarei vulnerável e potencialmente hipersensível a respostas negativas e reações de outras pessoas dirigidas ao self'", levando a "uma orientação motivacional defensiva e um desejo de proteção contra interações adversas".[6]

Em outras palavras, a falta de importância pode levar ao isolamento, e esse senso de solidão pode se agravar cada vez mais. Levantamos barreiras no momento em que mais precisamos derrubá-las. Se sentirmos que não importamos, nos retiramos das atividades que nos dão um senso de contribuição social; quando não estamos sendo úteis para os outros, sentimos que não importamos. No estudo citado, foram fortes as correlações entre os níveis de importância e de solidão. À medida que aumenta o senso de importância, de fazer diferença, os sentimentos de solidão tendem a diminuir.

Talvez não haja dor maior do que a sensação de que não temos mais nada para dar, e toda vez que permitimos que alguém se sinta assim — ou quando fazemos que se sinta assim — estamos fracassando. Todo mundo — cada indivíduo — pode ser importante e útil. Por tempo demais, temos relegado o trabalho de cuidar às mulheres. Isso não é apenas um fardo injusto, mas empobrece o restante de nós. O cerne e a alma da conexão é fazer pelos outros o que eles não podem ou não querem fazer por si mesmos num momento de dor, fracasso ou perda. Nessas ocasiões, podemos ser gentis, atenciosos, solidários e prestativos e ocupar o nosso lugar numa teia de interdependência.

Plano de ação: muitos de nós sofrem com a crença de que precisamos de permissão, solicitação ou convite para participar e ajudar. Mas isso não é verdade. Quando você vê uma pessoa que precisa de ajuda, ofereça. Veja-a e seja visto por sua vez. Uma amiga me contou o ótimo conselho de vida dado pela sua mãe quando era jovem. Ela disse à minha amiga que ela devia parar de perguntar se havia qualquer coisa que pudesse fazer para ajudar na cozinha quando estavam colocando a mesa do jantar. Bastava ir até a pia, pegar uma esponja e começar a lavar. Basicamente, estava dizendo à filha que perguntar se pode ajudar é uma perda de tempo para todos. Basta dar um passo à frente e agir. Participe, disse ela, e você sempre estará contribuindo — e, portanto, sentirá que faz parte de algo maior.

Por alguma razão, tais exortações sempre trazem de volta à memória os bailes dos meus tempos de escola. As meninas e os meninos ficavam em lados opostos do ginásio. A música tocava, mas ninguém dançava. Enquanto trocávamos olhares nervosos, desejávamos secretamente que alguém viesse e nos convidasse para dançar. Com medo da rejeição, a maioria de nós esperava, esperava e esperava. De repente, uma pessoa solitária atravessava o ginásio em direção a alguém. Os olhares se encontravam, sorrisos surgiam e ele ou ela chamava o outro para dançar.

Lembro-me da primeira vez que li sobre a "lacuna do gostar" — a suposição de que outras pessoas gostam menos de nós do que realmente gostam. Espere aí! Então passei todo esse tempo me preocupando que ninguém queria sair comigo, mas há pessoas que querem? Então tente convidar alguém para dançar — literal ou metaforicamente. Todos nós queremos muito receber esse convite.

Meu mural do amor

No meu escritório, montei uma colagem ao longo dos anos, um "mural do amor" — uma coleção de fotos de todas as pessoas que foram amorosas, atenciosas e importantes na minha vida. Recentemente, enviei uma foto dele por e-mail para aquele querido e antigo professor universitário que você conheceu no início deste capítulo. Ele foi e continua sendo até hoje como um pai para mim e aparece não em uma, mas em duas fotos no mural. O apelido dele é "T-Bird" (Thunderbird) Brown, e eu o amo como se ele fosse meu pai.

Enviado: sexta-feira, 1º de julho de 2022, 6h43
Para: Brown, William T.
Assunto: Algumas fotos importantes

Olá,

Fiz uma colagem de fotos de todas as pessoas que foram muito importantes para mim e para a minha vida e tive que compartilhar duas fotos que mostram você.

Feliz 4 de julho. Eu te amo e sinto a sua falta. Se precisar de qualquer coisa, e estou falando sério, você ou Joan devem me avisar que estarei aí num piscar de olhos.

Corey

Enviado: sexta-feira, 1º de julho de 2022, 16h03
Para: Keyes, Corey L.
Assunto: Re: Algumas fotos importantes

Estou genuinamente emocionado, orgulhoso, satisfeito e, pensando bem, até com lágrimas nos olhos pela sua generosa expressão de amor e preocupação por Joan e eu.

Há muito tempo me refiro a você como o meu aluno favorito de "todos os tempos" e já contei várias vezes a história de como ameacei adotar você enquanto me gabava da sua carreira e dos seus sucessos notáveis.

Isso, no entanto, vai além. Diz que algo na sua pessoa tocou algo em mim que me tornou uma pessoa melhor e me permitiu experimentar a vida com mais riqueza, fazer mais e ser mais do que eu teria sido de outra forma.

Então, eu também amo você, Corey Keyes, assim como você era e é — nós dois conseguimos tirar muita coisa de algo que poderia ter sido "nada de especial". Algumas horas de aula, um rabisco numa transcrição... talvez uma carta de recomendação... mas tivemos sorte, encontramos um ao outro e acabou sendo muito bom para nós, e por causa disso provavelmente foi bom também para alguns outros pelo caminho. Você não consegue encontrar isso nas lojas nem encomendar na Amazon!

Obrigado por me colocar no seu mural de pessoas que foram "importantes" na sua vida. Você também faz parte do meu. Obrigado também pela sua oferta de "ajudar se/quando", porque sei que você está falando sério.

Continue em frente, meu caro, e nunca olhe para trás porque algo pode estar vindo atrás de você (isso é de Satchel Paige).

Velho T-bird e Joan também

Plano de ação: meu querido professor está se aproximando da sua nona década neste planeta, e é só uma questão de tempo até que eu não consiga mais dizer a ele como foi importante na minha vida. Então nunca desperdice a oportunidade de refletir sobre a importância de certas pessoas na sua vida — e permita que elas saibam. Tente escrever uma lista de gratidão, talvez uma vez por semana, com aqueles que enriqueceram a sua vida de maneira grandiosa ou singela. Quem sabe, diga isso a eles.

Em seguida, escreva uma lista de gratidão para você. Lembre-se de todas as maneiras pelas quais você fez as pessoas se sentirem vistas, cuidadas e apoiadas. Não espere nem adie.

As batalhas de uma mãe de primeira viagem

Quando Denise tinha 27 anos, ela e o marido, recém-casados, mudaram-se de Austin, Texas, para um bairro residencial mais tranquilo em Hill Country. Os dois podiam trabalhar remotamente e ir para a cidade de vez em quando, e tinham acabado de descobrir que estavam esperando um bebê, então o momento parecia perfeito. Teriam um pouco mais de espaço e um pouco mais de paz e sossego, e os seus salários modestos renderiam mais fora dos limites da cidade. Os dois concordavam que era hora de deixar a cidade para iniciar uma etapa nova e diferente da vida.

No entanto, depois que o bebê nasceu — lindo, saudável, maravilhoso — e o marido dela voltou ao trabalho depois de uma licença-paternidade muito curta, Denise começou a se sentir esgotada. Não apenas o esperado de uma mãe de um recém-nascido — embora ela também tivesse esse tipo de exaustão —, mas Denise também não conseguia enxergar um momento no futuro em que as coisas começariam a melhorar.

Ela imaginara a licença-maternidade como um momento para desfrutar a temporada longe do trabalho, talvez fazendo longas caminhadas com outras novas mães conversando sobre fraldas e horários de alimentação. Contudo, estava quase sempre sozinha com o bebê por horas e horas a fio todos os dias. Ainda não tinha conseguido se conectar com outras mães da sua cidade. A ioga para mães parecia ser cara demais. A hora da história gratuita na minúscula biblioteca pública local ficava lotada, mas todos já pareciam se conhecer e sempre saíam correndo depois sem ela.

A família dela morava a algumas horas de carro e não podia visitá-la com frequência. Seus amigos mais próximos ainda estavam em Austin, e nenhum deles tinha filhos, então conectar-se com eles parecia quase impossível. Quando chegavam em casa do trabalho e das saídas pós-trabalho, ela estava pronta para dormir. Quando queria conversar durante a sua caminhada matinal ou durante a soneca do filho à tarde, eles estavam ocupados no escritório. Todo mundo estava se divertindo mais do que ela? Onde estavam as mágicas novas mãe que lhe forneceriam o senso de comunidade que ela tanto desejava? Por que não estava satisfeita apenas por encontrar alegria na nova família tão bela que ela e o marido criaram?

Denise é muito aberta sobre esse momento da sua vida. Ela conversou com o médico, que concordou que ela não se enquadrava nos critérios para depressão pós-parto. Denise adorava o bebê e não aventava a possibilidade de prejudicá-lo. Não chorava de forma incontrolável, não tinha ataques de pânico e se sentia perfeitamente capaz de cumprir as suas obrigações como mãe. No entanto, sentia-se enfraquecida e vazia. Estava desconectada, insegura de si mesma, com a sensação de não pertencer mais a lugar algum — nem a Austin, com os seus velhos e ocupados amigos, e nem ao bairro residencial, isolada na casa nova, sozinha com o bebê por horas sem fim.

Na minha opinião, perdemos uma oportunidade de nomear o que Denise estava passando, o que tantas novas mães passam: entorpecimento pós-parto. Uma sensação de decepção, bem como de autojulgamento, caracteriza o problema. Por que *não estou* me sentindo feliz, alegre e realizada com esse novo bebê na minha vida? Eu não amo o meu bebê o suficiente? O que estou fazendo de errado? As primeiras pesquisas sugerem que devemos fazer muito mais para ajudar as mães durante um período vulnerável de transição — um momento em que os roteiros culturais sugerem que elas deveriam se sentir muito felizes.

Todos nós temos uma profunda necessidade de sentir que pertencemos a uma comunidade maior, de ter relacionamentos calorosos e confiáveis e acreditar que somos capazes de contribuir para os nossos mundos sociais mais amplos. Muitas novas mães têm essas necessidades centrais arrancadas pelas circunstâncias, e sofrem por isso.

Denise estava mais do que ansiosa para conhecer outras novas mães como ela, e, certamente, isso a teria ajudado. No entanto, essas amizades não se materializaram da maneira certa, no momento certo, como ela esperava que acontecesse. Em vez de perder a esperança de qualquer senso de conexão, ela poderia ter pensado em procurar outro lugar. Poderia ter se sentido vista de uma maneira totalmente diferente se tivesse encontrado maneiras de se conectar com pessoas cuja vida era totalmente diferente da dela: uma jovem que acabava de começar a sua carreira num escritório, a quem ela poderia se oferecer como mentora durante a licença-maternidade, uma executiva aposentada voluntária na biblioteca local com filhos já adultos — elas também estão procurando vínculos novos e especiais.

Procurando alguém diferente

Muitas vezes restringimos o nosso círculo social a pessoas que fazem exatamente o mesmo que nós. Mas isso não limita o nosso aprendizado? Recentemente, estava conversando com um homem de quase 70 anos que me contou uma história que achei surpreendente. Ele foi criado num ambiente predominantemente branco num bairro de classe média alta em Cleveland, Ohio. Depois de terminar o ensino médio, foi para a faculdade na Costa Leste, indo imediatamente depois para a Harvard Business School. Quando chegou ao campus, era um garoto de 22 anos que acabara de sair da faculdade. Ele espiou timidamente pela porta do seu dormitório carregando as suas coisas. Seu colega de quarto já estava lá, deitado na cama, usando um *dashiki*.

Meu amigo disse: "Acho que este é o meu quarto." O sujeito na cama fez uma careta. "Eu pedi um quarto de solteiro."

O homem deitado na cama era Franklin Delano Roosevelt, de 32 anos, autoproclamado nacionalista negro, também de Cleveland. Ele era vice-diretor da Hough Development Corporation, uma organização sem fins lucrativos que trabalhava para fornecer apoio àqueles que viviam na região de Hough Avenue, que era então o bairro mais violento de Cleveland. Frank havia cursado apenas dois anos na San Francisco State; mas, por causa da sua experiência de trabalho, foi aceito no MBA.

Embora os dois parecessem ter pouco em comum além da cidade de origem, Frank tinha esperanças de que o seu novo colega de quarto, depois de ter passado algum tempo na Costa Leste, soubesse onde conhecer mulheres. Eles foram jantar juntos, e foi justamente nesse jantar que o meu amigo de 76 anos conheceu a sua futura — e atual — esposa. Frank foi, é claro, convidado para o casamento deles um ano mais tarde, em 1970; ele seria o único negro presente. A ligação entre os dois não era óbvia para aqueles ao seu redor, mas se transformaria numa grande amizade.

Uma colega me contou uma história semelhante recentemente. Alguns anos atrás, ela costumava almoçar uma vez por semana com o chefe num restaurante na esquina do seu escritório. Após algumas semanas, ela percebeu que via sempre a mesma pessoa no bar curvada sobre um laptop, balançando a cabeça ao som da mesma música que a minha colega ouvia.

Acontece que a mulher era a gerente do estabelecimento, e era dela a excelente playlist que estava sempre tocando. As duas foram apresentadas e, em poucos minutos, descobriram que eram almas gêmeas. Uma tinha sido criada em Greenwich, Connecticut, frequentado internatos e passado verões em Nantucket. A outra cresceu em Elizabeth, Nova Jersey, num bairro paupérrimo, com uma situação familiar dificílima, e enfrentou quase todo tipo de dificuldade vida afora. No entanto, as duas estavam cantarolando a mesma música durante o almoço, no mesmo lugar, todas as semanas. Ficavam em lados diferentes do balcão, literalmente, e tinham pontos de vistas diferentes em quase todas as questões — políticas, sociais e outras. Tinham, porém, o mesmo gosto musical e, como se viu depois, muitos outros pontos em comum.

Minha colega me disse que a mulher ainda é uma das suas melhores amigas muitos anos depois. Elas viajaram juntas, compartilharam alegrias e tristezas e ofereceram perspectivas surpreendentemente diferentes sobre os problemas que cada uma enfrentava. Por quê? Porque as duas examinam a maioria dos assuntos sob duas óticas diferentes. Ela diz que poderiam ter sido tentadas a julgar uma à outra — pelas opções de estilo de vida, decisões de carreira, soluções para problemas ou conclusões diametralmente opostas em discussões. No entanto, por sentirem amor e respeito mútuos e permanentes, elas se ouvem. Aprendem. Cada vez que conversam — ou discutem ou choram juntas —, elas assumem novas perspectivas e contemplam o mundo sob uma luz totalmente diferente, pois aprenderam a enxergar pelo olhar da outra.

A alegria que essas duas amigas encontraram num novo sentido de compreensão partilhada é comprovada pela pesquisa. Ter amigos de origens diferentes nos ajuda não apenas a aprender mais uns sobre os outros, mas também pode mudar a forma como interagimos com o mundo em geral, ajudando-nos a promover uma compreensão melhor de pessoas diferentes de nós, remover preconceitos e desenvolver perspectivas que estão completamente fora da nossa experiência.[7] Estudos têm demonstrado que o treinamento em diversidade no local de trabalho, que ajuda a compreender e apreciar os pontos de vista de outras pessoas, também conhecido como "tomada de perspectiva", é fundamental para criar ambientes de trabalho mais inclusivos, mais conscientes das desigualdades e mais refratários aos estereótipos.[8]

Plano de ação: mantenha os olhos abertos para quem não parece igual a você ou não leva o mesmo tipo de vida que você. Faça amizade com a mulher mais velha da sua aula de cerâmica. Converse com aquele jovem que passeia com o cão no parque. Inicie uma conversa com a pessoa no bar. Você pode se sentir desajeitado e não vai entender tudo sobre eles a princípio. Tente tirar a palavra *deveria* do seu vocabulário: como a interação *deveria* acontecer, o que você *deveria* ter dito, o que você *deveria* estar fazendo com as mãos. É cansativo pensar que você tem que apresentar uma personalidade cuidadosamente lapidada para o mundo. Lembre-se de que é bom perder o equilíbrio de vez em quando. Apenas esteja presente, esteja aberto e *ouça*.

Apoio emocional

Ouvir é tudo — e poucos de nós praticam essa habilidade tanto quanto deveriam. No entanto, à medida que envelhecemos, isso realmente começa a mudar. Minha pesquisa descobriu que, embora a *quantidade* de apoio emocional que damos e recebemos diminua à medida que envelhecemos, a *qualidade* aumenta. É menos provável que respondamos a um amigo em crise inundando-o de conselhos não solicitados ou relatando uma história semelhante para fomentar um sentimento compartilhado de sofrimento — que serve principalmente para trazer a atenção de volta para nós. Às vezes, simplesmente fazer perguntas e ouvir as respostas com cuidado — sem interromper ou julgar — é o melhor bálsamo que se pode oferecer. O mesmo vale para o gesto de segurar a mão de alguém enquanto visitam um terapeuta ou dar um abraço caloroso sem trocar qualquer palavra. A escuta ativa, a tomada de perspectiva, a paciência e a aceitação incondicional são habilidades que aprendemos ou traços que desenvolvemos. Esse tipo de apoio reside no cerne das conexões próximas, íntimas e afetuosas.

As amizades também precisam ser equilibradas para permitir uma verdadeira proximidade. Quanto mais equitativa for a troca de apoio, melhor ambas as partes se sentirão sobre o relacionamento. À medida que envelhecemos, a troca de apoio emocional torna-se mais equilibrada — sobretudo depois dos 55 anos, quando os adultos relatam um maior senso de equidade e satisfação nos relacionamentos.[9]

Como um lindo e longo bate-bola entre dois tenistas, damos e recebemos de um lado para outro sem parar. À medida que recebemos e fornecemos apoio emocional, damos e obtemos mais conforto, alegria, pertencimento, propósito, contribuição, valor, solidariedade e, em última análise, justiça nas nossas relações interpessoais. Não confundimos quantidade com qualidade. Vivemos na prática, nas nossas conexões e trocas sociais, a verdade de que, às vezes, menos é mais.

Amizades num mundo desconfiado

Como os átomos que formam a base da matéria no universo, a confiança constitui a base do nosso tecido social. Vivemos, trabalhamos e nos divertimos juntos de forma mais pacífica — e estabelecemos conexões com mais facilidade.

Nos Estados Unidos, porém, parece que o nosso senso de justiça e confiança está se desgastando aos poucos, e não é apenas por causa de um colapso do discurso político civil e pela falta de confiança nas instituições — é pelo rápido crescimento da desigualdade de renda. A ciência não poderia ser mais clara: à medida que a desigualdade de renda aumentou nos Estados Unidos nas últimas décadas, nós nos tornamos mais infelizes como nação.

A pesquisa aponta para dois ingredientes que explicam como a crescente desigualdade reduz a nossa felicidade. A crescente desigualdade de renda provoca a diminuição da justiça e da confiança.[10] Ao mesmo tempo, quando a distribuição de renda se torna mais uniforme, aumenta a confiança e a noção de que a vida é justa.

Anos atrás, passei bastante tempo dando palestras e viajando pela África do Sul pós-apartheid. Enquanto andava pelos bairros mais ricos de Pretória, fiquei chocado com as cercas altas, cobertas com arame farpado e vigiadas por cães de guarda ferozes, em torno das residências mais abastadas. Li no jornal sobre os roubos de carros que aconteciam quase toda semana em Joanesburgo e Pretória — e os alvos eram, claro, sempre os carros mais caros.

Os Estados Unidos não são tão diferentes. Aqui, quanto mais rico você for, maior a probabilidade de morar num local fechado, cercado, armado e/ou vigiado.[11] Patrick Sharkey, professor de Sociologia na Universidade de Princeton, fez pesquisas fascinantes sobre o assunto. O preço e o custo da desigualdade de rendimentos são atenuados por uma falsa sensação de proteção e segurança. É a mesma sensação de proteção que os membros da gangue, que você conheceu anteriormente neste capítulo, procuravam ao se juntar ao grupo.[12] Os ricos buscam esse mesmo tipo de proteção; mas, como os membros da gangue, eles nunca encontrarão segurança porque o que de fato procuram é o pertencimento.

Precisamos começar a reconstruir os átomos das nossas sociedades reaprendendo a confiar uns nos outros. Quando priorizamos conexões sociais satisfatórias e significativas, não apenas para nós mesmos e não apenas quando a vida está nos dizendo que estamos chegando ao fim, criamos as condições para que mais pessoas floresçam.

[7]

Transcender: aceitar as inevitáveis surpresas da vida

A próxima vitamina do florescimento envolve a prática da religião ou da espiritualidade. "Minha nossa", talvez você esteja dizendo, "não sou religioso nem desejo ser". Ou então: "Não há nada de espiritual em mim e não ligo a mínima para essas coisas." Tudo bem, eu compreendo, e você não deve se submeter ao sistema de crenças de ninguém se ele não lhe servir.

Atenção gentil, aceitação e reverência pelo mistério são três ideais que busco. Todos os três ajudam a mim e a muitos outros a encontrar mais conforto na nossa pequenez. Como? Pela compreensão de que somos parte de algo bem maior do que percebemos. Precisamos de práticas que nos enraízem nesses ideais, que nos ajudem a voltar a eles constantemente e a nos centralizarmos outra vez, não importa se os rotulemos como "espirituais" ou não. Precisamos aprender o vocabulário correto para compreender o nosso lugar numa história bem maior.

O universo é tão cheio de mistérios que mesmo grandes pensadores, como Stephen Hawking e Albert Einstein, não conseguiram decifrar seu funcionamento mais profundo. Einstein, porém, estava convencido, pelo seu estudo da gravidade e do eletromagnetismo, que os seres humanos estão essencialmente ligados a algo infinito.

Numa comunicação tocante com um pai nova-iorquino arrasado pela perda do filho de 11 anos, que tinha morrido havia pouco tempo de poliomielite, ele escreve: "Um ser humano é parte de um todo, chamado por nós de 'Universo', uma parte limitada no tempo e no espaço. Ele experimenta a si mesmo, seus pensamentos e sentimentos como algo separado do resto — uma espécie de ilusão de ótica da consciência. O esforço para se libertar dessa ilusão é [...] o modo de alcançar a medida possível de paz de espírito."[1]

A constatação de que somos apenas partículas neste universo pode desestabilizar os nossos egos e fazer com que eles gritem para chamar a atenção, a menos que essa percepção também nos obrigue a ver que estamos inexoravelmente ligados a uma grande teia de seres vivos, unidos tanto pelo sofrimento quanto pelo valor essencial.

Acreditar em algo maior do que si mesmo não requer necessariamente frequência em instituições religiosas ou uma prática contemplativa diária — mas, se isso funciona para você, não hesite, vá para o templo mais próximo ou junte-se a um *ashram*. Pessoalmente, sempre me identifiquei com os ensinamentos budistas, mas não frequento uma igreja desde que era garoto.

Se você busca algo maior, comece a prestar atenção nas coisas certas — a atenção correta, como chamam os budistas, ou atenção gentil. Aceite o mundo ao redor e aprenda a viver em paz nele. Dirija gentileza amorosa e aceitação para quem o cerca e, talvez o mais importante, para si mesmo.

A serenidade para aceitar as coisas que não podemos mudar

Em que práticas podemos nos apoiar quando as coisas tomam um rumo diferente do planejado ou esperado? Quando as expectativas e a realidade divergem, como aceitar as inevitáveis reviravoltas na trama que a vida nos lança de forma a encontrar mais paz e mais capacidade de nos adaptarmos às circunstâncias?

Um amigo me contou a história de uma reunião dos Alcoólicos Anônimos (AA) à qual ele havia comparecido quando Eric, um frequentador assíduo, recebeu a medalha comemorativa de trinta anos sem beber, tendo confiado no seu "poder superior" para permanecer no caminho da sobriedade. Embora o AA tenha raízes religiosas, sua linguagem em torno da crença num poder superior é deliberadamente vaga e sem ter necessariamente conotações espirituais ou sobrenaturais. Alguns membros preferem a frase "um poder maior do que nós mesmos". Nesse caso, Eric falava do seu primeiro padrinho, falecido muitos anos antes, de uma forma bela e reverente.

Ao sentir o peso da medalha de aniversário na palma da mão, ele contou sobre uma reunião de que participara anos antes, na qual outra pessoa compartilhara a sua história de recuperação. Nunca se esqueceram do padrinho que os ajudara a se sentirem visíveis e valorizados, que sempre repetia: "Vamos amar você até que você aprenda a se amar." Eric sentiu um choque. Eram as exatas palavras que haviam salvado a sua vida. O dito não era uma criação do seu primeiro padrinho, mas Eric sentiu a presença dele como se estivesse atrás do seu ombro. Mais tarde, quando descobriu que ele e o orador haviam tido, por incrível coincidência, o mesmo padrinho, Eric ficou ao mesmo tempo surpreso e nada surpreso. Aquela voz sábia permanece viva até hoje.

Um dos fundadores do AA foi Bill Wilson, que costumava dizer que a sinceridade dera início à sua jornada de sobriedade, mas que era a aceitação que o mantinha sóbrio. Em cada reunião do AA, os participantes começam com um momento de silêncio porque o silêncio é sagrado. Oram pelos alcoólicos que ainda bebem; então recitam juntos a oração da serenidade — porque uma oração compartilhada, proferida em voz alta, cria sacralidade: "Deus, conceda-me a serenidade para aceitar as coisas que não posso mudar, a coragem para mudar as coisas que posso mudar e a sabedoria para distinguir a diferença."

Quais são as coisas que se pode mudar? Você tem poder apenas sobre si mesmo. Pode mudar a forma como pensa, se sente e se comporta. Somos impotentes em relação a praticamente todo o resto. Podemos tentar persuadir, coagir, convidar, solicitar ou fazer apelos desesperados. Podemos tentar fazer exigências verbais ou mesmo físicas para mudar outras pessoas ou certas situações no mundo. No entanto, na maior parte do tempo, temos que levar as nossas vidas à nossa maneira com muito pouco controle sobre o modo como os outros vivem. Esperamos conseguir o que queremos e ter as nossas expectativas atendidas, mas nem sempre é assim que acontece.

Plano de ação: trabalhe a sua capacidade de aceitar o que a vida lança no seu caminho. Melhor ainda, lembre-se de que ninguém está realmente lançando nada. Você está percorrendo o seu caminho e passará por todos os tipos de obstáculos na estrada. Eles continuarão a existir, quer você dirija por essa estrada, quer não; ninguém os colocou lá para atrasá-lo ou para fazê-lo se desviar.

Todos os dias, temos que descobrir como ser bons em qualquer situação que a vida coloque diante de nós. Podemos responder às surpresas da vida tendo como base os nossos valores e princípios mais profundamente arraigados, em vez de reagir por medo, raiva, ressentimento ou frustração.

Certa vez, ocupei o assento do meio de um avião e a mulher na janela, ao meu lado, pareceu horrorizada quando uma jovem mãe e o seu bebê se acomodaram no assento do corredor da nossa fileira. Eu ri e fiz um gracejo dizendo que era melhor estarmos prontos para cantar músicas e fazer caretas pelas próximas horas. Ela respondeu com um revirar de olhos: "Isso *sempre* acontece comigo. Tem sempre um bebê chorão ao meu lado em cada voo que faço. Juro que não sei o que fiz para merecer isso."

Aquele bebê chorão na sua fileira — aquele desafio, aquela provação, aquela lombada — estava acontecendo *a* ela? Não, aquilo não estava acontecendo *a* ela, estava simplesmente acontecendo *perto* dela, e, Deus sabe, não era pessoal. Se pudermos aprender a aceitar com equanimidade e graça as coisas que a vida nos lança (sobretudo aquelas que são bem mais complicadas do que a presença de uma criança que não consegue dormir e chora por perto), confiando na nossa capacidade de lidar com elas graças a uma força superior, seremos capazes de enfrentar todos os tipos de desafios.

É na aceitação que começamos a jornada para a espiritualidade, para aceitar que muitas vezes estamos à mercê de algo maior do que nós mesmos.

A aceitação começa dentro de nós

Entre tantas qualidades divinas ou sagradas de que dispomos, sabemos que a aceitação é uma das maiores virtudes. Contudo, sem aceitar a maior parte de si mesmo, como você será capaz de aceitar os outros? Assim como acontece com a compaixão — sem compaixão por si mesmo é mais difícil ser compassivo com os outros —, a aceitação precisa começar por você.

Quer saber de uma razão importante pela qual as pessoas que estão florescendo têm menos propensão a ficarem deprimidas ou ansiosas? Tem tudo a ver com aceitação, e constatamos isso em dois dados distintos, mas relacionados. Descobrimos que quem está florescendo tem mais disposição para pedir desculpas. Além disso, quem está florescendo tem níveis mais elevados de autocompaixão.

Caro leitor, quem de nós nunca errou e acabou ferindo alguém, ainda mais alguém que amamos? A vergonha costuma ser um tipo de resposta quando se causa um dano, mas o cérebro envergonhado — que a psicóloga Mary Lamia descreve como "uma emoção oculta, contagiosa e perigosa"[2] — não aprende nem cresce a partir dos erros; ele se pune. Uma opção melhor é tentar ser mais gentil consigo mesmo. Nenhum de nós é perfeito, longe disso, mas todos nós, parafraseando Brené Brown, continuamos a merecer amor e senso de pertencimento. Você pode consertar as coisas, ou melhor, aprender e crescer ao mesmo tempo; é só dizer que lamenta, pedir desculpas ao outro. Admita que errou, admita que é imperfeito, admita que, às vezes, você reage pela emoção, em vez de escolher a melhor forma de responder à situação.

A vergonha também pode aflorar em momentos de intensa pressão nas nossas vidas e carreiras junto com sentimentos fortes de desesperança, medo, raiva ou inveja.

A meditação que cultiva a consciência gentil ajuda a "descontaminar" as nossas mentes. O ponto de partida é tomar consciência de emoções e pensamentos à medida que despontam, sem afastá-los, por mais desconfortáveis que sejam. Dar nome a um sentimento e permitir, sem oferecer resistência, que ele venha à tona podem gerar pânico e pensamentos como *isso é demais para mim* ou *não consigo lidar com isso*. Estamos acostumados a deixar os pensamentos desagradáveis fervilhando no fundo da nossa mente, sem nome nem processamento. Acolhê-los no primeiro plano das nossas mentes gera uma onda de resistência.

A atenção gentil nos ajuda a parar de perceber emoções difíceis como ameaças ou fracassos pessoais para passar a enxergá-las como fontes temporárias de desconforto — muitas vezes tendo menos a ver com o momento presente do que com o passado — a serem tratadas com ternura. Dá as verdadeiras dimensões daquilo que parece ser opressivo. Ao nos concentrarmos em inspirar e expirar para nos ancorar, é possível deixar a dor e a compaixão coexistirem. Nossas respostas-padrão ao estresse estão profundamente enraizadas por anos de prática, por isso talvez seja necessária uma prática de meditação regular, se não diária, para desfazer toda aquela experiência vivida.

Como descobriram os neurocientistas, o que praticamos se fortalece no nosso cérebro. Se praticamos a vergonha, escondemo-nos e não aprendemos com os erros. Se praticamos a autocompaixão, essa gentileza nos permite ser vulneráveis, imperfeitos, e fazer o que todos nós deveríamos praticar mais: pedir desculpas e crescer a partir dos nossos erros. Isso, por sua vez, nos permite construir novos padrões de resposta, nos tornar mais observadores e menos reativos e ser mais indulgentes em relação às imperfeições dos outros.

Shauna Shapiro, psicóloga que estuda a compaixão por si mesma e pelos outros, descreveu a própria luta contra a vergonha e a dúvida num TEDx Talk e num livro subsequente.[3] Ela descobriu que talvez não seja suficiente tentar apenas ser mais compassivo. Como todos nós, ela pode ser muito crítica em relação às suas falhas no que se refere à compaixão.

O professor de meditação de Shapiro na época recomendou que ela fizesse o seguinte todas as manhãs ao acordar e receber o dom de mais um dia de vida: olhar-se no espelho, colocar a mão no coração e dizer: "Bom dia, Shauna, eu te amo."[4] Shauna conta que teve uma reação negativa à ideia, achando-a vergonhosa demais. No entanto, em vez de não fazer nada, ela optou por começar aos poucos dizendo apenas: "Bom dia, Shauna." Para a sua surpresa, aquilo começou a funcionar. Ela se sentiu mais terna e mais atenciosa com a sua pessoa. Também começou a se tornar mais corajosa, e, no final da sua palestra no TEDx Talk, ela se voltou para o público e orgulhosamente disse em voz alta aquelas palavras difíceis: "Bom dia, Shauna, eu te amo."

O silêncio interior

Eu estava ao telefone com uma cirurgiã e colega outro dia quando ela me contou uma história que me deixou estarrecido. Entre os seus mentores, está uma das maiores especialistas em transplantes do mundo. Essa notável cirurgiã está perto da aposentadoria, mas durante toda a carreira ficou conhecida pelo seu estilo intenso no trabalho. Em momentos de tensão, ela costumava rosnar para os residentes, as enfermeiras e os técnicos na sala de operação, e era conhecida por ter pouquíssima paciência com as opiniões alheias.

A falta de habilidades interpessoais dela não caía muito bem, disse a minha colega aos risos. Ela era tão temida quanto reverenciada. Apesar da sua habilidade óbvia e da incrível profundidade de conhecimento na área, ela não era capaz de formar uma equipe que pudesse apresentar um desempenho no trabalho em conjunto. Até ela sabia que não estava ajudando os colegas nem os pacientes da melhor forma possível.

Curiosamente, seu marido, que também é cirurgião de transplantes, muitas vezes trabalhava lado a lado com ela. Lidavam juntos com doadores vivos — ela tirava parte do fígado da pessoa viva, entregava a ele, e ele a introduzia no paciente com problemas hepáticos.

Um dia, há cerca de um ano, ele fez uma pergunta estranha: "Ei, o que você anda fazendo de diferente?"

"O que quer dizer?", perguntou ela.

"Bem, você sabe, você é a melhor e sempre foi", respondeu ele como um marido inteligente. "Mas, no último ano, cada fígado que você tem me dado tem sido perfeito. Tipo literalmente, inacreditavelmente, visivelmente perfeito. O que mudou?"

Pensando no assunto, ela concluiu que a única coisa que havia mudado nos últimos meses era que tinha passado a meditar regularmente antes de cada cirurgia, em parte na esperança de melhorar o seu relacionamento com outras pessoas na sala, e, em parte, talvez, para melhorar o seu relacionamento consigo mesma. Como resultado, ela aprendeu não apenas a tranquilizar as emoções e a escolher as palavras de forma mais intencional diante do caos, mas também a desacelerar a mente, acalmar as mãos e respirar em meio às dificuldades — habilidades que todos nós poderíamos empregar, quer estejamos segurando um bisturi, quer não.

A meditação a ensinou a existir dentro de um momento sem permitir a intrusão de erros do passado ou preocupações sobre o futuro. A forma de meditação que ela praticava também a guiava a conceder atenção gentil a todos os sons, sensações, pensamentos e sentimentos que surgiam no momento. Ela recebia todos com ternura, até as vozes de autoavaliação negativa e a preocupação, que aos poucos se acalmavam. Essa capacidade de prestar atenção à tarefa em questão — e a nada mais — traduziu-se em melhorias visíveis e mensuráveis na saúde e na segurança dos seus pacientes e no aumento do desempenho num nível que ela nunca havia alcançado antes.

Em outras palavras, sim, algo realmente havia se transformado.

Flexibilidade mental

Assim como aquela cirurgiã especialista em transplantes e como Shauna, eu também tenho dificuldades com a autocompaixão, com a aceitação. Nunca me sinto digno de elogios ou de sucesso. Como vocês, leitores, sabem, não consigo deixar de pensar que ainda preciso provar aos outros, na verdade ao mundo, que pertenço ao lugar onde estou. Apesar dos anos de trabalho nessa área, ainda luto para me aceitar.

Alguns dos meus bons amigos e colegas nos Países Baixos desenvolveram e testaram uma abordagem de saúde pública para promover a saúde mental. O programa é baseado na terapia de aceitação e compromisso (ACT, na sigla em inglês), cujo objetivo é aumentar a flexibilidade mental. Esse tipo de flexibilidade é uma competência que inclui dois processos interdependentes: (1) a aceitação de experiências negativas e (2) a escolha de como responder com base em valores ou princípios.

Uma pessoa mentalmente flexível está disposta a permanecer em contato com as suas experiências pessoais negativas e indesejáveis, em vez de evitá-las. Vocês se lembram quando minha companheira de assento no avião se deparou com a chegada de uma criança pequena na fileira? A maioria de nós tenta controlar ou evitar tais experiências indesejadas. Em vez de reagir emocionalmente a experiências negativas, o programa ACT nos incentiva a fazer escolhas conscientes com base nos nossos valores e objetivos para criar uma boa vida. Uma mente flexível pensa em todas as maneiras pelas quais o bebê no assento ao lado nesse longo voo poderia ser divertido ou, caso não fosse, como essa poderia ser ao menos uma oportunidade para o crescimento e para a generosidade, uma experiência de aprendizado, uma oportunidade de estar atento e presente sem julgamentos.

Aqui está um exemplo: ao chegar ao final de um trimestre muito difícil no trabalho, você deve preparar um imenso relatório para os seus superiores com base em resultados que vêm sendo coletados há meses. Um grupo de colegas trabalhou no projeto com você e falta apenas dar os toques finais. Poucos dias antes do fim do prazo, o chefe da sua chefe altera a estrutura dos relatórios. Embora os resultados permaneçam idênticos, tudo precisará ser reescrito para se adequar ao novo formato. Em suma, você tem alguns dias de sofrimento pela frente.

A maioria de nós gritaria ou choraria — ou faria as duas coisas —, e depois ligaria para um amigo ou colega simpático para desabafar e se queixar. Isso é totalmente compreensível. No entanto, o que você faria *a seguir*?

Reação inflexível: recuse. Vá até a sua chefe e diga que a solicitação é inviável, que é tarde demais e não há tempo para cumprir os novos parâmetros.

Reação flexível: convoque uma reunião com os seus colegas. Permita que todos na sala manifestem a frustração. Então, quando a poeira baixar, comece a fazer um novo plano coletivo de ataque. Alguém começa a trabalhar nessa parte do processo de revisão, outro reescreve a parte seguinte, um terceiro reúne os números ainda necessários, e assim por diante. Você continua se sentindo furioso e exausto, mas está escolhendo a aceitação em vez da evitação. Você aceita a mudança e trabalha com seus colegas para resolver o problema.

A mesma reação flexível-*versus*-inflexível pode ser aplicada em inúmeras situações, das mais sérias às mais bobas. O casamento de um amigo em comum em que o seu ex-marido insiste em aparecer com a nova namorada. Uma viagem de fim de semana para esquiar com os amigos que escolheram uma montanha que você e as suas habilidades atléticas medíocres não têm condições de encarar. Seu clube de leitura seleciona um autor do qual você não gosta e está se reunindo na casa de alguém que foi cruel com você no passado. Sua cafeteria favorita para de aceitar cartões de crédito, insistindo em pagamentos apenas em dinheiro. Seu parceiro de bridge de longa data desaparece sem deixar vestígios, e você descobre que ele anda jogando com outra pessoa.

No programa ACT montado pelos meus colegas dos Países Baixos, os participantes são incentivados a descobrir os seus valores em múltiplos domínios da vida e aprendem como responder à negatividade e à adversidade com base nos próprios compromissos e valores profundamente arraigados. O curso também ensina a se abrir e a emitir menos juízos sobre experiências pessoais. O objetivo é fazer com que os alunos aprendam a escolher com consistência respostas eficazes em qualquer situação, mas especialmente naquelas que são difíceis, para construir repertórios de comportamento flexíveis e orientados por valores.

A ideia toda é, na verdade, reminiscente da estratégia budista para levar uma vida melhor: o caminho óctuplo. A adversidade e a negatividade são naturais — o sofrimento existe! —, mas podemos viver de uma forma que mitigue os problemas causados pela evitação ou a repressão de experiências negativas. Devemos aprender a responder à adversidade e às emoções negativas com base em valores pessoais.

Em dois ensaios experimentais, um que incluiu treinamento de atenção plena, meus colegas descobriram que o programa tinha efeitos de moderados a grandes na promoção do florescimento.[5] Também puderam testar se o programa melhorava a flexibilidade mental e se o aprimoramento da flexibilidade mental era a razão para o aumento do florescimento. Em ambos os estudos, a flexibilidade mental explicava como o programa acentuava o florescimento, e fiquei empolgado ao saber que seus efeitos se mantiveram três meses depois.

Plano de ação: seja flexível. Comprometa-se com os seus valores. Escolha a aceitação. Para florescer, devemos treinar as nossas mentes para focar no que importa, fazer escolhas conscientes sobre a melhor maneira de responder aos desafios e às provações da vida, alcançar mais equilíbrio entre priorizar sentir-se bem por funcionar bem e ser compassivo tanto em relação aos outros quanto em relação a nós mesmos.

Às vezes, quando estou preso num ciclo de ruminação em que repasso repetidamente o mesmo conjunto de pensamentos negativos sobre algo que fiz — ou que mais alguém fez —, ordeno a mim mesmo em voz alta que pare. Às vezes, até estendo a mão num gesto físico: Chega! Então substituo o pensamento — ou pelo menos tento substituí-lo — por algo diferente.

Se você está com raiva de si mesmo por ter cedido aos doces ou por não ter terminado uma tarefa de trabalho dentro do prazo, permita-se sentir a preocupação e a raiva. Tire um tempinho para deixar que a culpa, a vergonha ou a fúria rolem, e, depois, pressione o botão de *parar*. Concentre-se no que é possível controlar, aquilo que você fará amanhã — nos legumes que vai comer, no adiantamento que fará no projeto coletivo que deve ser entregue no próximo mês —, e não nas coisas do seu passado, sob as quais você não tem controle. Aceite as suas falhas. Perdoe-se. Pratique a compaixão gentil primeiro, e, principalmente, em você mesmo.

Aproxime-se da divindade que há dentro de você

O que as práticas espirituais como a meditação têm em comum com os sistemas de crenças religiosas e rituais como a oração? Religiões saudáveis fornecem histórias e práticas que reduzem o nosso ego e egocentrismo e os substituem pelo oposto — bondade, generosidade, aceitação, e assim por diante — respondendo perguntas importantes sobre o mundo. Elas nos ensinam o que fazer com a dor e o sofrimento e nos lembram de como viver de uma forma que seja importante para os outros e para o universo. Você pode não concordar com as respostas dadas pelos diversos sistemas de crenças, mas elas têm sido um bálsamo para mentes questionadoras ao longo da história humana. Se você é uma pessoa religiosa, é provável que tenha descoberto que a sua adoração a qualquer deus ou deuses da sua crença traz grande significado para a sua vida.

Quando usamos a palavra *significado*, em geral nos referimos ao senso de que as nossas vidas têm valor e importância. Estudos apoiam a conclusão de que existe uma ligação indiscutível entre crença religiosa e um senso de significado na vida.[6]

Penso com frequência num estudo que li recentemente que comparava os níveis de religiosidade nas nações ricas com os níveis das mais pobres. Devo frisar que os pesquisadores eram cientistas, e não rabinos, imãs, monges ou sacerdotes. Por isso, as conclusões do trabalho parecem ainda mais surpreendentes. O estudo descobriu que a *satisfação* com a vida era maior nas nações ricas do que nas pobres, enquanto o senso de *significado* da vida nas nações pobres era maior do que nas ricas.[7]

Os itálicos são meus, pois quero enfatizar a diferença. Por que a satisfação seria maior, mas o senso de significado seria menor, para os habitantes das nações mais ricas? Ainda mais desconcertante: por que os habitantes das nações mais pobres encontrariam consistentemente mais significado na vida? Desconfio que, quando os entrevistados definiram "satisfação com a vida", eles entenderam que isso significava: "Tenho acesso aos indicadores de sucesso que considero necessários para sobreviver e prosperar?" No entanto, se também avaliaram o seu nível de "significado" como sendo inferior ao dos habitantes de nações mais pobres, estariam eles realmente mais satisfeitos com as suas vidas no verdadeiro sentido da palavra? Acho que não. A perda ou falta de significado na vida de alguém indica que o verdadeiro bem-estar — e não os indicadores de sucesso e realizações, mas a sensação de uma vida bem vivida, que é o que considero como bem-estar — provavelmente não está presente.

Naquele estudo, os pesquisadores descobriram que a falta de significado era atribuída, pelo menos em parte, a uma desconexão com a religião. A partir dos dados coletados, puderam constatar que, à medida que o PIB de uma nação aumenta, menos dos seus cidadãos reconhecem a religião como parte importante da vida cotidiana. O significado da vida era mais alto nas nações pobres porque os seus habitantes veem a religião como algo importante no dia a dia. Parece que o sucesso econômico corrói a religiosidade e, como consequência, há uma redução no senso de significado na vida. Leitores deste livro talvez não se surpreendam ao ouvir que os dados demonstraram que deixar de levar uma vida com significado aumenta o risco de suicídio.

Outros estudos chegaram à mesma conclusão, um deles afirmando que "a religiosidade pode fomentar um senso de significado, valor ou importância — seja para os outros (importância social) ou no grande esquema do universo (importância cósmica) — que, por sua vez, apoia o significado percebido".[8] Achei interessante que o mesmo estudo descobriu que a importância social, que discuti longamente no último capítulo, tinha valor, mas que a verdadeira virada no jogo em termos de elo entre religiosidade e significado percebido estava na importância cósmica.

Um estudo em que estive envolvido durante toda a minha carreira, a Pesquisa Nacional sobre Desenvolvimento na Maturidade nos Estados Unidos, examina em parte a importância da religião nos lares dos participantes nos anos de formação. Os pesquisadores queriam determinar se havia uma ligação entre o nível e a consistência da importância religiosa na infância e na idade adulta, e se essa adesão à religião era crucial para o florescimento na vida adulta. Os resultados demonstraram que apenas uma alta religiosidade, significando que a religião era muito importante, foi preditiva de florescimento.[9] Quando a religião era um pouco importante ou menos, não havia relação com o florescimento na vida adulta.

A consistência também importava. Quando a religião era muito importante durante a infância e permanecia assim na idade adulta, os participantes eram bem mais propensos a florescer. No entanto, outro grupo de adultos era quase mais propenso a florescer se a religião tivesse se tornado muito importante para eles ao longo do tempo, mesmo que não fosse tão importante na infância.

Minha conclusão? Você tem que estar totalmente envolvido para que a religião contribua para o florescimento. Acreditar em acreditar — se você escolher esse caminho — é vital para o florescimento.

Linguagens do espírito e da espiritualidade

Nascemos com o potencial de nos tornarmos bondosos, generosos, receptivos, conscientes de nós mesmos e da sociedade. Sua Santidade o Décimo Quarto Dalai Lama costuma dizer que cada um neste planeta é Buda, tem natureza de Buda, e é capaz de se tornar igual a Buda. O problema é que devemos praticar, praticar e depois praticar mais um pouco. Práticas e atividades religiosas e espirituais são exercícios. Não nascemos com os músculos morais e éticos protuberantes — eles precisam de treinamento para crescerem e se fortalecerem.

Transcender: aceitar as inevitáveis surpresas... 211

O exercício da espiritualidade pode vir em outras formas além da meditação ou da adoração. As práticas culturais também podem ser uma forma de espiritualidade. A linguagem é considerada um dos símbolos mais concretos de uma cultura — descreve coisas visíveis e invisíveis, o mundo material e o espiritual. Ela sustenta o passado e o conecta ao presente e ao futuro — assim como faz a espiritualidade exercitada.

Falamos em extinção das espécies, mas raramente estendemos o conceito à extinção da linguagem, mesmo que a extinção de linguagens indígenas ou aborígenes esteja acontecendo em ritmo alarmante. O Indigenous Language Institute estima que apenas metade das mais de trezentas línguas indígenas que eram faladas nos Estados Unidos esteja viva nos dias de hoje, e, no ritmo atual, apenas vinte ainda serão faladas até 2050.[10]

Uma cultura pode perecer quando a sua linguagem morre. A linguagem é a respiração e a pulsação que mantêm as culturas vivas. A morte dos idiomas nativos entre os povos indígenas representa uma ameaça à saúde e ao bem-estar dessas pessoas, sobretudo dos jovens. Pesquisadores canadenses introduziram um conceito de continuidade cultural nas culturas dos povos originários, cuja perda tem sido fortemente relacionada com as taxas de suicídio dentro de comunidades específicas. Na sua pesquisa, eles descobriram que as taxas de abandono escolar e de suicídio entre jovens aumentaram e ultrapassaram em muito as médias nacionais no Canadá à medida que o número de indicadores de contexto cultural diminuía.[11]

Eles também descobriram que as comunidades dos povos originários nas quais mais da metade dos integrantes tinham um domínio profundo ou capacidade de conversar na sua língua nativa apresentavam taxas de suicídio inferiores ou nulas.[12] Onde menos da metade dos integrantes era capaz de conversar na língua nativa, as taxas de suicídio entre jovens eram seis vezes superiores.

O que torna as línguas indígenas tão poderosas, tão propícias para sustentar a vida?

Em muitas culturas dos povos originários e de nativos norte-americanos, a espiritualidade é central para as visões de saúde e bem-estar, ao lado da saúde mental, física e emocional. A linguagem permite que os povos indígenas continuem a se envolver em tradições, rituais e cerimônias espirituais. Por meio da linguagem e da espiritualidade nativas, os povos demonstram respeito, honram e se dirigem à natureza — seus elementos, as estações, seus habitantes e o ciclo da vida — e mantêm contato com ancestrais falecidos que existem apenas no mundo dos espíritos.[13] O senso de continuidade, do passado ao presente, ao futuro e além, é um bálsamo para as pressões e as angústias da vida moderna. Talvez o conhecimento de que podemos estabelecer ligações através do tempo, ao longo da história, com entes queridos do passado e do presente, construa a fé de que existimos por um motivo, para criar, com a nossa presença vital e necessária, uma ponte entre o passado e o futuro.

Para mim, esse é um belo exemplo do tipo de reverência pelo mistério que deveríamos almejar. Quando perdemos alguém próximo, ficamos em luto eterno de uma forma ou de outra. A continuidade cultural, nesse caso criada pelas línguas indígenas, e a crença em algo maior permitem manter os nossos antepassados conosco para sempre. Não precisamos saber onde eles estão para saber que ainda estão conosco.

Quando a fé se esvai

Quando parei de confiar na minha abordagem profundamente espiritual da vida, há cerca de oito anos, a raiva, o ressentimento e a fome por pedidos de desculpas mais uma vez tomaram conta da minha vida. Minha esposa e eu nos mudamos para uma casa menor, de um andar, para passar a velhice. Deixei para trás o meu amado estúdio de ioga, que eu frequentara por vinte anos, e de repente perdi a minha comunidade espiritual. Em vez de tentar encontrar um substituto, parei de fazer ioga. Logo, me senti cada vez mais desvalorizado no trabalho. Viajava pelo mundo dando palestras como convidado e recebia milhares de citações — a moeda dos intelectuais. No entanto, minha universidade me dera apenas uma cátedra temporária com duração de três anos. Eu me sentia amaldiçoado pelo louvor passageiro. Tornei-me egocêntrico.

À medida que o meu ego se expandia, minha vida espiritual encolhia. Essa mudança acontece aos poucos. Você não percebe que está perdendo a dimensão do divino até que seja tarde demais. Isso afetou a minha capacidade de viver, de ser gentil, de conceder perdão, em vez de buscá-lo. Nossas mentes nos conduzem, mas também podem ser conduzidas. Nossos pensamentos e nossa atenção podem ser dominados por forças mais poderosas que outras.

Conhecemos a pesquisa sobre emoções negativas *versus* emoções positivas — o viés de negatividade — e compreendemos muito bem a conclusão: que o mal é muitas vezes mais forte do que o bem. Num jogo de um contra um, uma emoção negativa "vencerá" uma emoção positiva — terá mais influência na nossa memória e na nossa motivação. Contudo, acredite ou não, é possível mudar isso. Podemos trabalhar para anular a vantagem injusta que o negativo tem sobre o positivo. As práticas espirituais e religiosas, quando realizadas de forma regular, fortalecem a capacidade da nossa mente de conduzir, em vez de ser conduzida. Podemos ensinar a nós mesmos como desacelerar as coisas e escolher, repetidamente, prestar atenção aos nossos valores e princípios.

Quando fortalecemos as nossas boas intenções, agimos de maneiras melhores que honram o sagrado e o divino dentro de nós. A importância de cultivar o que os budistas chamam de "atenção correta" não pode ser exagerada. A atenção correta leva à intenção correta. Quando honramos o que há de melhor dentro de nós, honramos o poder superior, seja esse poder superior Deus, a natureza ou qualquer outra coisa que seja inerentemente boa, maior e mais forte do que você no seu momento de maior fraqueza.

A paz não é uma condição externa

Passei muitos anos trabalhando para superar a crença de que a paz é uma condição externa criada para mim, e não uma qualidade que posso criar para mim e para os outros. Também percebo que o modelo duplo *continuum* está em toda parte: a ausência de violência, caos, raiva e assim por diante não significa a presença de paz e serenidade.

A oração de São Francisco fala sobre esse ponto. Começa por afirmar que você é um "instrumento", o que significa que não deveria agir neste mundo com passividade, apenas como um ouvinte. Você deve fazer a música que deseja ouvir. Mahatma Gandhi deixou isso claro quando nos pediu para sermos a mudança que buscamos para este mundo.

A oração se volta imediatamente a usar a atenção correta para criar a intenção correta. Não se trata de evitar emoções negativas; mas, sim, de apoiar-se nessas emoções para encontrar algo positivo no outro lado. Onde houver ódio, semear amor; onde houver ofensa, levar o perdão; onde houver desespero, concentrar-se na esperança. A oração volta nossa atenção para fazer pelos outros o que em geral buscamos apenas para nós mesmos: compreender em vez de ser compreendido, amar em vez de ser amado, pois é dando que se recebe.

O que ensaiamos nas nossas mentes fica maior e mais forte, e aquilo em que colocamos a nossa atenção determina o que deixamos entrar para nos influenciar. Se você ensaia ser rejeitado ou sofre com as muitas maneiras como se sente desconectado, essas formas de pensar — excelentes para encorajar o entorpecimento, aliás — se tornarão neurologicamente mais fortes.

Há pouco tempo, li um estudo no qual pesquisadores analisaram dois grupos de instrumentistas que estavam ensaiando determinada peça musical.[14] Um grupo ensaiou fisicamente uma peça para piano, enquanto o outro grupo ensaiou a mesma música durante o mesmo tempo, mas apenas nas suas mentes. O grupo que apenas imaginou ensaiar a peça musical teve substancial crescimento potencial de neurônios no córtex motor do cérebro. O que você ensaia na mente cria os caminhos neurais que permitem o comportamento. O que você faz molda o cérebro, mas o que você pensa também molda o comportamento.

Todos os dias fazemos escolhas sobre o que ensaiamos e onde vamos despender atenção. Ao ensaiar para uma peça ou um recital na escola, você faz diversas repetições para estar pronto para a noite de apresentação. Durante muitos ensaios, você aumenta a sua intenção de agir de determinada maneira quando chegar a hora. A maioria das práticas religiosas e espirituais é apenas isso: ensaio. Você ensaia no programa de aceitação e compromisso, ensaia quando está em oração, ensaia em meditação e ensaia em posturas de ioga. Todo esse ensaio estimula o crescimento neural necessário para aumentar a sua intenção de agir de uma maneira boa, e não de uma maneira ruim. Tudo isso pressupõe o uso deliberado da atenção porque você está escolhendo prestar atenção a algo espiritual mesmo quando confrontado por tantas distrações. A atenção é um guardião. A intenção é a porta de entrada.

Plano de ação: seja melhor como guardião. Somos os guardiões mentais do que queremos deixar que entre dentro de nós. A atenção é o porteiro, a equipe de segurança. Aquilo em que escolhemos prestar atenção é o que permitimos dentro de nós e, portanto, o que permitimos influenciar o nosso cérebro e comportamento.

Nem sempre é possível escolher quem entra na sua casa, mas em geral se decide quem fica. Se você se concentrar nas nuvens de chuva no horizonte, talvez deixe de ver a luz do sol acima da sua cabeça. Se não conseguir superar a fúria quando o cafezinho chega frio, vai deixar de perceber como o balconista sorriu para você ao entregá-lo. Se estiver ocupado demais gritando com o motorista que acabou de mudar de faixa à sua frente sem usar o pisca-alerta, talvez se esqueça de cantar a sua música favorita que está tocando no rádio.

Procure uma espiritualidade que lhe sirva

Já ouvi a meditação ser descrita por monges budistas como a criação do acampamento-base necessário para o estágio mais difícil de uma escalada — chegar ao cume da montanha. Ninguém vai ao monte Everest para ficar no sopé e dizer que realizou algo digno do seu tempo, do seu esforço e da sua vida. Todo mundo quer chegar ao cume.

Construir um acampamento-base é vital, mas não devemos nos contentar em ficar por lá. A vida passada no acampamento-base é uma vida passada em entorpecimento. No entanto, a vida não é para isso. Vivemos para tentar alcançar o nosso próprio cume. Devemos ter objetivos mais elevados — e florescer.

De acordo com as tradições espirituais contemplativas, devemos começar por tentar ver a nós mesmos e à nossa vida com mais clareza e honestidade. Devemos começar pela mente. Nosso acampamento-base é uma mente tranquila, aquela que permanece focada e sob controle durante a pressão, um lugar para onde sempre podemos retornar para nos recuperar e recobrar nossas forças quando a escalada se torna difícil demais.

Acontece que o meu acampamento-base é a ioga — é aí que a minha mente se acalma. Os sutras, escritos há milhares de anos por Patanjali para codificar os princípios e os ensinamentos da ioga, são para os praticantes o mesmo que a Bíblia é para os cristãos, a Torá para os judeus, o Alcorão para os muçulmanos, e o ensinamento do Buda para os budistas. Neles, Patanjali enquadrou a ioga como um meio de desenvolvimento espiritual que é necessário para a superação dos muitos dos obstáculos e das adversidades da vida.

Plano de ação: encontre o seu acampamento-base, seja ele qual for. Procure um estado de consciência relaxada onde e quando puder. No meu caso, depois de uma sessão de ioga, sinto-me como se fosse um pano molhado e completamente torcido da melhor maneira possível. Tanto o meu corpo quanto minha mente ficam absolutamente relaxados. Isso não é muito diferente da sensação de relaxamento que se tem depois daquele primeiro gole de bourbon depois de voltar do trabalho — um esquecimento descontraído. A ioga faz você se sentir relaxado, mas alerta e muito consciente. Consciência relaxada é como descrevo uma mente verdadeiramente tranquila.

A consciência relaxada é o lugar onde reside o aprendizado. É o estado mental em que a aprendizagem pode ocorrer, o tipo de aprendizagem que nos inspira a dar os próximos passos para nos tornarmos uma pessoa melhor. É o acampamento-base. A partir daí, teremos mais chances de chegar ao cume.

Acalme a mente

Além do fim de uma mente caótica, os sutras da ioga prometem mudanças nas relações interpessoais.[15] A prática leva a mais do que apenas a consciência relaxada. Pode proporcionar uma mente mais tranquila e menos crítica não apenas em relação aos outros, mas também a si mesma. Alguns sutras prometem exatamente isso: que a prática de ioga promoverá uma transformação pessoal "por meio do cultivo da amizade, compaixão, alegria e indiferença ao prazer e à dor [...] a consciência torna-se favoravelmente disposta, serena e benevolente". Quando estamos em paz e somos mais gentis conosco, por sua vez, trazemos a paz e somos gentis com os outros.

Com essa mente mais tranquila, você age melhor em relação aos outros e comporta-se de maneira diferente em situações complicadas. Situações e pessoas difíceis trazem à tona emoções difíceis em nós. Sem pensar, tendemos a nos concentrar externamente no que pensamos ser o problema, e não internamente no que podemos controlar. Uma mente tranquila não se funde com emoções negativas.

Plano de ação: às vezes, quando percebo que estou ficando chateado com o comportamento de alguém, paro e penso na minha reação. Por que a minha reação é automaticamente culpar e julgar outra pessoa pelo seu comportamento? Tento dar um tempo para acalmar a minha mente. Afinal, minha reação fala bem mais sobre algo que acontece em mim do que sobre o comportamento que provoca a minha reação. Reserve um momento para examinar o que está acontecendo dentro de si — sem culpa nem julgamento. Acalme o seu crítico interior e trabalhe, naquele momento, para se aceitar sem fazer mais juízos. A partir daí, fica mais fácil aceitar os outros também.

Em vez de reagir a uma situação negativa com negatividade, uma mente calma olha para fora para fazer o que é certo para os outros, em vez de instintivamente se proteger. Cultivar o hábito de fazer o que é certo para os outros também promove a serenidade — um círculo autossustentável de positividade.

Não existe pílula mágica

A ioga é realmente tão mágica assim? Seria capaz de consertar todos nós e nos fazer florescer? Infelizmente, não — não é tão simples. Um estudo realizado nos Estados Unidos sobre pessoas que frequentam regularmente estúdios de ioga descobriu que o florescimento não era mais comum entre elas do que entre estudantes universitários. Encorajá-lo a praticar ioga pode não ser mais útil do que estimulá-lo a ir para a faculdade, pelo menos no que se refere a passar do entorpecimento para o florescimento.

Um grande estudo norte-americano sobre ioga descobriu que uma "prática mais completa" produz mais benefícios do que um trabalho dedicado apenas às posturas. Aqueles que estudavam a filosofia da ioga e que a praticavam com mais regularidade relatavam níveis mais elevados de atenção plena, tinham uma dieta mais saudável (que incluía mais frutas e legumes), dormiam melhor e estavam mais propensos ao florescimento. Uma prática de ioga completa, feita com consistência, conduz, com o passar do tempo, a uma maior possibilidade de florescimento.[16]

Em outras palavras, você deve se devotar à prática. A prática contínua fortalecerá a sua devoção ao caminho.

A filosofia da ioga, a meditação ou qualquer outra prática espiritual são bem parecidas com o caminho óctuplo do budismo: estudar e então pôr em prática formas de ser mais ético e melhor na vida cotidiana. A paz que se sente ao final da ioga ou da meditação é uma preparação, um começo, do trabalho para ser uma pessoa melhor. Uma mente tranquila é aquela que está pronta a aprender sobre si mesma. Uma mente tranquila permite que você se sinta confortável ao se interiorizar e aprender coisas sobre si mesmo — essa é a essência do caminho interno do florescimento.

A ioga, assim como outras formas de atenção plena praticadas por inteiro, pode conduzir à transcendência. A transcendência costuma ser descrita de diversas formas: pode significar que você não sente mais que é uma pessoa separada e desconectada; os limites entre você e algo maior — a natureza, o mundo, sua prática espiritual, seu deus — se desmancham.

Uma amiga me contou uma história sobre uma viagem a Nova Orleans que ela fez há muitos anos com amigos. O grupo passou a noite alegremente procurando os locais mais lotados que pudessem encontrar, aqueles que tinham música saindo pelas portas da frente. Se estiver barulhento e lotado, deve ser o melhor lugar, certo? Mas uma das paradas escolhidas era tranquila — quase tranquila demais. Eles entraram e encontraram uma multidão imóvel, quase reverente. Havia dois senhores de cabelos brancos na frente, sentados em cadeiras, um do lado do outro, tocando os seus instrumentos com os olhos fechados. Parecia que eles vinham improvisando juntos em Nova Orleans pelos últimos cinquenta anos.

Os dois homens tocavam uma versão lenta e triste de "Time After Time" — uma interpretação tão impressionante que nas pausas entre as notas, segundo a minha amiga, daria para ouvir se um alfinete caísse no chão. Ela me disse que ficou sozinha no meio daquela sala lotada não apenas escutando a música, mas sentindo-a, ouvindo aquela conversa musical que provavelmente se desenrolava por décadas entre dois velhos amigos. Lágrimas escorreram quase despercebidas pelo seu rosto. Aquilo, ela me disse, foi o mais próximo que já se sentiu da transcendência.

Plano de ação: não vou obrigá-lo a praticar ioga, a menos que você queira. Isso me trouxe muita realização e alegria, mas não é para todo mundo. Porém, quando você se dedicar a algo, dedique-se de verdade. Isso não significa que precisa reservar 20 horas por semana ao seu novo hobby ou compromisso. Significa apenas que deve permitir que o seu coração esteja envolvido nisso — acreditar profundamente.

Se você tiver tempo para fazer aulas de pintura para adultos, não esconda o seu trabalho quando o professor aparecer. Não falte à segunda aula por achar que a primeira foi vergonhosa. Abrace o constrangimento, supere a hesitação.

Abra o seu coração e a sua cabeça para as possibilidades de encontrar significado e beleza em todos os tipos de lugares. Talvez seja um palco clássico de jazz no bairro Tremé de Nova Orleans. Ou talvez na ala de arte moderna do museu local no dia da entrada franca. Pode ser enquanto observa pássaros no bosque perto da sua casa ou olha as gaivotas em busca do jantar na praia ao pôr do sol. Talvez aconteça enquanto você lê um poema impresso nas paredes do metrô e sente a respiração ficar presa na garganta. A beleza está em toda parte se você se permitir parar e procurá-la.

Acredite que uma conexão emocional com algo novo ou diferente, especial ou raro, é algo que vale a pena perseguir. Essa sensação de conexão com algo maior, de existir com algo maior do que si mesmo, é incrivelmente poderosa.

Conexões espirituais

As conexões com o mundo que nos rodeia, mas também entre nós, são mais fortes do que imaginamos. Sabemos pela extensa pesquisa que mencionei antes que o nosso nível de solidão à medida que envelhecemos é um grande determinante da saúde.

Estudos têm mostrado que um maior envolvimento na religião pode servir como proteção contra a solidão.

Num estudo que examinei, os pesquisadores descobriram que "a frequência religiosa está associada a níveis mais elevados de integração e apoio social, e que a integração e o apoio social estão associados a níveis mais baixos de solidão".[17] Como demonstram os dados desse estudo, "o envolvimento em instituições religiosas pode proteger contra a solidão numa fase posterior da vida, integrando os idosos em redes sociais maiores e mais solidárias".

Conectar-se a algo maior nos faz sentir menos sós. Quando nos sentimos mais sozinhos, temos a sensação de que somos uma única célula ou átomo flutuando sem propósito questionando a nossa vida. Estar sozinho gera medo e uma sensação de perigo, o que faz o mundo parecer mais perigoso e menos hospitaleiro. Tornamo-nos mais reativos e propensos a agir negativamente em relação aos outros. E isso acaba virando um ciclo autodestrutivo que se alimenta de si mesmo e que, se não for controlado, leva a um comportamento autodestrutivo.

Os alcoólatras descrevem esse ciclo autodestrutivo de medo, aquele que causa desconexão, o que serve para criar mais medo, como uma espiral descendente que leva muitos ao "fundo do poço". O final desse ciclo é a autodestruição que leva à morte ou ao renascimento. Para alguns, é preciso enfrentar a escolha final e iminente entre a morte e a vida para interromper esse ciclo.

Sinto essa espiral descendente acontecendo em pequenas dimensões ao redor do mundo, não apenas na vida de tantas pessoas, mas também em grande escala nas sociedades, nos Estados Unidos. Acredito que as pessoas estão se sentindo cada vez mais sozinhas e desconectadas da natureza espiritual do universo. A mudança climática, uma pandemia global, as guerras, o retorno da ameaça nuclear, os incêndios florestais desenfreados, as inundações em algumas áreas e as secas terríveis em outras, as temperaturas mais altas em todo o mundo e as tempestades cada vez mais violentas nos fazem sentir como se vivêssemos num universo raivoso e vingativo, não naquele que celebra a vida.

É difícil conectar-se com um universo que parece propenso à destruição — talvez até mesmo à nossa destruição. Se não cuidarmos disso, não cuidamos de nós. A caridade e a bondade são as lições religiosas mais antigas e espirituais — aliás, humanas — conhecidas pela humanidade. Vamos mantê-las em mente.

Para mim, tudo começa com o mistério. Minha convicção fundamental de que o universo celebra a vida e o amor me faz querer me conectar aos seus mistérios. Mesmo quando não estou no meu estado mental espiritual e trabalhando nele, algo que se passa e desperta em mim a sensação de mistério me leva nessa direção. Então eu o aconselho a acolher mais mistério na sua vida — mistério sobre si mesmo, mistério sobre outras pessoas e mistério sobre todas as ideias, perguntas e sobre a vida que há por aí.

Quando me apresentam algo sobre a vida e o universo em que vivemos que desperta o meu senso de mistério, fico curioso. Quero saber mais, quero explorar. Fomos construídos para ser máquinas de aprendizado; nossos corpos têm uma incrível capacidade aeróbica de resistência combinada a membros que carregam uma mente por onde vão. Não se pode realmente aprender sobre algo que se odeia e se destrói. É preciso partir de uma perspectiva de cuidado e preocupação.

Esse cuidado vale nos dois sentidos. Quando me sinto conectado ao universo, não me sinto sozinho porque tenho a sensação de estar caminhando com um poder superior — um universo que é nutrido, saudável, e que continua sendo um lugar onde estou seguro e protegido. É, portanto, um lugar ao qual pertenço.

Durante a minha busca espiritual, venho concordando cada vez mais com os ensinamentos que dizem que somos criados com a centelha do divino, do sagrado, dentro de nós. Nascemos com o potencial para sermos bons, para nos tornarmos pessoas melhores. Quando pratico a autocompaixão e a aceitação — quando sigo os valores em que acredito —, honro a mim mesmo. Ao me honrar, trato as outras pessoas com a honra que merecem porque a divindade também está nelas.

Sempre pensei que Deus tinha que entrar em mim, que eu tinha que acolher um poder superior. Agora, sinto como se fosse o contrário. Eu estava tentando deixar Deus entrar quando, na verdade, o esforço árduo para melhorar é a chave que permite que o Deus que está dentro de nós aflore.

Fazendo o trabalho

Há muito mais na espiritualidade do que a prática física — posturas de ioga ou um breve período com um aplicativo de meditação —, assim como existe muito mais na religião do que a frequência aos cultos, embora milhares de estudos demonstrem que essas práticas reduzem o estresse.[18] No entanto, o objetivo do culto religioso — na minha opinião — é nos lembrar, por meio de histórias e parábolas, do trabalho que ainda temos que realizar em nós mesmos. Muito é acrescentado à vida se observarmos o chamado ao trabalho ético e à ação por trás das práticas religiosas e espirituais.

Plano de ação: busque atividades que demandem que você se deixe de lado. Então, comprometa-se com elas com a mente e o coração abertos. Preste atenção a si mesmo — o que pode ganhar com o grupo ao qual está ingressando ou com a tarefa que está iniciando? O que há para você? Passe pelo menos um pouco do seu tempo em atividades sem nenhum objetivo específico em mente — aquelas que simplesmente pedem que preste mais atenção ao mundo ao seu redor, aos sentimentos que fluem através de você.

Uma amiga minha me contou recentemente uma história passada no período em que ela teve a sorte de cursar um semestre da faculdade em Paris. Como estudante em tempo integral, essa amiga tinha entrada franca em praticamente todos os museus. Morava não muito longe do Louvre, então, pelo menos uma vez por mês, botava os fones de ouvido, ia até lá e escolhia uma ala para passar 1 ou 2 horas. Não queria ficar parada na fila para a *Mona Lisa*, nem queria atravessar o museu correndo em apenas um dia só para ser capaz de dizer que já tinha estado lá.

Ela queria sentir alguma coisa. Queria experimentar a reverência, encontrar um momento dentro de si, sozinha, por um instante, em silêncio, admiração e alegria. Ela escolhia, digamos, artefatos egípcios ou escultura francesa e vagava devagar pelos corredores ouvindo música, olhando para a bela arte e sentindo as emoções que passavam pelo seu interior.

A transcendência caminha devagar. Se você não desacelerar, pode ser que ela nunca o alcance e você vai perdê-la por completo. Como descobriu minha amiga que foi levada às lágrimas enquanto estava imóvel num clube de jazz de Nova Orleans, se você desacelerar por um momento — quem sabe até parar por completo —, a transcendência talvez tenha a chance de alcançá-lo. *Isso*, sim, se parece com sucumbir a algo maior.

Abra os olhos para o caminho à sua frente

Os ensinamentos religiosos e as filosofias espirituais nos direcionam para a tarefa sagrada, mas difícil, de trabalhar para se tornar mais semelhante a Deus no que se refere às qualidades do nosso caráter. Se trabalhar para se tornar alguém melhor fosse tão fácil assim, não seria a maior parte do mundo gentil, generosa, honrada, e assim por diante?

Devo avisar, não encontrei um caminho religioso ou espiritual trilhado por uma pessoa sozinha e ninguém fez esse percurso ficando parado. Ninguém chegou ao topo do equivalente espiritual do monte Everest sem ajuda, sem guia, sem comunidade. Da mesma maneira, ninguém que buscou a iluminação permaneceu no acampamento-base.

Todo local budista de desenvolvimento espiritual tem o que é chamado de *sangha*, uma comunidade de pessoas que buscam o mesmo fim querendo praticar os mesmos meios, sabendo que precisarão de ajuda para continuar o trabalho e permanecer no caminho para aprender com os líderes que estão na trilha há muito mais tempo e cujo caráter exemplifica os ensinamentos. Encontre as pessoas que o ajudarão a seguir, a continuar olhando para o que há na próxima esquina.

Como todos sabem, percorrer o caminho não se trata apenas do destino a se alcançar. Diz respeito àquilo que se experimenta no processo. No meu seminário sobre felicidade, uma das coisas que mais gosto de mostrar à turma é uma maravilhosa palestra no TEDx Talk sobre gratidão do fotógrafo Louie Schwartzberg, especializado em *time-lapses*. Suas fotografias são impressionantes — até mesmo inesquecíveis —, mas outro momento da conversa ficou comigo por ainda mais tempo. No vídeo, ele apresenta uma garotinha que fala longamente sobre aprender a desligar a TV. O que ela descreve é essencialmente o espanto: "Quando assisto à TV, são só programas, só fingimento. Mas, quando você explora, você ganha mais imaginação do que antes. E, hum, quando você tem imaginação, isso faz você querer ir mais fundo para ver coisas mais bonitas. Como o caminho, se for um caminho, pode levar a uma praia ou algo assim. E pode ser lindo."

Transcender: aceitar as inevitáveis surpresas... 227

Existe alguma metáfora maior para a vida do que essa? Aquela garotinha — um Buda em ascensão, na minha opinião — decifrou o código. Se você seguir o caminho — que inevitavelmente será acidentado, esburacado, tortuoso e até ocasionalmente escondido — e confiar de que há algo mais belo a cada volta, você poderá dar passos para deixar o entorpecimento e acolher o florescimento na sua vida.

Plano de ação: explore a beleza e o assombro da vida.

[8]

Ajudar: encontrar propósito (mesmo no que é mundano)

Nas palavras do escritor e teólogo Frederick Buechner, a vocação, ou propósito, é "o lugar onde a profunda alegria encontra a profunda necessidade do mundo".[1] Às vezes, confundimos ter um propósito com o estabelecimento de metas. Estabelecer metas dá um rumo às nossas vidas, é verdade, nos guiando para o sucesso por meio de uma série de medidas. O propósito nos conduz para o significado. Ao contrário das metas, que podem ser alcançadas, o propósito na vida talvez nunca seja totalmente realizado ou cumprido.

Identificar e perseguir uma vocação não é fácil, nem é um empreendimento que se resolve de uma vez só. O jornalista Po Bronson, no livro *O que devo fazer da minha vida: Histórias verídicas de pessoas que responderam a essa pergunta fundamental*, de 2002, narrou mais de novecentas entrevistas com adultos de todos os perfis que encontraram ou estavam à procura de um propósito na vida.[2] Bronson descobriu algumas crenças autolimitantes surpreendentes. Muitos dos entrevistados acreditavam que encontrar um propósito era algo egoísta, que poderia afastá-los em vez de aproximá-los dos seus entes queridos. Ou acreditavam que a busca não era prática e os levaria à falência, em vez de enriquecer as suas vidas e a vida dos outros. Outros acreditavam que era algo tão misterioso e escasso que seria necessário tempo demais para encontrá-lo.

Contudo, o propósito não é um artigo de luxo.[3] Se a sua vida gira em torno de se manter em segurança ao lado dos seus entes queridos, de garantir um teto sobre a cabeça da família ou pagar a hipoteca, você vai se lembrar com frequência da importância de tais atos, pois está fornecendo cuidado e apoio essenciais, e precisa reconhecer o que isso significa. No momento, talvez seja o suficiente. E, para muitos de nós, perseguir um propósito não exige ter a liberdade de mudar completamente de carreira ou os recursos para ir a um lugar completamente novo. Basta ter a disposição para fazer o trabalho interno, perceber como as nossas habilidades e os nossos talentos seriam capazes de preencher — ou talvez já estejam preenchendo — uma necessidade não atendida, seja ela pequena ou grande.

Como descobrir como criar esse tipo de significado na sua vida? Comece fazendo algumas perguntas. A pesquisa mostra que menos de um terço das pessoas em qualquer faixa etária tem um propósito na vida e responderia de maneira afirmativa às seguintes perguntas.

1. Você quer ajudar os outros (torná-los mais felizes ou reduzir o sofrimento deles) ou melhorar alguma condição no mundo?
2. Você acredita que tem um talento, uma habilidade ou uma qualidade pessoal que permitiria que fizesse isso?

A chave — mas não a única — é determinar quando e como dizer "sim" a ambas as perguntas. Para muitos, talvez para a maioria de nós, o propósito pode estar esperando na esquina — ou escondido nas nossas casas. O truque é se convencer a ir procurá-lo.

A pergunta mais básica

Uma terceira pergunta importante talvez seja mais difícil de responder, mas poderia colocá-lo no rumo certo.

3. Quem é você?

Tendemos a nos descrever de acordo com os papéis que ocupamos (pai/mãe, cônjuge, empregado) e o tipo de pessoa que pensamos que somos com base nos nossos sucessos e fracassos ou no que os outros pensam de nós. Deixe tudo isso de lado por um momento.

Ao perguntar "Quem é você?", quero que pense sobre o tipo de pessoa que você sabe que deveria ser — a melhor versão possível. Essa é a versão que tem a ver com a forma como você faz diferença no mundo, qual a sua importância, e não tem relação com os seus sucessos.

Pessoas que não têm certeza do propósito relatam sentir menor bem-estar do que aquelas que têm. Sim, a busca pode trazer à tona sentimentos de insegurança e talvez de medo. Existe até um novo termo para o tipo de ansiedade que surge quando as pessoas decidem iniciar essa caminhada: *ansiedade de propósito*.

Infelizmente, sentar e fazer planos nem sempre funcionam. É raro, embora não seja inédito, encontrar o propósito no escritório, onde a maioria de nós passa a maior parte das suas horas de vigília. Se você é um desses poucos sortudos, parabéns. O restante de nós talvez tenha necessidade de procurar em outros lugares. Enquanto busca, contemple o propósito de olho nas intenções, como venho lembrando-lhe ao longo deste livro.

Caminho externo: a busca pode começar pelo voluntariado para uma instituição de caridade local — um empreendimento nobilíssimo. Contudo, escolher a sua ação por um senso de responsabilidade ou pelo que poderia "parecer" como propósito para alguém talvez não o ajude a atingir os seus objetivos maiores.

Caminho interno: em vez disso, pense em escolher o caminho pelos próprios motivos porque está intimamente ligado ao *seu próprio* "porquê" maior e de mais ninguém. Se você seguir os seus instintos em vez de tentar corresponder à ideia dos outros sobre o que deveria fazer, o propósito, às vezes, aparece quando menos se espera. É preciso estar aberto, porém. Se você se colocar nos lugares certos, vai chegar uma hora em que o chamamento acontecerá — é por isso que você foi colocado aqui, neste planeta, neste momento. Esteja pronto quando chegar o chamado.

O propósito é muito pessoal

O propósito para um garoto de 18 anos que precisa decidir se vai ou não para a faculdade vai parecer bem diferente daquele da avó de 75 anos tentando descobrir onde passar os últimos anos da sua vida. Para o jovem de 18 anos, o propósito pode ser expandir a sua visão de mundo, conhecer pessoas com pontos de vista diferentes dos moradores da cidadezinha onde passou toda a vida, descobrir o que ainda não sabe sobre o mundo à sua volta.

A mãe dele? Seu propósito pode ser encontrar um jeito de manter um segundo emprego de tempo integral para ajudar a cobrir os custos da faculdade, para que o filho tenha condições de buscar o seu significado. A avó? Talvez seja sentir-se física e emocionalmente mais próxima da filha e do neto à medida que envelhece, à medida que o seu neto se aventura sozinho neste mundo, à medida que a sua filha lida com a ansiedade ao ver o seu bebê partir.

Conversei recentemente com Meghan, uma conhecida que estava passando por um momento um pouco difícil. Meghan tem filhos pequenos e um emprego que lhe demanda muito; mas, recentemente, sua cunhada lhe pediu um favor. Sua filha Molly — sobrinha de Meghan — estava tirando um ano sabático antes de começar a faculdade e precisava de um lugar para morar. Na casa dos pais, do outro lado do país, não estava indo bem. Molly precisava de uma grande mudança.

Receber uma garota de 18 anos — sem falar da dificuldade de encontrar uma cama para ela numa casa que passava por uma grande reforma — não era pouca coisa, mas Meghan sabia qual era a resposta. Sim, aquilo tornaria a sua vida mais difícil, mais complicada, mais emocionalmente carregada; contudo, não havia como recusar. Então, uma jovem que acabara de concluir o ensino médio e que vinha passando por muitas turbulências mudou-se para a sua casa.

Meghan aceitou o desafio com apenas um objetivo em mente: não facilitar o seu próprio fardo, mas descobrir como ajudar a sobrinha a encontrar o que estava procurando. Molly tinha um carro; isso era um alívio. Ela era capaz de se locomover pela cidade para fazer alguma tarefa ocasional e encontrar-se com o seu primo favorito que morava nas proximidades. Praticamente não fazia diferença ter mais uma boca à mesa de jantar, e ela ajudava nas tarefas domésticas quando podia. Mas como tirá-la de casa — ou pelo menos do sofá?

Meghan distribuiu o número de telefone dela para amigos que procuravam babás e passeadores de cães e deu para Molly as informações de contato de um conhecido que organizava um programa de futebol local e estava procurando um treinador voluntário. Mas nada parecia funcionar, até que ela apresentou a sobrinha a um grupo de mães — a maioria na casa dos 30, 40 e 50 anos — que malhavam juntas numa garagem local quase todos os dias sob o olhar atento e amoroso da treinadora mais durona e benevolente da cidade.

No início, Molly ficou um pouco horrorizada por se encontrar com mulheres mais velhas e muito tagarelas todas as manhãs, para não falar da intensidade do treino, mas a tia insistia na sua presença. E Molly comparecia. Uma coisa engraçada acabou acontecendo. Mesmo quando a tia não conseguia ir, Molly aparecia. Ela havia encontrado carinho no grupo de mães, estava ganhando confiança em si mesma ao fortalecer o corpo e aprendia a se sentir confortável num grupo de mulheres que, pouco tempo antes, eram completamente desconhecidas e que agora torciam por ela naquele momento difícil da vida. A treinadora não ficou nem um pouco surpresa. Centenas de pessoas tinham frequentado a sua garagem com o passar dos anos, todas com as próprias dificuldades, todas encontrando consolo na dor compartilhada de um treino difícil e no amor e apoio de um grupo de pessoas, em diferentes fases da vida, suando e sofrendo juntas.

Contudo, a parte da história que mais me interessou? Não é que o trabalho físico contribui para aumentar o senso de identidade de uma pessoa, embora seja verdade. Não é apenas reparar como nos sentimos formidáveis graças a uma forte rede de apoio, embora também seja verdade. Eu estava mais interessado na mudança de Meghan, não de Molly, embora esse não fosse o objetivo da história contada.

O que achei fascinante foi como a tarefa de apoiar a sobrinha durante esse período difícil também foi benéfica para *Meghan*. Ela precisava lidar com muitas coisas — e ainda lida —, mas a alegria de ver o florescimento da sobrinha numa versão nova e maravilhosa de si mesma trouxe uma sensação de propósito e admiração para a vida de Meghan, algo que ela nunca havia esperado e que nem percebera que lhe faltava.

Afinal, seus filhos pré-adolescentes e adolescentes tinham idade suficiente para não precisarem mais de cuidados constantes, o que era um alívio e uma tristeza ao mesmo tempo. De repente, ser mãe substituta de forma inesperada para uma garota de 18 anos — e observar todas as suas amigas adultas cuidando gentilmente da sobrinha para ajudá-la — fez com que Meghan entendesse que o seu propósito como mãe não acabava assim que os filhos aprendiam a arrumar a própria lancheira e sair de bicicleta para a cidade sozinhos. Havia uma versão nova e diferente da maternidade logo ao dobrar a esquina.

Havia, ela agora sabia, inúmeras esquinas à frente. E talvez, quem sabe, ela soubesse o que fazer.

Ter um propósito, viver o seu propósito

Nossa capacidade de pensamento autorreflexivo — a capacidade humana de se assumir como objetos do próprio pensamento e refletir não apenas sobre o passado, mas sobre futuras ações e vidas — nos capacita a encontrar um senso cognitivo de propósito na vida.

Embora a falta de um sentido de propósito possa levar ao entorpecimento, a pesquisa demonstrou que o seu desenvolvimento está ligado a inúmeros benefícios.⁴ Pessoas com um forte senso de propósito na vida relatam menos estresse, mais emoções positivas, menos problemas físicos e limitações diárias, e melhor saúde geral.

Li recentemente um estudo fascinante sobre resiliência em veteranos das forças armadas.⁵ Os pesquisadores descobriram que uma série de características eram preditivas da resiliência, incluindo estabilidade emocional, extroversão, gratidão, altruísmo e *ter propósito na vida*.

Os benefícios continuam indefinidamente, com vínculos com a melhoria mental e física, funcionamento executivo, memória e cognição geral, e até mesmo maior uso de medidas de saúde preventiva e menos noites passadas em hospitais.

Nosso desejo crescente de encontrar significado para as nossas vidas decorre do reconhecimento de que temos — tanto no passado quanto no futuro — um trabalho importante para executar. Quando os indivíduos encontram um propósito, descobrem a sensação de vitalidade e "de importar" para o mundo decorrente da dedicação de uma porção da vida para atividades importantes do ponto de vista pessoal e social. É isso que reduz parte da ambiguidade do futuro. Com um propósito, o futuro dos indivíduos permanece importante exatamente porque existem tarefas inacabadas a realizar.

Muitos cientistas, inclusive eu, propuseram e testaram modelos teóricos de saúde positiva que incluem dimensões psicológicas e sociais do propósito na vida. Concepções de boa saúde retratam os indivíduos como pessoas que acreditam na existência de um plano e, portanto, de um significado para as suas vidas.⁶

Minha amiga e colega, a psicóloga Carol Ryff, comentou que, em psicologia, a própria definição de maturidade "enfatiza uma clara compreensão do propósito da vida, um senso de direcionamento e intencionalidade".

O psiquiatra Viktor Frankl, que escreveu de forma comovente sobre a sobrevivência durante o Holocausto, argumentou que o senso de propósito é, em última análise, um produto da vontade de encontrar sentido, uma motivação para tornar as nossas vidas significativas.[7] A questão é se os indivíduos acreditam que têm algo digno e valioso para dar aos outros e à sociedade e até que ponto acreditam nisso.

Ryff vê o propósito como individualista, enfatizando a posse de metas e um senso de direção como uma base positiva. Como sociólogo, defendo uma concepção do funcionamento humano que reflete o fato de que a vida adulta é compartilhada com outras pessoas e comunidades e, com frequência, *em prol* de outras pessoas e comunidades. Assim, o propósito é mais do que ter ou não direcionamento, mas saber se vidas individuais são úteis e construtivas para os outros e as nossas comunidades. É por isso que um sentido de contribuição social — o sentimento de que você leva uma vida na qual faz algo de útil para os outros ou para a comunidade — é fundamental para o aspecto de "bom funcionamento" do florescimento.[8]

Há uma diferença entre ter um propósito na vida e levar uma vida com propósito. O último é o que chamo de "propósito autêntico" — o aspecto psicológico combinado ao senso de contribuição social. Propósito psicológico significa ter uma direção na vida e um desejo de deixar algum tipo de legado. A contribuição social é questionar se está se fazendo algo para impactar o mundo por meio dos seus atos.

Busque clareza, resolva a incerteza

A última metade do século XX pode ser descrita como um processo de desestruturação gradual da vida social. Normas sobre o momento do casamento e do nascimento de filhos, divórcio e coabitação, para citar apenas algumas, tornaram-se mais diversas e difusas, colocando maior responsabilidade na escolha pessoal. Como já abordei, a expectativa de vida aumentou muito durante o último século, o que é algo positivo. Ironicamente, com mais vida pela frente, somos confrontados com mais futuro para antecipar, e o futuro é sempre incerto. A melhoria na expectativa de vida tornou-se fonte de preocupação e ansiedade.

Tive uma aluna que pensou ter resolvido algumas das incertezas do futuro, mas aí a vida aconteceu e as perguntas voltaram a aparecer. Já vi isso acontecer muitas vezes na minha carreira docente. Os alunos estão sendo preparados para uma coisa, mas começam a ter dúvidas, pois os seus corações os empurram em outra direção.

Uma das minhas queridas alunas decidiu seguir o coração. Kari se juntou à minha turma de Sociologia da felicidade no seu ano de caloura, e, semanas após o início das aulas, eu a vi se iluminar. Acabou se inscrevendo em todos os meus cursos e até decidiu se formar em Sociologia.

Durante o terceiro ano, Kari me procurou para pedir alguns conselhos. Ela me disse que tinha que tomar uma grande decisão: estava decidindo onde estudar no exterior. Contou que havia recebido uma proposta para estudar comportamento infantil no departamento de psicologia de uma escola na Irlanda. Isso seria prático, alinhava-se com a sua especialização e era algo que os seus pais a encorajavam bastante a fazer.

Kari foi criada numa mentalidade prática, de classe média, em que você faz uma boa faculdade, arranja um emprego seguro, se casa, tem filhos e leva uma vida bem pensada. O irmão dela tinha acabado de se formar em Odontologia e, até onde ela sabia, provavelmente levaria uma boa vida como dentista, casado e com filhos, provavelmente se estabelecendo não muito longe do lugar onde havia sido criado, nos bairros residenciais de Nova Jersey.

No entanto, havia algo nesse trajeto seguro que não a agradava, e ela sabia. Kari me contou que sempre havia apreciado as dificuldades das minhas aulas e o modo como eu obrigava os meus alunos a olharem para o mundo de uma maneira diferente — e que havia boas razões científicas para fazê-lo. E é verdade. Muitas pessoas pensam que as ciências sociais e o estudo da felicidade e do bem-estar são, bem, temas superficiais. Contudo, sempre tentei tornar as minhas aulas bastante rigorosas. Eu queria que os meus alunos assumissem a possibilidade de florescer tão seriamente quanto eu. Ela me contou que o motivo pelo qual adorava as minhas aulas era que, semana após semana, lá estava eu fornecendo provas científicas e muitos dados demonstrando que o compromisso com o nosso próprio bem-estar é vital e que temos algum controle sobre o nosso destino.

Ela me lembrou do que eu havia ensinado a ela nos últimos quatro anos. "Para que serve a vida, afinal?", disse ela. "Não é apenas para se sentir bem, certo ou feliz. Isso faz parte, é claro. Mas para que serve? Para que serve o sucesso? Para que serve o dinheiro? Para que servem todas as escolhas da vida se não a algum tipo de crescimento, experiência ou aumento no bem-estar?"

Depois de vários dos meus cursos, eu sabia que ela estava inundada de evidências de quanto o bem-estar importa. Tentei não sorrir de orgulho. Perguntei qual era a outra opção dela, aquela pela qual estava tão tentada, mas sentia que não poderia escolher de maneira responsável.

Acontece que, cerca de um ano antes, eu havia contado aos meus alunos sobre uma próxima visita do Dalai Lama. Isso a inspirou a assistir a uma aula sobre o Dalai Lama, o que a levou a assumir o comando do planejamento da sua visita ao campus.

A outra opção que ela estava considerando? Mudar-se para a Índia para estudar o budismo tibetano e mergulhar nos ensinamentos do Dalai Lama. Enquanto ela falava sobre esse outro caminho, assumiu uma postura ereta, praticamente reluzindo com a empolgação. Dava para ver. E eu percebia que ela sentia — aquele brilho que significava que estava perto de algo que despertava emoções realmente importantes para ela.

Escolhi as minhas palavras com muito cuidado naquela tarde. Eu com certeza não queria empurrá-la para algo que a deixaria pouco à vontade; mas, para mim, a escolha era clara. Falei que parecia óbvio para mim que ela realmente queria ir para a Índia. Por que estava com medo de escolher esse caminho? Examinamos as suas opções com cuidado, e ela me disse que eu tinha razão. Minha aluna realmente queria ir para a Índia. Estava certa de que tudo na sua vida a levava para lá; suas paixões apontavam para ela o caminho correto — em direção ao seu propósito. Então, acabou optando por ir para a Índia, o que, segundo ela, mudou o curso da sua vida.

Até hoje, Kari continua bastante obcecada com a ideia de que seguir as paixões e encontrar o propósito são realmente o que leva ao florescimento. Enquanto escrevo, ela está trabalhando no seu primeiro livro sobre mentalidade, bem-estar e resiliência. Estou muito orgulhoso. Kari está espalhando as suas crenças, encorajando inúmeras outras pessoas a tomarem decisões melhores em nome do bem-estar. A aluna se tornou mestre.

É tarde demais para encontrar o seu propósito?

Sabemos, pelas pesquisas, que tanto o propósito psicológico quanto a contribuição social declinam na idade adulta mais avançada. Aqueles que têm algum senso de direção e significado parecem incapazes de traduzir isso em contribuições sociais para terceiros.

Por que é mais difícil viver o seu propósito ao envelhecer? Concordo com a explicação de que a sociedade abandona os idosos no que diz respeito a oferecer-lhes escoadouros e oportunidades para contribuições significativas para a sociedade. Isso é conhecido como "atraso estrutural". O aumento da expectativa de vida saudável dos adultos não tem sido acompanhado, segundo a gerontóloga Matilda Riley, por mudanças nas normas e instituições sociais que poderiam canalizar e empregar as paixões, os talentos e os interesses dos mais velhos.[9] O objetivo da sociedade para esse grupo — se aposentar, aproveitar a vida, viver livre e despreocupado — não mais reflete a busca dos idosos por um propósito. Eu diria que nós, como sociedade, estamos perdendo uma grande oportunidade de nos beneficiarmos com a sabedoria dos mais velhos e, por sua vez, deixando de oferecer-lhes oportunidades vitais para florescer no fim da vida.

No entanto, o problema não começa quando chegamos aos 60 ou 70. Os gráficos de propósito autêntico sugerem que o declínio começa antes da idade da aposentadoria, em geral entre os 54 e os 64 anos. Depois que os adultos concluem a educação formal e entram no mercado de trabalho, não há outra instituição além da religião formal que encoraje, muito menos que os ajude a encontrar um propósito na vida. Existem fases da vida, como o casamento, a ascensão na carreira e as oportunidades de voluntariado que poderiam contribuir para o nosso senso de propósito; mas, em muitos casos, as pessoas têm dificuldade em reconhecer as suas contribuições sociais nessas fases mais pessoais da vida.

Alguém me contou recentemente uma história sobre uma boa amiga que, depois de muitos anos de sucesso numa grande carreira, tinha tomado uma importante decisão. O trabalho de Tanya na produção de televisão esportiva permitia-lhe viajar por todo o país, bem como ao exterior, para os *playoffs* da NHL, aos jogos de futebol de segunda à noite e até aos Jogos Olímpicos. Em determinado momento, estava viajando tanto que decidiu tentar fazer o exercício de subir a escada em todos os estádios da NFL que visitava. Embora o trabalho dela fosse divertido, exigente e certamente impressionante para aqueles ao seu redor, não demorou muito para deixar de atender a uma necessidade fundamental de Tanya. Simplesmente não era mais *para ela* porque ela não era mais quem costumava ser.

Os filhos de Tanya já eram adultos — o mais novo estava se preparando para se formar na faculdade —, e ela e o marido contemplavam a mudança para a comunidade tranquila onde passavam os fins de semana longe da cidade movimentada onde viveram durante a maior parte a vida adulta. Tudo ao seu redor estava mudando e, embora a sua carreira tivesse sido muito gratificante, ela sentia que talvez fosse a hora de mudar também. Então, aos 53 anos, resolveu abrir uma floricultura.

Tanya sempre amou flores — sua adorada mãe ensinou-lhe o básico sobre arranjos florais — e adorava dar cor, alegria e beleza a um momento com um arranjo de flores perfeito. Ela fazia isso pela família e pelos amigos havia anos, mas agora queria espalhar um pouco mais da sua alegria. Começou aos poucos, com apenas alguns amigos, mas o negócio cresceu. Em poucos meses, ela estava atendendo a casamentos, formaturas, festas de aniversário e preparando ornamentos para restaurantes.

Sua maior alegria era, no final das contas, ser generosa com os outros. Seus entes queridos sempre souberam disso, mas ela não tinha percebido isso em si mesma. Este era o seu propósito: espalhar amor e luz do sol para aqueles ao redor tornando um momento lindo e inesquecível de uma maneira que só ela sabia. Ela não se deixou abalar pelo crepúsculo da sua primeira carreira e pela partida dos filhos. Foi obrigada a examinar o que a motivava, qual era o seu verdadeiro propósito. Minha amiga me disse que ela sempre fora uma mulher incrível e deslumbrante, mas agora dava para ver o seu brilho do outro quarteirão. Qualquer que fosse o termômetro interno, ela estava pegando fogo. Nem sempre é tão óbvio — os momentos *eureca* são escassos e distantes entre si —, mas acredito que, se você desacelerar, ouvir o coração e entender como pode ajudar os outros com qualquer contribuição, também encontrará um propósito.

Plano de ação: aproveite oportunidades inesperadas para encontrar a sua luz. Uma ausência percebida de opções de desafios significativos para crescer e contribuir pode acontecer a qualquer momento na idade adulta. A aposentadoria e a proximidade do fim de uma carreira parecem ser a base para o "emburrecimento" na vida. A sociedade, intencionalmente ou não, está enviando aos idosos e aposentados a mensagem de que eles não têm nenhuma relevância social. Você, porém, pode optar por aceitar os desvios e as mudanças naturais da vida, assim como Tanya, como uma oportunidade para reavaliar qual é a sua necessidade interior. Então, em vez de lutar contra a mudança, poderá fluir com ela. No entanto, não concentre o pensamento em como encontrar o próprio brilho; em vez disso, tente focar o exterior — observar as maneiras como ajudar e contribuir para a felicidade dos outros pode trazer à tona o melhor brilho em você.

Nunca é cedo demais para encontrar um propósito

E quanto aos jovens? A educação formal está ajudando a prepará-los para encontrar sua vocação? Estão prontos e preparados desde cedo para procurar e determinar o seu propósito autêntico?

Estamos fazendo um bom trabalho de lançar jovens para a idade adulta com um propósito claro na vida?

Sim e não. Um estudo com jovens de 11 a 21 anos descobriu que um quarto deles estava tentando encontrar um propósito, o que significa que não havia nada definido, mas estavam ativamente em busca.[10] Um entre dez tinha um objetivo claro de ajudar os outros, mas não fazia nada, o que queria dizer que tinha um propósito, mas um sentido muito baixo de contribuição social. Os jovens do segundo segmento da educação fundamental e do ensino médio, em geral, não tinham nenhum propósito na vida, e apenas 16% deles relatavam um claro senso de propósito que ativamente tentavam pôr em prática.

Na faculdade, há boas notícias: quatro em cada dez jovens de 19 a 21 anos tinham um propósito autêntico. Haviam encontrado e atuavam nessa direção nas artes, em serviço comunitário, em atividades espirituais e por meio das suas famílias. No entanto, mais de 40% dos alunos não encontraram seu propósito. O que achei assustador foi que também não estavam fazendo nada para encontrá-lo.

Estudos sugerem que, para que os jovens desenvolvam uma orientação mais voltada para o social, é importante que os adultos sejam modelos de aspirações profissionais alinhadas com uma orientação pró-social.[11] Você descreveria o próprio trabalho em termos de aspiração ao sucesso — ser bom naquilo que você faz — para deixar alguma parte do universo um lugar melhor ou pelo menos com menos sofrimento? Você descreveria o seu trabalho em termos de consumo ou contribuição?

Pais que descrevem o próprio trabalho em termos do que obtêm com ele, e não a partir do que contribuem para os outros e para a sociedade — como são ajudados em vez de como ajudam —, podem modelar uma orientação para a vida que é mais baseada no consumo e no egoísmo do que na contribuição pró-social.

O mesmo pode acontecer quando os pais respondem e falam sobre os sonhos e as aspirações profissionais dos filhos.

Plano de ação: quando uma criança se apaixona pelo seu caminho rumo a uma futura ocupação, conversar sobre quanto dinheiro se pode ganhar, qual seria sua importância e o seu estilo de vida pode simplesmente tornar a orientação para o trabalho algo mais egoísta, em vez de algo em prol do social. Ficar entusiasmado com a aspiração profissional do filho descrevendo como ele poderia ajudar os outros ou a sociedade, como poderia resolver um problema importante ou aliviar o sofrimento no mundo pode ajudá-lo a se concentrar mais numa orientação pró-social para o seu futuro, uma pela qual será capaz de contribuir em vez de simplesmente adquirir e consumir coisas graças ao trabalho.

Sucesso à custa do florescimento

Como sabemos se o que procuramos é propósito ou apenas sucesso a qualquer custo? Um fenômeno ao qual vou me referir como o paradoxo asiático-americano é um ótimo exemplo desse enigma. Minha pesquisa mostrou que, embora esse grupo populacional esteja relativamente livre de doenças mentais, seus integrantes estão florescendo a taxas muito baixas. Por quê?

As famílias asiático-americanas têm a renda média mais alta (100.572 dólares) em comparação com as brancas (75.412 dólares), latinas (60.566 dólares) e afro-americanas (46.774 dólares). As famílias de renda mais alta são geralmente chefiadas por adultos com níveis de escolaridade mais elevados e empregos mais qualificados, o que resulta numa posição socioeconômica mais alta.[12] A qualidade de vida, a saúde e o sucesso dos filhos estão correlacionados positivamente com a melhoria da posição socioeconômica da família. Qualquer sociólogo preveria bons resultados de saúde mental a serem classificados da seguinte forma: estudantes asiáticos com melhor desempenho, seguidos por estudantes brancos, latinos em terceiro lugar e afro-americanos com piores condições de saúde mental, ou seja, as mais altas taxas de doença mental e entorpecimento.

No entanto, isso simplesmente não é verdade.[13] Estudantes asiático-americanos sentem torpor em taxas bem mais elevadas do que os indicadores nos fazem acreditar. Mas por quê?

Parte da explicação é o estereótipo da "minoria-modelo", que, ao mesmo tempo, ajuda e atrapalha. O estereótipo é que os asiático-americanos são trabalhadores, autossuficientes, mentalmente saudáveis, bem-sucedidos na vida acadêmica e profissional.[14] Em comparação com outros grupos étnicos e raciais, eles têm médias mais altas e resultados melhores em testes de desempenho, mais deles participam de atividades acadêmicas de alto nível e mais deles são admitidos em escolas superiores de prestígio.[15]

O paradoxo asiático-americano também pode ser explicado pela confluência de valores e práticas culturais. Por exemplo, a avaliação de desempenho parece ser mais enfatizada nas culturas asiáticas e nas famílias de origem asiática nos Estados Unidos. Os pais e as famílias podem exercer e exercem pressão sobre os filhos para que eles tenham um bom desempenho acadêmico e escolham empregos de prestígio com alto status social e remuneração.

Os jovens desse grupo étnico supostamente sentem mais pressão para ter sucesso acadêmico porque essa é uma forma de honrar a família e os sacrifícios feitos para ajudar os filhos a terem sucesso e mais oportunidades.[16] Porém, esses estudantes bem-sucedidos costumam descrever as expectativas dos pais como sendo extremamente elevadas e, por vezes, inatingíveis. Suas habilidades e seus interesses acadêmicos nem sempre se refletem na expectativa dos pais, que os empurram para graus avançados e carreiras como a de médicos, advogados, banqueiros, engenheiros ou profissionais das ciências naturais.[17] A disposição incansável é a chave do sucesso; mas, como uma faca de dois gumes, ela impede que os jovens saboreiem as suas realizações e se sintam bem consigo mesmos e com as escolhas que estão fazendo para moldar as suas metas para o futuro.

As expectativas dos pais preveem o aumento das expectativas não satisfeitas dos alunos para si mesmos. Entre os anos de 1990 e 2020, numerosos estudos foram publicados correlacionando várias medidas de perfeccionismo nos jovens e nas suas percepções sobre a influência dos pais sobre o seu comportamento acadêmico nos Estados Unidos, no Canadá e no Reino Unido. Desde 1990, tem havido um aumento constante em todas as três formas de influência parental nos três países.[18] Por quê?

Existem alguns prováveis culpados. Os pais estão mais diretamente envolvidos do que nunca na vida acadêmica dos filhos, e o aumento desse envolvimento parece ser maior entre os pais com ensino superior e status socioeconômico mais elevado. Os pais passam menos tempo com os filhos em brincadeiras e no lazer e mais tempo nas atividades escolares. Essa mudança ocorreu de forma mais dramática em famílias nas quais os pais alcançaram o sucesso — mais educação e mais prestígio, empregos mais bem remunerados, o que os incentiva a empregar a mesma fórmula do seu próprio sucesso inicial para os filhos.[19] Acredito também que o custo crescente e, com franqueza, as despesas escandalosamente altas da faculdade também respondem por crescentes expectativas, envolvimento e pressão sobre os filhos para que deixem a faculdade com o caminho livre para o sucesso econômico.[20]

Todos esses fatores podem levar ao perfeccionismo desadaptativo — expectativas muito altas e, consequentemente, não atendidas —, que atingiu proporções irracionais, irrealistas e punitivas.

Esse tipo de perfeccionismo mina o bem-estar que poderia ser criado por incríveis conquistas acadêmicas.

Existe algo chamado perfeccionismo adaptativo ou saudável. É aquele em que você, e talvez outras pessoas que se importam com você, tem padrões e expectativas altos. Em consequência, você dá duro e se esforça muito para corresponder às aspirações e aos sonhos. O que falta no perfeccionismo saudável é o autojulgamento. Ele não envolve culpabilizar-se por deficiências ou falhas percebidas. Perfeccionistas saudáveis têm mais autocompaixão.

Quem tem mais autocompaixão está mais motivado a se aprimorar.[21] Acredita que as suas fraquezas são modificáveis e trabalha mais para melhorar as suas fragilidades intelectuais e morais. Quando os seus erros machucam os outros, os autocompassivos são mais propensos a pedir desculpas e fazer as pazes. Seu senso de "eu" está enraizado na humildade e na percepção de uma humanidade comum de imperfeição e luta, e eles têm níveis muito mais baixos de narcisismo e um senso de valor próprio mais elevado e mais estável.

Não há como negar que grande esforço e persistência — "garra" — são coisas boas. No entanto, quando a garra não está vinculada à autocompaixão ou a um propósito na vida, ela pode levar os jovens a sofrerem pela ausência de sentido, como acontece com tantos universitários. Poderíamos ajudá-los se conseguíssemos desencorajar o perfeccionismo desadaptativo e substituí-lo pela versão adaptativa, que está inteiramente relacionada ao desenvolvimento da autocompaixão.[22]

Viktor Frankl argumentou que o sofrimento em si não é o problema.[23] O que é verdadeiramente prejudicial é o sofrimento sem sentido. O perfeccionismo desadaptativo cria padrões e expectativas de realização muito elevados, acompanhados por respostas difíceis e autocríticas ao fracasso. Ser perfeccionista é enfrentar a vida de desafios acadêmicos e de sofrimento sem significado.

Plano de ação: dê duro para encontrar e alcançar o seu propósito, mas tenha calma com você mesmo. Seja compassivo e curioso e, acima de tudo, tente ser compreensivo ao cometer erros na sua jornada em busca de um propósito. A prática da autocompaixão cria uma vida mais equilibrada em que você tem padrões elevados e trabalha em prol de conquistas louváveis.

A jornada rumo ao propósito

O último ingrediente do propósito é colocá-lo em prática. Como os adultos podem ajudar os jovens nesse sentido? Os adultos podem ajudar os jovens a encontrar propósito servindo de modelo ou apoiando-os. Como pai, você tem que levar o seu filho, e talvez os amigos dele, para inúmeras atividades todas as semanas. Quantas dessas atividades servem aos outros ou à comunidade, contribuem para uma causa ou ajudam pessoas necessitadas? Nós — pais e filhos — acabamos envolvidíssimos em tantas atividades diárias da infância, muitas das quais pouco contribuem para os outros. E se você trocasse ou acrescentasse uma atividade abertamente pró-social à lista?

Uma vez envolvidos em atividades pró-sociais, os jovens têm a oportunidade de desenvolver as suas preocupações ou atuar em prol de questões que os preocupam, como o meio ambiente, o controle de armas ou a saúde mental. Greta Thunberg é um exemplo famoso de alguém bastante jovem que, com o apoio da família, agiu de acordo com a sua preocupação em reverter a degradação do ambiente global. Ao tentar ajudar a resolver um problema da sua escolha, os jovens têm a oportunidade de se afastarem um pouco dos detalhes mundanos da própria vida e refletir sobre questões maiores. Esse recuo e essa reflexão provavelmente os ajudarão a esclarecer as suas futuras aspirações ocupacionais e a sua orientação pró-social.

Plano de ação: muitas pessoas sentem que não podem agir de acordo com os seus propósitos na vida porque eles exigem a aquisição de conhecimentos, habilidades e uma posição na sociedade que ainda não alcançaram. Tudo bem. Faça um "plano para um propósito". Fazer um plano para um propósito na vida não é o mesmo que procurar um propósito. Buscar quer dizer que você não tem nenhuma ideia do que fazer para ajudar os outros ou o mundo. Ter um plano para um propósito na vida significa que você sabe que há uma jornada pela frente à qual deve se dedicar, um programa de aprendizagem para chegar onde precisa estar.

Comece a jornada mesmo sabendo que vai demorar um pouco para chegar lá. Por exemplo, educar-se ou aprofundar o conhecimento que você já tem pode ser uma das etapas do seu plano para encontrar um propósito na vida e agir em relação a ele.

Se os jovens ou os mais velhos não têm um propósito claro na vida, talvez estejam fazendo a pergunta errada. Pergunte se eles têm *um plano para um propósito* para o qual, neste momento, estão desenvolvendo algumas habilidades a fim de encontrar uma maneira de ser útil ou de ajudar os outros e o mundo ao seu redor.

O trabalho talvez não seja o local onde você vai encontrar significado na vida

Um conhecido meu estava infeliz no emprego num grande fundo de investimento. Era razoavelmente bem remunerado, mas o trabalho como analista do setor de metais e de mineração não lhe dava alegria. Quando enfim teve coragem de sair, ele se juntou a um pequeno fundo startup que estava investindo em energia limpa: energia eólica, solar, baterias, captura de carbono. Ainda era na área de finanças, que não era o seu assunto favorito, e a princípio não pagava nada, mas havia algo no trabalho que chamou a sua atenção. Sua tarefa na empresa anterior era basicamente jogar no mercado para fazer pessoas ricas se tornarem ainda mais ricas, o que o deixava muito desanimado. Contudo, nessa nova fase da sua carreira, ele sentia que talvez, apenas talvez, pudesse estar fazendo uma diferença para o planeta de uma forma infinitesimal. Era algo que servia para animá-lo quando o trabalho entrava noite adentro e os níveis de estresse aumentavam. Havia algo nas suas planilhas que as fazia parecer um pouco mais importantes do que antes.

A realidade é que os adultos passam a maior parte da vida no trabalho. A capacidade de encontrar ou manter um propósito no que fazemos é essencial. Depois da família, as instituições em que trabalhamos são a segunda organização mais significativa no que se refere a tempo, esforço despendido e influência pessoal nas nossas vidas adultas.

A pesquisa mostra que as pessoas veem o trabalho de três maneiras — como um emprego, uma carreira ou uma vocação. Pessoas que veem o trabalho como um emprego obtêm satisfação dos seus benefícios *materiais* (isto é, o salário e os benefícios adicionais). Elas mudarão de firma ou de função dependendo do que oferecer mais. Para elas, o trabalho é um meio para alcançar segurança financeira, permitindo (se for importante) buscar caminhos fora dele para encontrar significado e realização.

Indivíduos que encaram o trabalho como uma carreira obtêm satisfação com o *prestígio* e a ascensão profissional. Além de atender necessidades materiais, o aumento de salário, o prestígio e o status que acompanham as promoções são relevantes porque aumentam a autoestima, o poder e a posição social. Assim, os funcionários que encaram o trabalho como uma carreira têm maior probabilidade de mudar o *local* de trabalho, mas não o tipo de trabalho que realizam.

Ter uma vocação tradicionalmente significava ser chamado por um poder superior, talvez Deus, para realizar um trabalho moral e socialmente significativo; hoje, pode se referir com a mesma facilidade a indivíduos que refletiram sobre a questão do que a vida espera deles e se sentem inclinados a levar uma vida espiritual. Adultos que acreditam que o trabalho é uma vocação concordam que o seu emprego é mais bem descrito da seguinte maneira: *Meu trabalho tem um significado especial porque recebi um chamado para fazer o que estou fazendo independentemente de quantas horas dedico ou se o dinheiro é pouco. Fui colocado neste planeta para fazer o que estou fazendo.* Estudos sugerem que entre 15% e 30% dos adultos veem o trabalho como uma vocação.

A maioria dos adultos (56%) vê o trabalho como uma carreira e 29% o veem como um emprego, mas apenas 15% o encaram como uma vocação.[24] O que quero dizer é que você terá sorte se o trabalho for o lugar onde encontrará a sua causa, a expressão autêntica do seu propósito. Infelizmente para a vasta maioria, os dados científicos sugerem que é raro que o trabalho e o propósito estejam alinhados.

Por que falta propósito no local de trabalho?

Economistas apontam que o mercado de trabalho dos Estados Unidos passou da produção industrial para uma base predominantemente de serviços. Os trabalhos no setor de serviços são relativamente menos estáveis, com salários mais baixos e menos benefícios. Costumam também ser ocupações de meio período. Sem atribuir causalidade aos resultados, os sociólogos James Davidson e David Caddell descobriram que os indivíduos que trabalhavam em tempo integral, tinham maior segurança no emprego e recebiam salários maiores eram mais propensos a ver o trabalho como vocação.[25] Empregos de meio período, menos seguros e com salários mais baixos foram associados à visão de trabalho como emprego.

Grande parte da economia mundial mudou para uma base ocupacional que parece mais propícia para que os funcionários considerem o trabalho como emprego ou carreira, em vez de vocação. Isso se deve em grande parte ao aumento do trabalho de serviços de baixa especialização como única oportunidade para aqueles que não recebem educação formal suficiente. É uma mudança que vem impulsionando o aumento da desigualdade de renda nos Estados Unidos, e que não diminuirá até encontrarmos uma maneira de garantir que mais pessoas possam obter um diploma universitário.

Contudo, não importa o campo específico em que trabalhamos, o sistema pode ser o culpado. O capitalismo democrático encoraja a competição, a escolha, o empreendedorismo e o investimento, que constituem um propósito primário, embora não seja o único. O capitalismo democrático gera lucros substanciais sob condições que causam significativo risco de perda material. A integridade das organizações com fins lucrativos, portanto, depende da fidelidade fiduciária.

No entanto, o filósofo político C.B. Macpherson acreditava que o capitalismo democrático poderia ser dominado pelo "individualismo possessivo" ou o propósito singular de acumular capital rapidamente por qualquer meio possível e com o mínimo de preocupação ou remorso sobre o impacto das ações das empresas no sistema fiduciário e na integridade das instituições da democracia.[26]

O que empurra uma sociedade para o individualismo possessivo? É o que provavelmente acontece quando a confiança nas instituições e nos processos financeiros se enfraquece. Isso aconteceu durante a crise dos empréstimos hipotecários predatórios de 2007 com a constatação de que os compradores, e não os bancos ou as firmas de Wall Street, pagariam o preço. Quando os grandes bancos foram resgatados em 2008, ficou claro que as vítimas sofreriam, e não os perpetradores; não é de admirar que as pessoas tenham perdido a confiança nas instituições financeiras.

A perda de confiança nas instituições econômicas não é o único ponto em que as costuras da nossa sociedade sofreram desgastes. O individualismo possessivo também aumenta quando a nossa confiança no futuro e na viabilidade do processo político é abalada. O individualismo possessivo aumenta quando parece que o compromisso dos nossos líderes e dos nossos reguladores em manter e proteger a estrutura da integridade pessoal e pública está ausente. Livrar-nos das fontes de orientação ética e moral — seja religião ou confiança no sistema judicial, nas instituições sociais ou no sistema político — é o equivalente ao sucesso sem qualquer significação.

Um propósito encontrado pode ser um propósito perdido

Precisei passar por um tratamento de longo prazo — o que é chamado de "paciente ambulatorial intensivo" — quando já era adulto e no auge da minha carreira. Pelo menos eu pensava que era o auge. Eu tinha acabado de ser promovido a professor titular e tinha sido premiado, a seguir, com uma cátedra com dotação. Era professor pesquisador do Winship na Emory University. Como parte da promoção para professor titular, recebi, como de costume, um semestre sabático. Planejei sentar e escrever um livro sobre florescimento. As coisas não ocorreram assim.

Mais ou menos na mesma época, uma amiga estava revisando o esboço de um capítulo para um livro. Assim que terminou a leitura, ela o enviou para mim na esperança de me dar, como ela disse, um "alerta". Não queria que eu fosse pego de surpresa ou que me magoasse. O livro, como se viu, seria chamado *Flourishing* [Florescimento]. O subtítulo sugeria que o livro introduzia uma abordagem nova e revolucionária, mas seria lançado dez anos depois de o meu primeiro artigo ter sido publicado num periódico científico, e eu não havia parado de escrever sobre o assunto desde então. Na verdade, publiquei muito desde o artigo de 2002.

O livro que a minha amiga estava revisando apresentava um modelo de florescimento que era extremamente semelhante ao meu, pois combinava vários tipos de bem-estar — emocional, psicológico e social. Eu me senti como um balão subitamente estourado por um alfinete pontudo. Fiquei arrasado. A pesquisa sempre foi o maior propósito da minha vida. Se aquele livro sobre "a nova abordagem revolucionária para o florescimento" estava saindo com base num trabalho como o meu, talvez o mundo não precisasse mais de mim.

Eu havia perdido o propósito. Decidi que não era mais necessário. Então fiz planos alternativos.

Sentei-me num final de tarde e bebi até cair para me preparar. Planejei me enforcar. Naquela noite, minha mulher chegou mais cedo do trabalho. Encontrou-me sozinho, na sala de estar completamente às escuras, bêbado e com lágrimas nos olhos. Ficou intrigada e me perguntou o que estava acontecendo. Eu disse a ela que não aguentava mais. Cada fibra do meu ser — emocional, psicológica, física, espiritual — estava exausta, gasta. Eu também não tinha interesse em reabastecer o meu tanque existencial. Além disso, como observei, o mundo não precisava mais de mim.

Então ela disse as cinco palavras que salvaram minha vida: "Mas eu preciso de você." Gostaria de poder escrever um livro que fosse tão poderoso para os outros quanto essas cinco palavras foram para mim.

Falei a ela que, para que aquilo funcionasse, eu precisaria de muita ajuda. Eu sabia que uma visita semanal a um terapeuta não seria suficiente. Precisava lidar com os traumas de infância que pensei ter superado: o abandono da minha mãe biológica, o abuso físico da minha madrasta, a negligência do meu pai alcoólatra. Pensei que tinha superado o passado, mas o que acontece é que o passado vai defini-lo até que você o enfrente cara a cara. Não importa a idade, o número de conquistas ou a quantidade de títulos que você adiciona ao seu nome, ao olhar para trás, lá está ele.

Tirei licença médica e comecei o tratamento na mesma hora. No início, a equipe que me atendia martelou na minha cabeça uma lição muito difícil, que era começar aos poucos com os meus objetivos. Contudo, eu tinha passado toda a minha vida adulta trabalhando para alcançar objetivos bastante grandes. Não sabia mais como definir metas pequenas; e, quando disseram "Comece pensando pequeno", estavam falando de algo *realmente* pequeno.

Começamos pela meditação. Há muito tempo sou um amante da ioga, que pratico por 1 hora e meia várias vezes por semana. Vinte minutos de meditação seriam moleza, disse à minha terapeuta. "Não, comece com um minuto", falou ela. Um minuto de meditação cinco vezes por semana? Isso é... patético. "Eles são loucos, isso não vai me ajudar", afirmei desafiadoramente para mim mesmo.

Na terapia cognitiva-comportamental, tive que fazer anotações sobre as minhas emoções negativas e acompanhar o que as causava e que pensamentos me vinham à mente. Mantenha as coisas simples, me disseram. "Eu sou professor", pensei comigo mesmo. Ensino aos meus alunos sobre terapia cognitiva-comportamental. Sei dessas coisas.

Ah, o ego. Meu ego não queria se submeter a mudanças, mas fiz o que me foi dito. E foi assim com tudo no meu plano de tratamento. Toda vez que um terapeuta me pedia para começar aos poucos e manter as coisas simples, eu resistia e depois cedia. Resistir, ceder, dar um pequeno passo à frente. De repente, semanas haviam se passado. Antes que eu pudesse me dar conta, tinha feito um progresso enorme apenas com aqueles pequenos passos.

Outros viram as mudanças positivas em mim antes que eu fosse capaz de ver. Foi um trabalho difícil — quase inacreditavelmente difícil —; mas, com a ajuda de outras pessoas, ajudei a mim mesmo a encontrar um eu melhor. Meu propósito se perdeu, mas eu o reencontrei. Este livro é a prova de que estou mais uma vez vivendo o meu propósito. Enquanto digito estas palavras, "viver o meu propósito", estou com lágrimas nos olhos porque cheguei muito perto de não estar vivo, tudo porque havia perdido o propósito.

Comece pequeno, fique por perto

Se você sente que precisa encontrar um propósito, mas não sabe por onde começar, ou não está em um estado mental em que seja capaz de fazer um exame de consciência profundo, comece pequeno. Se quiser passar do torpor para o florescimento, mantenha a simplicidade. Aceite que você vai desejar resistir às mudanças. Pratique o mantra "Resista, ceda; resista, ceda". Se estiver tomando a sua vitamina espiritual diária, você será capaz de praticar a aceitação e a autocompaixão quando quiser lutar contra a mudança para que possa entregar-se e deixar-se levar. Somente quando fizer isso poderá realmente começar a aprender e crescer. A vitamina espiritual ajuda a apoiar a vitamina do aprendizado e do crescimento, que o ajuda a tomar a vitamina do propósito na vida. Viu como tudo isso está começando a se encaixar? Esse é o ciclo virtuoso em ação.

Então, vamos começar aos poucos, fazendo três pequenos atos de gentileza. Quase sempre, a gentileza é uma maneira infalível de ajudar outra pessoa. E, como sabemos, ajudar os outros é uma parte intrínseca da descoberta do seu propósito.

Num estudo recente sobre gentileza, os participantes foram divididos em quatro grupos;[27] todos foram contatados uma vez por semana para serem lembrados das suas tarefas semanais. Num dos grupos, a tarefa era fazer três atos de gentileza para os outros. Num segundo grupo, a tarefa era realizar três atos de gentileza para o mundo; eles não precisavam se concentrar em pessoas, mas poderiam direcionar a sua bondade para outras coisas, como animais ou natureza. O terceiro grupo foi convidado a realizar três atos de gentileza para si mesmos. O grupo final foi o controle, que não foi solicitado a fazer nada.

O estudo durou quatro semanas. Ao final de quatro semanas e depois de duas semanas de acompanhamento após o término, todos aqueles que praticaram mais atos de gentileza experimentaram um aumento nas emoções positivas, mesmo os que foram gentis consigo mesmos. Eles sentiram tanta positividade quanto aqueles que realizaram atos de bondade para os outros ou para o mundo.

Contudo, os pesquisadores descobriram que a gentileza consigo mesmo não aumentou o florescimento da mesma forma que os atos de bondade para com os outros ou para com o mundo, o que sugere que gestos altruístas vão além de fazer com que você se sinta melhor. Eles afetam o florescimento, que tem relação com funcionar melhor — como talvez contribuir para a sociedade ou aumentar o senso de propósito na vida.

Plano de ação: comece pequeno. Esta semana, faça uma lista de três coisas que você pode fazer como gesto de gentileza ou bondade para com outras pessoas ou para com o mundo. No final da semana, faça outra lista para a semana que vem e para as seguintes.

Defina um lembrete no seu telefone que o alerte pelo menos uma vez ao dia com algo do tipo: "Você prometeu a si mesmo e ao mundo que realizaria um ato de gentileza hoje." Escreva em post-its os atos específicos que pretende realizar hoje, amanhã e no dia seguinte. Coloque o papel na sua cafeteira ou no espelho do banheiro. Talvez você possa até aproveitar um momento pela manhã, enquanto espera o café ficar pronto, para atualizar o lembrete do telefone com o ato específico de bondade que planeja realizar naquela tarde.

Todos nós sabemos como é difícil sustentar comportamentos que não praticamos regularmente ou que não estão conectados a um lugar ou a um grupo de pessoas com as quais você mantém um sentimento de responsabilidade. De fato, os participantes do experimento sobre gentileza nem sempre realizavam três atos; a média era de cerca de 2,5 atos por semana, sugerindo que, em algumas semanas, apenas um ato de bondade era realizado, mas que, na maioria das semanas, eles realizavam dois ou os três.

Por isso, é importante estabelecer balizas de segurança, especialmente nessas primeiras semanas. Os lembretes em post-its e os alertas do telefone vão fazer com que você se lembre da promessa e se mantenha focado. A consistência é fundamental, e, após algumas semanas, essa prática pode se tornar a melhor — e mais fácil — dos seus novos hábitos cheios de propósito.

Esses pequenos atos de gentileza terão um impacto social inegável — um pequeno efeito dominó no mundo ao seu redor.

O maior senso de propósito que tenho discutido ao longo deste capítulo, aquele que se encontra na interseção da conexão pessoal com uma causa, uma competência, e o impacto social, pode começar a se manifestar à medida que você incorpora mais gestos de cuidado na sua vida diária.

Dar é receber

À medida que você se tornar mais atento a essas oportunidades e (quando tiver tempo e recursos) aceitar convites para oferecer gentileza e apoio, você começará a cultivar um novo tipo de atenção em relação ao mundo que o cerca. Sua consciência fica mais rica da diversidade das experiências e emoções humanas — e das nossas necessidades compartilhadas de segurança, dignidade e compaixão. É nesse momento que os atos aleatórios de bondade podem se tornar a base para um compromisso mais sustentado com a ação com propósito.

Assumir um verdadeiro papel social — pelo menos segundo a definição de sociólogos como eu — significa estabelecer, por livre e espontânea vontade, um acordo implícito ou explícito com uma instituição, um programa ou um grupo. Ao assumir esse compromisso de voluntariado, você pode mudar a sua identidade ou autoimagem.

É engraçado. Mudei a minha opinião sobre esse tema com o passar dos anos. No início da minha carreira, eu achava que o conceito de voluntariado com qualquer intenção de ganho pessoal — ajudar os outros nesse estilo moderno, superficial e exibicionista — era parte daquilo que chamava de "modelo de consumo" de bem-estar, em que a felicidade depende de recursos, aquisições e conquistas — mesmo quando se trata de algo tão socialmente benéfico quanto o voluntariado. Segundo esse modelo, mais renda, mais educação, mais status social, até mais caridade, criam uma melhor qualidade de vida.

Todos os seres vivos precisam adquirir e consumir recursos valiosos para viver, e não estamos errados em fazê-lo, pois o consumo de bens nos afeta de maneira um tanto positiva. No entanto, só até certo ponto. (Alguns estudos indicam que os ganhos em felicidade atingem um platô depois dos 75 mil dólares, enquanto outros apresentam evidências de que o patamar é um pouco mais alto, na casa das seis cifras.)

Você pode passar toda a sua vida adulta trabalhando em até mais de um emprego ao mesmo tempo por não dispor do suficiente para sobreviver. Você também pode passar toda a vida adulta trabalhando apesar de já ter mais do que o suficiente. A maioria de nós, porém, acredita que há sempre um pouco mais de felicidade no final de outro arco-íris criado por um novo sucesso, novas aquisições e novos aumentos de riqueza.

Todo mundo tem dinheiro para gastar — alguns, não muito; outros, muito mais do que são capazes de usar —, e todo mundo tem que decidir a melhor maneira de empregá-lo. Entretanto, também temos *uma vida* para viver. Se você encarasse sua vida como um bem que pode ser oferecido ao mundo, e soubesse que, ao conceder essa dádiva, receberia toda a felicidade e o florescimento que deseja, concordaria em "torrar tudo" antes de morrer?

Textos religiosos e espirituais tentam nos dizer isso há milênios — que, quando damos coisas boas, como gentileza ou perdão aos outros, receberemos as coisas boas que desejamos: felicidade, florescimento, uma boa vida. Sugiro que exploremos esse modelo mais de perto — eu o chamo de "modelo de contribuição" de bem-estar. Enfatizar o ato de dar, em vez de receber, ajuda a criar uma abordagem mais sustentável para a felicidade e para o florescimento.

Descobri na minha pesquisa que adultos que se identificavam como voluntários estavam muito mais propensos ao florescimento.[28] Havia uma condição simples, mas importante: deveriam ter sido voluntários recentemente e trabalhado em prol de alguma causa em nível local, no seu bairro ou na sua comunidade. Adultos que tinham sido voluntários nos doze meses anteriores eram bem mais propensos ao florescimento do que aqueles que tinham sido voluntários no passado e em comparação aos que que nunca tinham sido voluntários. O voluntariado tem que ser recente, tem que ser sustentado e tem que se tornar parte da maneira como levamos a vida, bem como do lugar *onde* vivemos. Também tem que ser uma das maneiras como nos definimos, não apenas algo que fazemos, mas parte integrante da pessoa que somos.

Plano de ação: encontre uma causa em que você acredite, grande ou pequena, e comprometa-se a contribuir com ela da maneira que puder. Doar dinheiro para uma instituição de caridade na qual acredita é ótimo, claro, mas doar o seu tempo vai beneficiá-lo — e potencialmente àqueles que espera ajudar — muito mais. Além disso, pense em algo maior. Ou, mais precisamente, pense de forma mais inteligente. Ser voluntário numa cozinha comunitária ou numa campanha de arrecadação de alimentos é maravilhoso; mas, se, por algum motivo, isso não for uma opção, abra os olhos para outras oportunidades. A igreja local ou a Associação de Pais e Mestres na escola da vizinhança também precisam de você.

Não precisa ser uma instituição de caridade oficial ou sem fins lucrativos. Você tem um vizinho idoso ou um amigo que está passando por um momento difícil? Talvez possa se comprometer a visitar esse vizinho ou amigo toda semana levando mantimentos, fazendo alguns trabalhos leves no jardim, dando uma carona para uma consulta médica ou simplesmente oferecendo um ouvido atento. Talvez possa reunir um grupo de amigos no primeiro sábado de cada mês para recolher lixo nas matas locais.

O voluntariado não precisa ser oficial, carimbado, com isenção no imposto de renda ou contabilizado por hora. O verdadeiro esforço é aquele que olha ao redor, na sua comunidade, e descobre alguém ou algo que precisa da sua ajuda — e depois põe as mãos na massa para realizar. Tente estabelecer desde o início como é o seu compromisso, seja ele qual for, para não esmorecer. Com sorte, conforme sentir que começa a florescer, esse compromisso com uma causa externa a você e aos seus entes queridos mais próximos começará a parecer não apenas mais fácil, mas também absolutamente necessário.

Nada na natureza vive apenas para si

Na sua forma mais básica, o propósito é a qualidade de estar determinado a alcançar um fim. Sob essa perspectiva, ele está em toda parte, em cada partícula, célula, composto, massa e forma de energia no universo. A Terra e as incríveis leis da natureza se unem de tal maneira que elas sustentam a vida — tudo o que nasce e morre neste planeta.

Existe uma bela citação atribuída ao papa Francisco na qual ele nos lembra que nada na natureza vive para si mesmo. Rios não bebem da sua própria água. Eles correm para que possamos sobreviver e viver bem. As árvores não aproveitam a própria sombra nem comem dos seus frutos, mas recebemos sustento ao comer o alimento que nos fornecem. Ele termina dizendo que é natural querermos ser felizes e que não há problema em ser feliz. Contudo, é melhor, ele conclui, que mais alguém seja feliz por nossa causa. Fazemos parte da natureza. Não podemos florescer se existirmos apenas para nós mesmos.

Florescer é bom para você. É melhor quando outros florescem por sua causa. Por isso, é bom ter um propósito na vida, mas é ainda melhor viver o seu propósito.

[9]

Brincar: esquecer o tempo

Tenho uma amiga mais jovem que organiza encontros nas noites de domingo (às vezes chamados de "Domingo Divertido") pelo menos uma vez por mês com outras mães que trabalham e têm filhos pequenos ou adolescentes. Todo mundo leva algo para comer e beber e, mais importante, chega sem expectativas ou planos. Reúnem-se simplesmente para aliviar o estresse habitual de domingo à noite antes de voltar para a escola e para o trabalho na manhã seguinte.

Uma noite, porém, os dois filhos mais novos, de 6 e 5 anos, insistiram em um baile pós-jantar. Ligaram o som, colocaram algumas de suas músicas favoritas na playlist e se soltaram. Na maioria das noites de Domingo Divertido, as mães despachavam as crianças para brincar numa sala enquanto elas saboreavam taças de vinho. Não naquela noite, porém. As crianças queriam brincar com as mães. E brincaram. Com os braços no ar, música alta, elas dançaram na sala de estar — e dançaram e dançaram até que todos, mães e filhos, ficaram suados, ruborizados e rindo alto. Foram para a cama felizes e exaustos, e então dormiram como pedras.

Brincar: esquecer o tempo

Sabemos que brincar é essencial para o desenvolvimento infantil. Pensamos que "amadurecer" significa abandonar as brincadeiras sem perceber que a diversão não estruturada é vital também para os adultos. Ela encolhe os nossos egos, reduz os níveis de estresse e aumenta o bem-estar.

O que é brincar?

Brincar é qualquer atividade autodirigida na qual se obtém prazer do processo, em vez do resultado. Se houver regras envolvidas, elas devem abrir espaço para a criatividade. Essas experiências cotidianas de diversão não exigem equipamentos, estádios ou campos, limites ou livros de regras. Requerem apenas imaginação. A única "regra" é encontrar alegria num momento que, de outra forma, passaria despercebido e sem importância. Cada vez que corto a grama, visualizo na minha cabeça um novo desenho que quero fazer, e a minha tarefa se torna uma forma de brincadeira. Chamo de "fazer faixas na grama", e é extremamente agradável para mim, que é o que importa.

Brincar retira você do fluxo do tempo, mesmo que apenas por alguns minutos, quer esteja trabalhando nas suas habilidades de caligrafia, aprendendo a ornamentar o *latte*, enlouquecendo um pouco com uma tábua de frios, experimentando fazer joias de argila, dirigindo para a próxima cidade para descobrir um novo antiquário, colecionando selos, recriando um look de maquiagem de celebridade, lendo cartas de tarô, andando de patins, cultivando um jardim ou escrevendo um livro infantil. Pode envolver, mas não exige, participar de uma liga esportiva ou montar uma noite de jogos semanal que se torna estranhamente competitiva. (Como todo mundo, amo um jogo de tabuleiro; mas, quando o livro de regras é mais longo do que um romance de Tom Clancy, passo a ver aquilo como trabalho, em vez de brincadeira.) Até mesmo enfrentar um projeto de reforma em casa ou uma tarefa doméstica, quando feito de forma descontraída, parece passar mais rápido. O tempo não é um fator quando corto a minha grama como um artista.

Recentemente, li um tocante artigo do jornal *The New York Times* sobre uma mãe descrevendo o luto da sua jovem filha pela morte dos seus amigos mais antigos e próximos: os bichos de pelúcia com quem ela havia brincado durante toda a vida — ou melhor, durante a sua infância. De repente, aos 11 anos, ela havia perdido a imaginação e aqueles amigos de toda a vida não eram mais reais para ela.[1] Tinha se esquecido de como brincar.

A criança procurou a mãe, furiosa: "Minha imaginação se foi e você nunca me disse que isso aconteceria!" Estava desolada. Todas as conversas e emoções, da amizade ao amor, que a filha havia experimentado com os bichos de pelúcia não poderiam mais ser vivenciadas. Tudo o que restava eram memórias. Ela disse à mãe que ia doar seus muitos animais de pelúcia porque, disse ela, "não sei mais como brincar com eles".

Com muita frequência, equiparamos a brincadeira com a atividade física, mas aí nos estressamos com a programação de exercícios, e o que poderia ser uma atividade lúdica se torna parte de nossa lista de afazeres. Esqueça os calendários e as pontuações; jogar para terminar ou ganhar é seguir o caminho externo. Mesmo na brincadeira — espontânea, despreocupada, sem objetivo determinado — podemos tentar nos manter fiéis ao caminho interno. Brinque em busca do prazer, deixe a sua imaginação correr solta, desfrute da liberdade para vagar — brincar é assim. Talvez, no final das contas, seja a mais egoísta de todas as nossas "vitaminas" do florescimento — e talvez por isso seja tão difícil de fazer.

Precisamos mesmo brincar?

Os pesquisadores de brincadeiras — sim, eles existem — têm travado uma batalha difícil há muito tempo. A própria definição de brincar costuma incluir o seu caráter opcional — não é um item imprescindível da sua agenda diária. Bem, você pode argumentar: se é opcional, precisamos mesmo disso? Sua inclusão na nossa lista de afazeres não retira os benefícios?

Stuart Brown, psiquiatra e chefe do National Institute for Play, argumenta que a diversão não estruturada é essencial para o florescimento dos adultos.[2] Brown revisa as evidências de que a privação de brincadeiras durante os primeiros dez anos de vida vincula-se a uma série de resultados ruins — depressão, agressão, impulsividade, pensamento inflexível, desregulação emocional e falta de relacionamentos significativos.

A lista completa dos benefícios da brincadeira é extensa, mas enfatizarei aqueles que claramente se contrapõem aos sintomas do entorpecimento:

- A brincadeira nos reconecta com partes importantes de nós mesmos que se perdem nas responsabilidades da vida adulta. Se você ainda dá risadas, aquela criança continua viva dentro de você.
- Brincar nos reconecta com a imaginação, um músculo que se esgota com a falta de uso.
- Brincar nos ajuda a abordar a vida com entusiasmo, energia e humor.
- Brincar nos ajuda a redescobrir uma apreciação pela beleza.
- Brincar aumenta a nossa satisfação geral com a vida.

Estamos falando de uma necessidade biológica profunda, uma necessidade que evoluiu em muitas espécies animais, incluindo a nossa, porque contribui para a sobrevivência. (Até para ajudar a atrair parceiros para o acasalamento. Um adulto brincalhão pode ser um pretendente mais atraente do que um agressivo.)

Brincar como resistência

Meus melhores dias começam na incrível tranquilidade da madrugada. Gosto de acordar por volta das 4h30, deixando a minha esposa e os meus amados cachorros adormecidos e me dirigindo ao escritório para pensar e escrever. Tudo é puro e possível de manhã cedo. Penso com mais clareza, e a escrita flui fácil. Faço café, sento-me ao computador e começo a movimentar ideias e palavras. E-mails são para mais tarde. As manhãs são sagradas: é hora de brincar. Eu brinco ao tecer ideias, conceitos, teorias e estatísticas para descobrir como contar uma boa história. É assim que abordo o meu "trabalho" como professor, e amo isso.

Trabalho e vida podem se tornar brincadeira. Brincadeira e vida podem se tornar trabalho. Ter diversão é uma escolha, não uma imposição.

Tenho um amigo que odeia passar o aspirador de pó; mas, quando percebeu que o seu cachorro achava que o eletrodoméstico era ao mesmo tempo um inimigo mortal e um dos seus brinquedos favoritos, sua tarefa mais odiada se tornou um momento para correr e provocar o animal.

Outro amigo me conta que, quando faz caminhadas matinais, ele inventa músicas sobre o que está vendo ao seu redor e as canta baixinho. Sempre que alguém quase o pega em flagrante, ele ri de si mesmo.

Em longas viagens de carro, uma mulher que conheço compra um pacote tamanho família do chiclete Hubba Bubba (sempre sabor de uva, ela me diz) e pratica fazer as maiores bolas possíveis só para garantir que ainda consegue.

Conheço um engenheiro com esquizofrenia que entra no seu quarto de hóspedes todas as manhãs antes do trabalho. Assim como eu, ele dedica tempo para brincar com ideias, e prefere discuti-las detalhadamente com Albert Einstein. Em vez de impedi-lo, nós o encorajamos a continuar as suas "reuniões" com Albert. Por quê? Porque ele se diverte, descreve o momento como uma brincadeira, e essas "reuniões" com um gênio o inspiram a abordar o seu trabalho com tanto prazer quanto propósito.

Parte da razão pela qual adoro brincar com o pensamento é porque é uma forma de rebelião contra a cultura do trabalho, que extrai a diversão que existe no magistério. Podemos pensar na brincadeira como um ato de resistência e empregá-la como uma forma de proteger a nossa saúde mental num mundo onde somos constantemente encorajados a priorizar atividades com algum tipo de propósito utilitário. Tempo é dinheiro, nos dizem. Nosso valor pode ser definido em termos de horas faturáveis, e qualquer tempo desperdiçado é uma perda de oportunidade para monetizar cada habilidade que temos.

Você se lembra de como discorri, num capítulo anterior, sobre a possibilidade de coexistência de sentimentos ansiosos e alegres? O mesmo acontece com trabalho e brincadeira. Reserve um momento para salvar o seu trabalho, desligar a tela por um instante e lançar um avião de papel na mesa de um colega. Monte uma pequena caça ao tesouro para a sua colega favorita que dá aula a duas salas de distância enviando-a em busca da sua barra de chocolate favorita escondida num local secreto.

Mesmo um passeio matinal até a cafeteria da rua para um café mocha gelado — sim, você vai querer chantilly extra — se torna um momento para reivindicar para você. Pare de pensar nisso como uma pausa para se abastecer de cafeína e melhorar a sua produtividade à tarde. Pense nisso como uma pausa que está aproveitando para si mesmo, para deixar a sua mente se desligar e se sentir livre. Mudar as expectativas em torno de um momento muda tudo.

Plano de ação: se quer retirar o fator diversão de qualquer coisa, chame-a de trabalho e faça dela uma obrigação. Já vi pessoas transformarem as férias em família em trabalho: a programação, o itinerário rigoroso, as interações forçadas, a determinação de aproveitar *tudo,* o que mata a alegria. Será que existem pequenas formas de adicionar o espírito lúdico a algumas das tarefas que você precisa fazer diariamente?

Tente adotar uma mentalidade de brincadeira para tudo, desde passar o aspirador na casa, como o meu amigo fez, até cortar a grama, como eu faço. Pegue as tarefas diárias, que tantas vezes podem parecer um fardo, e vire-as de cabeça para baixo. Que tal criar pratos novos e elaborados para cozinhar no jantar da família — com pontos extras por empratar como se você fosse um concorrente do *Top Chef?* Ou dedicar tempo para fazer decorações bobas nos biscoitos que você assa para a sua filha vender para angariar fundos para as escoteiras? Talvez possa testar o seu talento inexistente de baterista com colheres de pau na bancada da cozinha quando a sua música favorita tocar no rádio enquanto lava a louça. *Mude a mentalidade do seu dia para uma mentalidade de brincadeira.*

Brincar protege

Brincar é um microcosmo da infância, uma concha protetora como a crisálida de uma borboleta que salvaguarda as crianças dos altos e baixos da vida, permitindo que elas cresçam. O que acontece, no entanto, quando, não por sua culpa, você nasce em condições — como a pobreza, o racismo e outras adversidades —

que levam crianças para resultados ruins? O brincar, se estimulado e apoiado nessas condições adversas, pode criar resiliência? O aumento das oportunidades de brincar encoraja melhores resultados do que o esperado e diminui as probabilidades de perpetuação do ciclo de pobreza?

Penso na minha própria infância. Quando a violência e o abuso começaram, acho que parei completamente de brincar até conseguir escapar daquele lar. Para mim, como para tantas outras crianças, a escola também não era lugar para brincadeiras. Depois que perdi o senso de segurança para brincar em casa, não tinha outras válvulas de escape.

As salas de aula em que fui educado durante todo o ensino fundamental e médio seriam familiares para a maioria de vocês: fileiras de mesas em que os alunos se sentavam de frente para o quadro-negro, pouquíssimo movimento físico, muito tempo ouvindo o professor e, em seguida, tempo demais em silêncio fazendo exercícios nos cadernos ou alguma atividade obrigatória, sozinho, na sua mesa.

O ambiente de instrução direta era um pesadelo para mim, mas ainda mais para os meus professores, que regularmente imploravam para que eu parasse de batucar na minha mesa ou de balançar as minhas pernas, o que fazia a minha carteira tremer e enlouquecia o docente. Muitas vezes eu acabava na detenção, onde escrevia centenas de frases no quadro-negro ou em folhas de papel, a mesma frase várias vezes na minha caligrafia desleixada: "Eu não vou..."

Então, quando eu tinha uns 8 anos, nos mudamos para uma cidade nova. Lá, fui colocado numa chamada "sala de aula aberta" e, pela primeira vez na vida, desabrochei. Não ia para a detenção, minhas notas eram quase perfeitas, e avancei dois anos na leitura e em outras habilidades. Porém, um ano depois, nos mudamos novamente; meu pai era gesseiro, e precisamos ir para a Flórida, onde havia mais obras sendo realizadas. Mais uma vez, estava de volta à sala de aula de instrução direta e voltava a ser o aluno problemático.

Aquele único ano abençoado na chamada sala de aula aberta, que foi uma total libertação para mim quando criança, acabou sendo muito semelhante a um modelo de instrução que foi testado num estudo conhecido como Estudo HighScope da Pré-Escola Perry, conduzido em meados da década de 1960.[3] O estudo era uma intervenção instrucional pré-escolar que se concentrava em crianças "em situação de risco", todas negras que viviam na pobreza. As crianças foram designadas aleatoriamente para um grupo de "instrução direta" ou um dos dois "autoiniciados".

O programa de instrução direta focava o ensino de habilidades acadêmicas. Os professores lideravam as crianças em lições curtas e planejadas de linguagem, matemática e leitura usando materiais preparados como livros de atividades. No primeiro dos modelos de aprendizagem autoiniciados, a sala de aula era organizada em áreas temáticas distintas — por exemplo, leitura, escrita, matemática. A experiência central era encorajar a iniciativa da criança criando e sustentando relacionamentos sociais, promovendo a autoexpressão por meio da criatividade, da música, do movimento, da linguagem, da alfabetização e de operações matemáticas básicas, como classificar e contar objetos.

A segunda abordagem autoiniciada tinha o currículo tradicional de jardim de infância, no qual o principal objetivo das crianças era aprender habilidades sociais em vez de acadêmicas. Lá, os professores, às vezes, organizavam atividades em sala de aula, discussões e excursões. Com frequência, as crianças tinham liberdade para escolher as suas atividades, para passar de uma atividade para outra e interagir com colegas ou adultos. Ao contrário dos outros dois modelos, o modelo de jardim de infância encorajava a brincadeira; era uma atividade central e bem-vinda, e as crianças davam início a várias formas de brincadeira.

Os resultados? As crianças que aprenderam — ou pelo menos tentaram aprender — na sala de aula de instrução direta se tornaram vítimas dos mesmos resultados ruins que afetam tantos meninos e meninas que crescem na pobreza nos Estados Unidos. A garotada que se encontrava nas salas autoiniciadas *não* se tornou mais uma estatística sobre a pobreza no país. Na verdade, aconteceu o contrário.

Na maioria dos casos, não importava em qual das salas autoiniciadas as crianças estavam. O que importava é que estivessem num daqueles dois cenários, e não na sala de instrução direta. E a diferença era devastadora. Alguns dos desfechos desastrosos que caracterizavam as crianças com instrução direta foram: maior abandono dos estudos no ensino médio, mais prisões por tráfico de drogas, fichas criminais com cinco ou mais prisões, gravidez fora do casamento, dependência dos benefícios de assistência social, não ter casa própria e desemprego. Mesmo quando as crianças conseguiam se manter empregadas no futuro, elas, às vezes, não eram capazes de ganhar mais de 2 mil dólares ou mais por ano (o equivalente a cerca de 17.500 dólares nos dias de hoje, considerando a inflação).

Esses resultados infelizes não eram inevitáveis. Grande número de crianças nas outras salas de aula, aquelas que tiveram a sorte de serem instruídas com uma mentalidade voltada para a brincadeira, conseguiram se tornar adultos bem-sucedidos. Aos 27 anos, tinham mais probabilidade de ter uma casa própria e de estar ganhando bem. A maioria cursou o ensino médio até o fim, não teve filhos precocemente, não dependia de benefícios de assistência social nem tinha passagens pela prisão.

A prevenção funcionou. Dar às crianças alguma autonomia e permitir que brincassem num ambiente rico fizeram toda a diferença para interromper o ciclo da pobreza.

Joe Frost, um dos principais pesquisadores de brincadeiras, descobriu resultados semelhantes: crianças privadas de brincar quando pequenas demonstram menor resiliência em situações adversas, menores níveis de autocontrole e dificuldade para se relacionar com os outros tanto social quanto emocionalmente.[4] Brincar não é brincadeira, sobretudo quando já se demonstrou o papel que exerce para a construção de um futuro melhor para os nossos filhos.

Por que paramos de brincar?

Conforme as crianças crescem, elas começam a perder a sensação de que brincar é necessário, apropriado para a idade e vital. Elas se envolvem menos em brincadeiras puras e participam mais de jogos. Tanto as brincadeiras quanto os jogos socializam as crianças mostrando como cooperar e coordenar as suas atividades. Tanto as brincadeiras quanto os jogos incentivam habilidades empáticas, especialmente a de compreender a perspectiva dos outros e a de agir com compaixão naqueles momentos em que você machuca, de forma intencional ou não, outro participante. No entanto, os jogos, assim como as notas na escola, iniciam o processo que encoraja a motivação externa, a realização de coisas com vistas a um resultado desejável, e que desencoraja a motivação interna — fazer algo simplesmente porque se gosta.

Os jogos são um microcosmo da vida adulta. De vez em quando, as crianças se machucam, seja física ou emocionalmente. Às vezes, a dor ou o sofrimento causado pelos jogos é psicológico ou social porque as crianças podem se sentir envergonhadas do seu desempenho, ainda mais em jogos que tenham público. Eu me sinto desolado toda vez que vejo uma criança saindo de um campo com cabeça baixa, envergonhada, olhando para o chão, com lágrimas nos olhos. Nos jogos, as crianças começam a entender que o seu valor próprio é contingencial. Às vezes, é conquistado com base na qualidade do seu desempenho, não do seu esforço; seu senso de si mesmo é baseado inteiramente em resultados, não em contribuições.

De certa forma, os jogos são, por definição, distintos das brincadeiras. Os jogos têm resultados claros e consagram vencedores e perdedores. Vence aquele que acumula mais pontos ou chega ao destino mais depressa. Entre o início e o fim de um jogo, há regras predefinidas.

Apesar de tudo isso, os jogos podem se qualificar como brincadeiras se forem feitos da "maneira certa". Alguns são projetados para proporcionar entretenimento em vez de competição, enfatizando o aproveitamento do processo e mais experimentação de imaginação. Certos videogames, por exemplo, se relacionam mais com a construção de um mundo do que sobre domínio nas missões, tornando mais fácil perder-se nos pequenos momentos de beleza ou admiração sem precisar se preocupar tanto com o resultado ou a soma de pontos.

O professor de filosofia C. Thi Nguyen, especialista em jogos, escreveu que jogos como *Cards Against Humanity* são projetados para "arbitrariedade, falta de habilidade e caos intencional".[5] Em vez de jogar de olho na pontuação e nas colunas de vitórias e derrotas, a prática social de um jogo como esse "exige que ele seja jogado com um espírito desarmado".

Dessa forma, brincadeira e jogos podem se sobrepor. Recentemente, assisti a um filme maravilhoso chamado *Pinball: O homem que salvou o jogo*. Descobri que o pinball já foi ilegal em muitas cidades porque era classificado como jogo de azar, e não de habilidade, e, portanto, era considerado impróprio para crianças. Como se via, as máquinas de pinball foram, na verdade, criadas para ajudar os norte-americanos a sentir um senso de realização e felicidade durante um período muito difícil da história da nossa nação, a Grande Depressão.

Um dos criadores da máquina de pinball aparentemente estava décadas à frente dos pesquisadores da felicidade porque, naquela época, decidiu projetar o jogo com o objetivo de desenvolver habilidades, não apenas acumular pontos e buscar vitórias.

No filme, o arquiteto da máquina de pinball se questiona: "O que faz um jogo ser bom?" Sua resposta? Um jogo é bom quando:

- Fornece às pessoas um senso de realização.
- Tem causas e efeitos, o que significa que exige que o jogador use e desenvolva habilidades para alcançar objetivos.
- Faz as pessoas sentirem que o que elas fazem importa.

Segundo os designers de jogos de sucesso — de máquinas de pinball a videogames modernos com milhões de jogadores —, isso é o que deixa as pessoas felizes e faz com que queiram continuar jogando. Você precisa ter um senso de realização, experimentar ser a causa dos resultados que deseja alcançar, sentir que a sua presença importa; dessa forma, os jogos podem oferecer os benefícios da brincadeira. Todo mundo quer saber que o que está fazendo faz diferença. Que metáfora maravilhosa para a vida.

Esquecemos como se brinca cedo demais

Como professor, sempre tento praticar a seguinte filosofia: se os meus alunos e eu não estivermos nos divertindo pelo menos parte do tempo, não estou fazendo o meu trabalho corretamente.

Trabalhar com jovens é divertido — às vezes, é também enlouquecedor por muitas razões, claro —; mas, em última análise, é divertido. Meus alunos — na sua maioria jovens entre 18 e 23 anos — não estão numa posição em que são considerados totalmente adultos nem pela sociedade, nem por si mesmos. Eles ainda têm permissão, por assim dizer, para serem crianças, para se divertirem, para brincar.

Contudo, os alunos não parecem estar se divertindo muito nos dias de hoje. E não é apenas por causa de programação excessiva. Antes, durante e logo depois da aula, meus alunos invariavelmente pegam os seus iPhones para se conectar com amigos e familiares. Divertido? Nem tanto. Eles estão conferindo o que está acontecendo, o que vai acontecer — mas sobretudo conferem o que perderam. Eles fazem planos, recebem ajuda para tomar decisões e, claro, agendam diversão futura para as suas noites ou os seus fins de semana.

No entanto, até mesmo o conceito de diversão no fim de semana tomou um rumo mais sombrio. Nos últimos tempos, meus alunos têm conversado mais comigo sobre tópicos profundamente preocupantes: overdoses ou riscos de overdoses, não apenas de álcool, mas de uma infinidade de drogas ilícitas e perigosas, desde consumo excessivo de álcool até uso de heroína, cocaína, oxicodona, quetamina, fentanil, metanfetamina, alucinógenos e uma variedade de outras anfetaminas. Os dias em que se fumava um baseado e se bebia algumas cervejas quentes há muito foram eclipsados pelo que os meus alunos chamam de "levar a farra a sério".

Meu próprio diagnóstico foi que os meus alunos faziam o que podiam para escapar temporariamente do "excesso" de ser um jovem universitário — quando um desempenho inferior a um B+ significa fracasso de um plano para se tornar, no futuro, um médico, advogado ou empresário. São apenas crianças assustadas, temerosas, tentando se tornar adultas, mas esquecendo como se divertir pelo caminho.

Quando comecei a trabalhar como professor no final dos anos 1990, não tinha muita dificuldade para marcar reuniões com os alunos. Na última década, porém, tentar agendar uma reunião com um aluno se tornou um pesadelo, e não por minha causa. Para agendar uma reunião, são necessários cerca de cinco a dez e-mails de um lado para outro. Estão ocupados às 9 horas, ocupados às 11, o almoço está fora de questão, ainda ocupados, as aulas são todas à tarde, e então há uma janela das 17 às 19 horas, talvez, pelo menos para aqueles que não estão participando de esportes ou atividades extracurriculares vespertinas. Estar ocupado, com excesso de compromissos e estressado é a medalha de honra nos *campi* universitários. Esses alunos ainda não são adultos, mas com certeza não agem mais como crianças.

Como lembrar o que nunca aprendemos?

Talvez não seja surpresa que, ao obtermos o diploma universitário e oficialmente nos tornarmos adultos, tenhamos esquecido como brincar. Quando as crianças entram em uma piscina num dia quente de verão, elas jogam bolas na cabeça umas das outras, correm de uma ponta à outra, criam equipes e inventam desafios. Os adultos? Bem, eles entram para se refrescar, nadam. Depois se enrolam na toalha e ligam a churrasqueira para preparar a comida. Qual é a graça?

Eu poderia dizer que os adultos que estão em campos altamente criativos — digamos, escrevendo livros e peças de teatro ou escrevendo e dirigindo filmes — provavelmente chegam muito perto de se envolverem em brincadeiras por meio do trabalho.[6] Talvez atletas profissionais ou engenheiros da Lego sintam, nos melhores dias, que as suas vidas estão cheias de brincadeiras. Talvez isso seja o mais próximo que os adultos conseguem chegar da brincadeira: nós brincamos por meio do trabalho, ganhando dinheiro e entretendo outros que consomem os produtos que criamos por meio da nossa forma adulta de brincar.

Para o restante de nós, a brincadeira que conhecíamos quando crianças se torna lazer na vida adulta. Nós participamos de recreação. É uma palavra interessante, *recreação*. Em latim, *recreare* significa "criar novamente ou renovar". No inglês e no francês antigo, *recreação* significava buscar "consolo mental ou espiritual". Consolar é confortar alguém na sua perda.

Lazer é uma palavra também encontrada no inglês que remonta à palavra latina *licere*, que significa "ter permissão". Engajar-se no lazer é ter permissão para algo, talvez liberdade de não trabalhar e a liberdade para escolher fazer qualquer coisa.

Os dinamarqueses, conhecidos por priorizar um estilo de vida saudável e equilibrado entre trabalho e vida, chamam o seu tempo livre de *fritid*, que significa literalmente "tempo livre", e há seções inteiras de lojas dedicadas a isso, devotadas a coisas que alguém poderia usar para *fritid*: varas de pescar, botas para caminhada, equipamento de camping. Na Dinamarca, a nomeação e a busca do lazer começam cedo — os programas de atividades extracurriculares das escolas também são chamados de *fritid*, e neles as crianças escolhem as atividades das quais desejam participar, em geral ao ar livre, sob o olhar distante, mas atento, dos instrutores —, mas as atividades são lideradas e centradas nas crianças e consideradas absolutamente cruciais para o desenvolvimento delas para construir empatia, habilidades sociais e autoconfiança. Na Escandinávia, as crianças só começam oficialmente a escola aos 7 anos — não antes de terem passado os primeiros anos das suas vidas brincando, geralmente ao ar livre, com neve e chuva, sem uma única folha de exercícios para preencher.

O filósofo alemão Josef Pieper, no seu livro *Ócio & contemplação*, argumentou que recuperar o lazer é recuperar a nossa humanidade e que "o lazer ocupa uma posição perpendicular em relação ao processo de trabalho [...].[7] O lazer não existe por conta do trabalho, não importa quanta força renovada aquele que retoma o trabalho possa ganhar; o lazer no nosso sentido não se justifica por fornecer renovação corporal ou mesmo refrigério mental para dar novo vigor ao trabalho futuro [...]. Ninguém que queira lazer meramente pelo 'refrigério' experimentará o seu autêntico fruto, a profunda restauração que vem de um sono profundo."

A restauração vem apenas do verdadeiro lazer. A primeira qualidade do verdadeiro lazer é ter tempo livre do trabalho, das obrigações domésticas, familiares e pessoais. Com o tempo livre vem a oportunidade de escolher se engajar em algo porque *você quer*, não porque *você precisa* — assim como aquelas crianças na Dinamarca. Como a brincadeira, esse é um aspecto compartilhado do lazer. É você quem determina para si mesmo o que fará.

O lazer pode ser a leitura de um livro, a prática de um hobby — desde armar iscas de pesca para trutas até fabricar velas, costurar *kilts*, fazer jardinagem, andar de bicicleta, caminhar, assistir à TV ou a filmes, cantar num coro, ir ao teatro ou a um museu, viajar, sair para jantar, e assim por diante. A lista de atividades de lazer é quase interminável.

É provável que o que você considera lazer não é igual para mim. Pessoalmente, amo pescar com mosca, mas considero a preparação das iscas como um verdadeiro trabalho, em vez de uma forma de recreação. O ponto importante é que o lazer, assim como o jogo, não é apenas escolhido livremente. É escolhido porque é um prazer para você e apenas para você.[8]

Nem toda atividade de lazer precisa ser feita apenas por ser uma fonte de diversão. Para os adultos, as atividades de lazer podem ser escolhidas porque satisfazem motivações adicionais, como o desejo de crescimento pessoal, como discuti no Capítulo 5, no qual aprendemos que as pessoas encontram contentamento em se aprimorar[9] — não por causa dos resultados, mas porque o processo de praticar algo é intrinsecamente valioso, seja tocar um instrumento musical ou aprender a pintar.

Uma boa amiga que acabou de completar 80 anos começou a pintar a óleo há alguns meses. Apesar da idade relativamente avançada, suas pinturas estão cada vez mais bonitas. Leva concentração, horas de imobilidade, destreza surpreendente, flexibilidade, força nos braços e paciência para fazer o que ela está fazendo quando pinta. Não é constantemente divertido, nem é fácil, e essa é a graça. Ela faz porque continua melhorando em vários aspectos; ela ama o meio da pintura a óleo porque pode pintar repetidamente e várias vezes as partes do quadro que sente que precisa de mais nuances, mais profundidade, mais cor, mais brilho, mais energia. Ela faz isso porque lhe traz satisfação, prazer e, de vez em quando, até alegria.

Recentemente, voltei a pedalar. Melhorar na bicicleta não é para mim. E embora isso me proporcione exercícios benéficos e benefícios físicos, eu dificilmente teria voltado a pedalar por esses motivos. A boa saúde física é apenas um benefício adicional. Para mim, andar de bicicleta satisfaz o meu desejo de autonomia e excitação. Eu amo a sensação de liberdade. Sou livre para ir e vir quando e onde quiser e ir tão rápido e tão longe quanto eu escolher. É uma escolha própria, conduzida por mim, e a atividade em si é mais importante do que qualquer resultado, então andar de bicicleta cumpre todos os quesitos da brincadeira. Gosto de andar sozinho ou com a minha esposa, mas sobretudo sozinho, para sentir de forma plena a liberdade e a independência da tecnologia, da nossa dependência de carros e combustível, das mesas, das minhas quatro paredes, de tudo.

Minha esposa e eu compramos o nosso primeiro barco há cerca de quatro anos e agora vamos vendê-lo. Por quê? Foi divertido — por algum tempo. Em certa altura, a gente gostava de tê-lo, mas acabou parecendo que o barco era nosso dono. Ele exigia uma vaga na marina, além de manutenção e reparos e a preocupação com ele quando o tempo ruim chegava. Tudo ficou muito complicado. O lazer não é agradável quando dá trabalho para manter e sustentá-lo.

No entanto, bicicletas são bem mais básicas e, ao contrário de barcos e carros, que agora são feitos cada vez mais de computadores e peças que só podem ser manipuladas por um mecânico aprovado pelo revendedor, consigo aprender tudo de que preciso saber sobre bicicletas com a minha comunidade local e on-line. O equipamento para reparar bicicletas ainda é acessível, e descobri que adoro ser capaz de consertar e manter as minhas próprias coisas.

Assim como quando éramos crianças e brincávamos, como adultos escolhemos livremente nos envolver em atividades que nos trazem alguma forma de sentimentos, experiências ou resultados positivos ou benéficos. Ao contrário da brincadeira, que não tem regras predefinidas, muitas atividades de lazer têm o que eu chamaria de regras e estrutura preexistentes. Às vezes, existem maneiras certas e erradas — mais fáceis ou mais difíceis, mais diretas ou mais complicadas — de praticar uma atividade de lazer. Existem regras e leis de senso comum que guiam a segurança dos participantes em muitas atividades. Lesões e fatalidades são uma triste realidade de algumas formas de lazer, sobretudo da navegação (e, sim, com frequência devido à condução de barcos sob o efeito de bebidas alcoólicas), do motociclismo e até mesmo do meu amado ciclismo. Então, o lazer tem estrutura, sim, mas ainda é projetado por nós, para o nosso prazer, para que possamos participar de forma ativa, e isso importa.

O surgimento do lazer passivo

Uma mudança recente no lazer foi o surgimento do lazer passivo. Quem assistiu à série *The White Lotus*, da HBO, nos últimos anos, entenderá muito bem o desespero sufocante com que os mais ricos entre nós agora abordam o seu tempo livre. Com muita frequência, até mesmo as nossas férias nada luxuosas assumem as características de trabalho: planejar a viagem, encontrar o Airbnb, suportar a natureza desgastante das viagens aéreas, reservar a caminhada até a cachoeira, sem mencionar os ajustes no despertador para dar tempo de ir até lá. Há uma necessidade real no cerne dessa tendência. Muitos de nós trabalham demais e estão sem inspiração, exaustos e em busca de algo que proporcione realização. Contudo, esse tipo de lazer passivo — mesmo aquela tarde mágica que queríamos passar mergulhando e que acaba quando somos perseguidos por um enxame de águas-vivas — é cada vez menos capaz de nos trazer a alegria que buscamos.

Há pouco mais de um século, não havia literalmente nada parecido com "vegetar" no sofá ou lazer passivo. Muitas das atividades do tempo livre eram, por necessidade, ativas. Quando me refiro à "ativo", quero dizer que a pessoa envolvida tinha que fazer a atividade acontecer para si mesma e para outros que pudessem estar assistindo ou ouvindo. Cantar, tocar um instrumento musical, contar histórias, pescar e fazer caminhadas na natureza são exemplos do que eram considerados os pilares de muitas atividades livres dos nossos antepassados. O lazer era criado localmente também, e pelos membros da comunidade ou de uma família. Considere que quase todas essas atividades tradicionais eram feitas de pé.

Isso tudo começou a mudar por volta da virada do último século. Quatro novas tecnologias — o rádio, o fonógrafo (toca-

-discos), o cinema e o carro — ajudaram a criar uma forma mais passiva de lazer, em que os participantes consumiam o lazer em vez de criá-lo.

Como resultado dessas novas invenções e das mudanças sociais subsequentes, as famílias começaram a se afastar das suas comunidades, com as quais se reuniam no passado para fazer música e compartilhar histórias. Passaram a se recolher em casa, em torno de aparelhos de rádio e toca-discos. As comunidades se ressentiram: a família, que havia tanto tempo era a principal unidade de lazer, vinha sendo substituída e erodida pela cultura popular e por influências externas. Mais revelador ainda, estar em carros, ouvir rádios ou fonógrafos e assistir a filmes criaram uma forma de atividade de lazer que era feita sentada.[10] O verdadeiro lazer era sentar-se e ouvir, e não criar e fazer o lazer você mesmo.

Você continua a ver essa forma de lazer sem ação todo verão nos nossos parques nacionais com uma fila interminável de carros viajando por lugares tão majestosos quanto o Parque Nacional de Yellowstone. Enquanto no passado costumávamos caminhar pelos parques nacionais para ver os seus habitantes selvagens, hoje observamos a beleza e os animais a partir dos nossos carros (com uma história ocasional de alguém que deseja uma forma mais ativa de lazer em parques nacionais caminhando em direção aos bisões). No entanto, a brincadeira não pode ser passiva.

Não foi apenas o nosso lazer que mudou; a quantidade de tempo que dedicamos ao "lazer" também parece ter mudado. Mencionei anteriormente que, na verdade, estamos trabalhando *menos* do que em qualquer outro momento. Um século atrás, mas também nos últimos cinquenta anos, as pessoas trabalhavam mais horas anualmente do que hoje — um fato que talvez surpreenda muitos leitores. Claro, algumas, se não muitas, das pessoas que estão lendo este livro podem estar realmente trabalhando mais horas do que o norte-americano médio. Além disso, quando ambos os pais num domicílio estão empregados, o que é mais comum agora do que cinquenta anos atrás, há drasticamente menos tempo livre para tarefas domésticas e cuidados com crianças.

É óbvio que, como os nossos antepassados trabalhavam mais, eles encontravam menos tempo livre para se engajar em lazer. Contudo, qualquer lazer de que dispusessem era ativo, não passivo. Houve um declínio lento e constante no total de horas médias trabalhadas a cada ano e um aumento no tempo dedicado ao lazer — sim, passamos menos tempo trabalhando e dedicamos mais horas ao lazer do que nunca. No entanto, há um número maior de pessoas que se sentem mais estressadas e sobrecarregadas.[11] Por quê?

Esse sentimento de sobrecarga é real, mas também é relativo, e por isso é importante examiná-lo dentro de um contexto. A primeira realidade é algo que já mencionei — que existem duas versões diferentes da economia de serviços. O setor de serviços de baixa qualificação é aquele em que as pessoas não conseguem garantir o seu sustento com um único emprego, então se estressam porque não conseguem obter horas suficientes de trabalho ou precisam arranjar dois empregos para ganhar o suficiente. Há também o setor de serviços de alta qualificação, no qual um emprego requer em média 50 ou mais horas de trabalho por semana.

As pessoas que trabalham nesse último setor, aquelas com mais educação e maiores rendas, dedicam menos horas totais ao lazer do que aquelas com menos escolaridade e renda.[12] O que realmente importa, porém, é a qualidade, e não a quantidade. Estudos demonstram que aqueles com mais renda e escolaridade passam mais tempo em lazer ativo, enquanto aqueles com menos renda e educação desfrutam de mais lazer passivo.[13] E nós sabemos que o lazer passivo não conta como brincadeira. Sabemos também que as pessoas se sentem mais satisfeitas com as suas vidas quando praticam lazer mais ativo.

O lazer passivo faz você se sentir menos satisfeito com a vida — pense em nosso amigo Taral assistindo ao YouTube sozinho no seu dormitório por horas a fio. O lazer passivo é como *junk food*. Não importa se você é rico ou pobre, gastar mais tempo com lazer passivo diminui a satisfação com a vida.

A questão, então, não é *quanto* lazer se pratica, e sim o *tipo* de lazer que se pratica e o quanto se está envolvido nele para que haja influência na qualidade de vida. O lazer que você realmente aprecia, que o faz se sentir realizado, é o que se chama "brincar".

O consumo do lazer

Quanto prazer as suas atividades de lazer proporcionaram para você nos últimos tempos? Você já gostou muito de passear com o cachorro, mas agora percorre distraidamente a lista de podcasts que ainda não ouviu e, então, faz a caminhada depressa com o podcast tocando no dobro da velocidade? Você costumava encontrar as suas amigas para uma partida de tênis informal nas noites de sexta, mas acabou numa competição da liga oficial com jogos três vezes por semana em que o adversário do outro lado parece decidido a enfiar a bola na sua garganta? Acha que poderíamos estar fazendo as coisas de um jeito errado?

Se você está pensando que é preciso mais dinheiro para se envolver em atividades ativas de lazer, deixe-me alertá-lo imediatamente sobre essa distorção. Um hotel quatro estrelas no Havaí parece mais agradável do que um motel na beira da estrada na costa da Carolina do Sul; mas, se o seu filho adolescente está deixando você maluco, você vai ficar péssimo nos dois lugares, eu garanto.

Preciso lembrar que há mais de cem anos, com pouca riqueza e muito menos tempo para lazer porque gastavam mais horas tendo que trabalhar na fazenda para sobreviver, nossos ancestrais só tinham o lazer ativo como opção. E a maioria dos lazeres ativos de que dispunham não custava muito.

Além disso, quanto dinheiro você tem e como escolhe gastá-lo têm sido o foco de muitas pesquisas sobre felicidade. A lição é clara. O que conta não é o dinheiro no banco, o que importa é no que você gasta. Quem gasta na aquisição de coisas — roupas, joias, carros, casas de veraneio — é menos feliz. Aqueles que gastam o dinheiro em experiências são bem mais felizes.[14]

As experiências, na realidade, não exigem necessariamente muito dinheiro.[15] Entretanto, o dinheiro com certeza ajuda quando se trata de uma das formas mais óbvias de colecionar experiências: viajar e sair de férias. Se isso não é uma opção para você, o que sobra?

O que significa ter uma experiência? Acho que é algo significativo para você. Há algo valioso no aprendizado, portanto, há algo que você deseja levar consigo e lembrar. Talvez seja possível adquirir experiências de forma passiva, e não apenas nas formas ativas de lazer — digamos, reunir um grupo de amigos para assistir a um filme em vez de vê-lo sozinho no sofá. Contudo, na maioria das vezes, eu encorajaria experiências com um foco mais ativo.

Todos os dias vejo pessoas em busca de experiências; mas, ultimamente, lamento quando vejo quem desfruta daquilo que poderia ser uma experiência transformando-a em uma mercadoria, em algo a ser consumido. Com os nossos dispositivos, podemos ser o tema do nosso próprio relato — a fonte de notícias e o repórter numa só pessoa. Acredito que, assim que você tira uma foto de uma experiência incrível e a posta nas redes sociais, ela deixa de ser uma experiência. Passa a ser uma coisa, um objeto, uma aquisição. Isso é a sentença de morte da felicidade que advém de uma experiência genuína e significativa.

Antes do advento das câmeras, tínhamos que confiar inteiramente na memória e relembrar as nossas experiências por meio das narrativas. Aí, houve o tempo em que tirávamos fotos em filme. Registrávamos as experiências que queríamos lembrar, mas era preciso ser criterioso sobre quantas fotos tirar — o filme era caro! — e ainda era preciso reservar tempo e gastar dinheiro com a revelação. Tudo isso exigia que nos lembrássemos dessas experiências por termos estado presentes nelas, não por quantificar os detalhes impressionantes do evento para o consumo invejoso de terceiros.

Depois veio a câmera Polaroid. Podíamos tirar uma foto e revelá-la imediatamente. Agora temos os nossos telefones "inteligentes", que nos permitem tirar milhares e milhares de fotos que "poluem" a nuvem e que raramente são examinadas ou revistas.

É verdade que uma experiência significativa é algo que você quer compartilhar. Mas, no passado, nossas experiências eram contadas e recontadas por meio de histórias durante encontros de amigos e famílias, em reuniões, festas de aniversário e outras ocasiões. As experiências dão significado às nossas vidas quando as compartilhamos de um modo em que são investidas em genuíno respeito por meio da narração de histórias, e não por meio da postagem de fotos com poses cuidadosas, esperando para ver quantas "curtidas" recebem.

Uma amiga minha esteve recentemente numa festa de aniversário que exemplificou essa mudança. Ela me contou que um grupo de amigos, antigos e novos, viajou para um destino bonito para celebrar o trigésimo aniversário de uma pessoa querida. Contudo, o final de semana — que estava repleto de experiências incríveis projetadas para trazer alegria a todos — se transformou num evento para influenciadores com 72 horas de duração em que vários dos presentes tentavam capturar todos os aspectos do evento da forma mais bonita e "compartilhável" possível.

Sem perceber, os aspirantes a influenciadores arruinaram parte da alegria do final de semana para os outros, para aqueles que desejavam se envolver mutuamente de maneira significativa, cara a cara, em pessoa, e não gerenciar as suas imagens com intermináveis séries de fotos cuidadosamente selecionadas em volta de um evento invejável. Foi uma perda trágica, segundo a minha amiga, que transformou uma feliz reunião numa mercadoria projetada para consumo em redes sociais, em vez de significar alegria, conexão e — ousaria dizer — brincadeira.

Não é que você não possa registrar as suas experiências sem perder o seu significado. No entanto, a forma como consumimos o lazer no momento me faz pensar que esquecemos por que participamos dessas atividades. É para contar para o mundo, para uma maioria de pessoas que não se importa nem um pouco, o que estamos fazendo naquele momento? Ou é para ter uma experiência tão significativa que apenas você precisa se lembrar dela porque é apreciada pelo que é, como um presente? Apenas você pode reter a memória dessa experiência, e apenas você pode contá-la para outros para quem ela pode significar algo e que podem se beneficiar da sua história.

Participar de uma experiência no nosso tempo de lazer pode trazer alegria e felicidade incontáveis se estivermos participando dela com a mente presente e engajada. Recentemente, observei um menino pescando num lago tranquilo. Ele havia acordado a sua mãe cedo naquele dia implorando sem parar que ela o levasse para pescar, sua atividade favorita de todos os tempos. Ao longo das horas que testemunhei os seus esforços, ele não pegou um único peixe. Ele lançava a linha repetidamente. (O pai brincou comigo dizendo que eles não chamavam isso de pescaria na sua família, eles chamavam de "arremesso".) No entanto, a alegria era clara no rosto do menino e completamente desvinculada do número de peixes que ele levou para casa (zero). Ele estava totalmente presente. Sem câmera, sem curtidas.

Aprenda uma lição com ele. Não deixe que o seu smartphone e a sua obsessão por curtidas nas redes sociais extraiam toda a alegria da sua alegria, ok?

Brincadeira e trabalho, diversão e responsabilidades precisam uns dos outros

Depois que os meus avós me adotaram, voltei a ser uma criança que brincava, e brincava porque era divertido. Eu queria me divertir. O que não percebia era o quanto aprendia sobre mim mesmo, sobre os outros e sobre a natureza por meio da brincadeira. Brincar me ajudou a me tornar uma pessoa melhor. Como adulto, quero me divertir, mas também quero desfrutar da vida. Quando criança, não entendia algumas lições importantes que aprendi mais tarde. Sem dias nublados, não apreciamos os ensolarados. É o mesmo com a brincadeira e a diversão. Sem trabalho e responsabilidades, não apreciamos a diversão e a liberdade da brincadeira pura. Não se pode ter o bom sem o ruim.

Como adultos, por mais que nos dediquemos ao lazer, por melhor que esse seja, ele é em si um lembrete do seu caráter efêmero. Estamos buscando uma fuga das forças mais dominantes nas nossas vidas: trabalho e responsabilidades. Contudo, ao reservar um tempo para nós mesmos, somos lembrados daquilo que muitos de nós não obtêm no trabalho: diversão, autonomia, um senso de crescimento pessoal, curiosidade, exploração, descoberta e o senso de estar contribuindo para algo maior que nós mesmos.

Quando se trata de lazer, tentamos recriar os sentimentos, a alegria desenfreada, o senso de descoberta, a autonomia invejável que sentíamos quando brincávamos na infância. No entanto, o fato é que, como adultos, não conseguimos verdadeiramente brincar — de forma selvagem, livre e imaginativa — sem que pareça que estamos agindo de forma estranha. Esse senso de limites ou restrições nos lembra de que não podemos mais voltar ao que foi uma experiência única na vida: ser criança.

O lazer, nesse sentido, é um respiro não apenas do trabalho, mas daquilo que espreita a mente de todos os adultos — o senso da nossa própria mortalidade. Esse respiro, porém, é um lembrete, como um canto de sereia, para despertarmos para a chance de florescer se apenas virmos o que os momentos que parecem difíceis e sombrios — o sentido de falta de liberdade, de falta de diversão, de falta de crescimento, de falta de autonomia — tentam iluminar.

Como adultos, vamos nos lembrar de que, apesar do senso da nossa própria mortalidade, a brincadeira não morreu para nós. Podemos não conseguir brincar — na verdade, podemos não querer brincar — como fizemos quando crianças. A capacidade de brincar, com a sua fantasia de faz de conta, sem resultados e sem vencedores ou perdedores, é muito difícil de recuperar. Entretanto, podemos recriar e reivindicar algumas das partes mais importantes da brincadeira como adultos.

Plano de ação: aqui estão algumas coisas para aproveitar o seu lazer ao máximo.

1. *Aumente o lazer ativo e diminua o lazer passivo.*

    Não assista a um esporte na TV, procure algum lugar para praticá-lo na vizinhança e experimente. Se está passando um filme a que você morre de vontade de assistir, não o faça sozinho. Em vez disso, convide amigos e transforme a ocasião num evento — com lanches temáticos, talvez com fantasias, e um tempo reservado para discutir o filme depois. Faça uma caminhada na floresta, não porque você acha que deveria se exercitar mais, mas porque quer desfrutar de toda a glória da natureza sem limites. Junte-se a uma liga de *pickleball*, não porque queira vencer todos os jogos, mas porque quer rir de si mesmo e dos seus novos amigos enquanto tenta. Siga uma banda local e convide amigos para o próximo show ao ar livre gratuito dela, e então dance sob o sol poente enquanto sente a música fluir.

2. *Colecione experiências em vez de coisas, a menos que sejam coisas que signifiquem algo para você.*

Vale a pena adquirir aquilo que lembra a sua jornada pela vida, itens tão importantes que ocupam um lugar de destaque na sua casa. São feitos para você e muitas vezes são uma experiência em si mesmos. Se você se pegar economizando para comprar uma TV maior, uma bolsa de grife ou um carro de luxo, tente pensar se pode haver uma maneira melhor de gastar esse dinheiro. Em vez de comprar uma TV maior, pode guardar dinheiro para um encontro mensal no cinema com um amigo ou um ente querido com pipoca incluída. Em vez de comprar aquela bolsa, você poderia passar um fim de semana com alguns amigos e colocar a conversa em dia pessoalmente com os celulares nas mochilas em vez de nas palmas das suas mãos. Em vez de comprar aquele carro de luxo, você poderia fazer uma viagem para um lugar que o encha de admiração, de espanto, de alegria.

Brincar: esquecer o tempo 293

3. *Prazer não é o mesmo que diversão. Longe disso.*

Divirta-se mais. Ria mais. Encontre outras pessoas que o façam rir mais. Deixe as suas risadinhas se transformarem em gargalhadas. Seja bobo. Organize festas para dançar. Pule de um balanço num lago e grite quando cair na água fria. Jogue frisbee. Junte-se a uma equipe de trivia no bar local. Cante alto no chuveiro. Comece uma guerra de comida (não na escola!). Aponte para o arco-íris. Escreva um poema engraçado e envie para um amigo. Use meias ridiculamente coloridas na sua próxima reunião de trabalho importante. Faça escalada. Persiga uma borboleta. Aceite o próximo convite que receber para o karaokê. Depois, suba ao palco e cante. Ande numa montanha-russa. Dê cambalhotas.

Na minha aula sobre felicidade, recomendo aos meus alunos que ouçam um episódio maravilhoso do podcast *This American Life* chamado "The Show of Delights". A descrição do programa afirma o seguinte: "Em tempos sombrios e combativos, tentamos o antídoto mais radical que poderíamos imaginar: um programa composto inteiramente por histórias de deleites."

Nele, é citado um verso maravilhoso do poeta e professor Ross Gay: "Para alcançar a humanidade, devemos compartilhar o deleite." Quando ouvi isso, pensei em neurônios espelhos. Neurônios espelhos são os incríveis neurônios que nos permitem refletir os sentimentos de outra pessoa — se ela está fazendo algo e nós estamos assistindo, podemos essencialmente sentir o mesmo.

No livro de Gay, *The Book of Delights: Essays*,[16] ele compartilhou alguns desses momentos às vezes mundanos, às vezes raros, preciosos como joias, dos tipos que eu queria que os meus alunos contemplassem: ouvir a aveia borbulhar numa panela; avistar a pegada de um cervo num campo de trevo verde; observar as abelhas se agruparem em torno da cobertura de caramelo que caiu da taça de sorvete de uma criança.

Seus momentos de deleite me fazem pensar em alguns dos meus: um guarda-chuva vermelho vivo aberto numa esquina cinzenta e chuvosa; a primeira mordida num pêssego rosa perfeitamente maduro e sem manchas; o cheiro do ar lentamente mudando para o salgado do oceano enquanto dirijo em direção ao litoral.

[Conclusão]

Como construir uma comunidade florescente

Uma das melhores maneiras de aprender a florescer — e de continuar a florescer — é construir uma comunidade florescente ao seu redor. Você se lembra de Scott, o guarda da prisão que conheceu no Capítulo 2? Quando conversamos, eu queria realmente ouvir a resposta para a seguinte pergunta: como ele sabia que tinha mudado? Ele riu e me disse que era bastante óbvio para todos ao seu redor o quanto havia mudado.

Scott me contou uma história. Certo dia, ao mexer na mochila do filho adolescente, encontrou maconha escondida lá dentro. O velho Scott teria surtado, ele me falou. Teria invadido o quarto do filho no mesmo instante gritando como louco, furioso. Teria imposto os piores castigos que conseguisse conceber, restringido o acesso do garoto aos amigos e à diversão, dizendo que havia perdido a confiança nele. Em seguida, desceria as escadas e seria consumido pela raiva durante horas.

O novo Scott não fez nada disso. Retirou a maconha da mochila e se sentou para pensar. Mais tarde, quando estava calmo e se sentiu pronto, abordou o filho. Àquela altura, o adolescente já sabia que a droga havia desaparecido, e, cara, ele sabia como era o seu pai. O menino prendeu a respiração esperando a explosão que tinha certeza de que estava por vir. No entanto, Scott não explodiu. Ele se sentou com o filho e perguntou o que estava acontecendo. Ele estava bem? Estava tomando decisões que não prestavam para ele? Havia problemas com o seu grupo de amigos?

Seu filho desabou. Ele sabia que estava se afundando — andando com a turma errada, perdendo os treinos, sacrificando os estudos. Sentia que as coisas se esfacelavam, se sentia fora de controle, mas não sabia como lidar com isso. Ele e o pai ficaram juntos por um longo tempo conversando sobre tudo. No final, os dois se abraçaram. O adolescente disse que estava esperando uma grande bronca — e que aquele novo pai era um alívio bem-vindo.

Logo depois, o filho de Scott voltou a frequentar a academia, estudar mais e sair com amigos que estavam tomando as mesmas boas decisões que ele. Seria até possível dizer que começou a florescer.

A melhor parte? Aquela importante conversa com o pai, aquele momento de entendimento compartilhado, de confiança, de aliança, de nós juntos contra o mundo, foi a primeira, mas não seria a última. Tanto ele quanto Scott começaram a valorizar o novo vínculo forjado, e conversas de pai e filho como aquela continuam até hoje.

Scott conseguiu. A mudança na sua perspectiva o fez entender como encontrar o caminho para o florescimento pode mudar completamente uma vida. Seu novo compromisso com o próprio florescimento o levou a assumir a vocação de ajudar os outros a florescer também. Sua abordagem para a paternidade e a vida familiar mudou, o que ajudou todos a começarem a florescer. Sua abordagem no trabalho também se transformou. Ele passou por uma mudança de mentalidade. Em vez de considerar que o seu trabalho era restringir a liberdade das detentas, passou a acreditar que o seu papel era ajudá-las a encontrar a liberdade para florescer. Sua capacidade de florescer levou-o a descobrir maneiras de garantir que todos ao seu redor também florescessem.

Você se lembra de Nicole, minha ex-aluna que estava começando uma nova carreira como professora visitante de Direito na Carolina do Norte? Quando conversamos, ela me disse que, antes de aceitar aquele emprego, havia recebido diversas ofertas — algumas com possibilidade de estabilidade — de faculdades e universidades bastante prestigiadas. No entanto, não queria deixar a cidade onde se instalara pouco antes da pandemia. Por quê?

Ela me contou que engravidou durante aqueles primeiros meses assustadores em que tudo ficou fechado devido à covid-19. Quando o lockdown começou, Nicole começou a andar muito pela vizinhança pensando que era o único lugar seguro para uma grávida. E, de fato, começou a conhecer outras pessoas e famílias do bairro. Quando deu à luz, apesar de estar longe da sua família e da família do marido, em vez de se sentir isolada, ela se sentiu quase engolida pela onda de apoio. Os vizinhos levaram refeições por meses, ofereceram conselhos, apoio e assistência com tudo o que o jovem casal precisava. Eles sentiram o carinho, a confiança e o senso de pertencimento de bons relacionamentos e integração na sua comunidade.

Quando conversamos, ela me disse que algo que havia aprendido nas minhas aulas vários anos antes talvez a tenha ajudado a tomar uma decisão. Antes, ela poderia ter aceitado a oferta mais prestigiosa que aparecesse. Teria se mudado com a família e deixado a sua comunidade para buscar o tipo de glória que ela — e a família e os amigos — pensava que era um indicador de sucesso. De fato, seu irmão chegou a dizer que ela era louca por recusar as ofertas.

No entanto, no fundo, Nicole sabia que perseguir esse tipo de sucesso externo nunca a faria feliz. Seu novo empregador percebeu que ela estava se sentindo desvalorizada e subestimada no trabalho e desconfiou de que ela poderia estar procurando outras oportunidades. Então, ofereceu um aumento de 50% no salário e um horário flexível para que ela pudesse passar o máximo de tempo possível com o bebê. Ela continua a viver feliz na cidadezinha perto de Durham, Carolina do Norte, bem-casada, desfrutando da alegria de ser mãe pela primeira vez, apreciando o fato de ter um empregador que a valoriza e cercada por pessoas que a apoiam e a amam. Nicole encontrou uma comunidade de florescentes, por assim dizer, talvez em grande parte devido às decisões que tomou para buscar o próprio florescimento. E isso não é algo que se abandona.

Encerrando com o seu começo em mente

Tudo passa, o sofrimento, a dor, o sangue, a fome, a peste. A espada também passará, mas as estrelas permanecerão quando as sombras da nossa presença e dos nossos feitos tiverem desaparecido da Terra. Não há homem que não saiba disso. Então, por que não voltamos os olhos para as estrelas? Por quê?
— Mikhail Bulgakov, *The White Guard*[1]

Às vezes, começamos um projeto com o fim em mente. Quero terminar este livro com o *seu* começo em mente.

Um amigo certa vez me disse que o trabalho de ser pai é principalmente guiar nossos filhos de volta ao centro. Se eles saírem do caminho ou se aproximarem demais da borda — seja literal ou metafórica —, nós os guiaremos suavemente de volta para o meio. Se tomarem uma decisão ruim ou vacilarem, lembraremos a eles onde está o caminho, mesmo sem poder caminhar sempre ao lado deles.

Adoro essa metáfora porque sempre senti que a minha vocação era guiar as pessoas pelo caminho em direção ao florescimento. Por que não olhar para as estrelas? O florescimento se tornou, tanto pessoal quanto intelectualmente, o trabalho da minha vida, a estrela-guia que me leva de volta para casa. Por vezes, nuvens podem ocultá-la e pode ser difícil encontrá-la, mas sei onde fica o meu céu e sei para onde orientar o meu rumo.

De vez em quando, o caminho à frente parece mais obscuro do que nunca. Tantos de nós passam anos se sentindo perdidos, incapazes de romper padrões comportamentais e emocionais limitantes, talvez até nos sentindo invisíveis. Como eu, prometo que você também pode se encontrar. Você não é um fantasma. Eu enxergo você.

Sei como é se sentir invisível. A pesquisa que, no final, compôs este livro foi uma forma de "busca por mim mesmo". Eu queria transformar o meu vazio e a minha invisibilidade em algo consistente, significativo, que ajudasse outras pessoas. Este livro e os anos da minha pesquisa incluída nele são a culminação de uma decisão que tomei quando criança: decidi desde muito jovem que um dia seria visto, completamente visto.

Ainda muito pequeno, me tornei invisível. Da primeira vez, quase literalmente. A avó que me adotou me disse que, quando eu era um bebê, ela me encontrou quase morto no berço. Praticamente uma semana depois de me dar à luz, minha mãe desapareceu e nunca mais voltou. Minha avó telefonou diversas vezes para a nossa casa e, depois de vários dias sem obter resposta, finalmente pegou o carro e foi para lá. Encontrou a mim e à minha irmã de 2 anos. Tínhamos ficado sozinhos por dias.

Minha avó me levou para o hospital, onde fui diagnosticado com pneumonia — uma condição que não tem um bom prognóstico para um recém-nascido desnutrido. Ouvi a história da minha luta para sobreviver porque a minha avó queria que eu soubesse que eu era um lutador, um sobrevivente. Foi quando eu estava de luto pela perda de meu avô e tendo problemas para descobrir como superar a dor. Minha avó me disse que nada me deteria nesta vida, a não ser eu mesmo.

Minha segunda experiência precoce com o entorpecimento e a sua invisibilidade veio quando encontrei a minha mãe biológica pela primeira vez por volta dos 16 anos. Minha irmã queria conhecer a nossa mãe, mas eu não queria. Minha avó providenciou a visita mesmo assim. Lembro-me do carro parando em frente à nossa casa trazendo a minha mãe biológica com o marido e os três filhos. Fiquei em choque. Não fazia ideia de que ela tinha formado outra família depois de abandonar a minha irmã e a mim.

Conheci os meus dois meios-irmãos e a minha meia-irmã naquele dia e conversei com a minha mãe. Não me lembro do que foi dito naquele dia ou do que fizemos. O que recordo é de sentir um forte desejo, um anseio, uma fome dolorosa que me dominou naquele momento e ocasionalmente ainda me domina. Era um desejo por algo que nunca teria: minha mãe, seu amor, seus elogios, sua atenção. Desejar algo tão importante para um ser humano é criar um profundo poço vazio que não pode ser preenchido por substituto algum. O sentimento não correspondido é a essência do vazio e do torpor.

Minha terceira experiência com a invisibilidade veio do que os terapeutas chamam, de forma antisséptica, de "TEPT complexo". Meu pai, com quem morávamos na época, se casou de novo; por um curto período, tudo ficou bem com a minha madrasta; mas, assim que ela teve os próprios filhos com o meu pai, algo aconteceu. Talvez isso estivesse relacionado à nossa mudança da

Conclusão

cidade natal dela em Wisconsin para a Flórida para que o meu pai, um gesseiro e trabalhador da construção civil, pudesse ter ocupação o ano todo. Ela estava isolada, com dois enteados, e agora cuidava dos dois filhos pequenos.

Meu pai era um alcoólatra que trabalhava muito e bebia mais ainda. Era raro que ele estivesse em casa de noite na hora do jantar. Naquele ponto das nossas vidas, minha madrasta passou a praticar grandes abusos físicos comigo e a minha irmã, embora nunca tenha levantado a mão nem mesmo falado com rispidez com os próprios filhos. Vou poupar o leitor das formas terríveis como éramos espancados todos os dias, mas isso continuou por muitos anos até uma visita do irmão dela. Minha irmã e eu nunca conversávamos — nós nos calamos e nos dissociávamos quando estávamos em casa, mas o meu tio postiço estranhou o nosso comportamento. Ele voltou para Wisconsin, procurou meus avós paternos e disse a eles que havia algo errado, que precisávamos ser tirados daquela casa e adotados por um lar amoroso.

A questão com as experiências adversas na infância (ACE, do inglês *Adverse Childhood Experiences*), o nome que o Centro de Controle e Prevenção de Doenças dá às experiências que a minha irmã e eu suportamos durante anos, é que elas fazem com que você sinta como se o mundo estivesse tentando apagá-lo, torná-lo invisível. Tais experiências consomem quase tudo de bom que você, como criança, tem para sobreviver. Eu sou uma história de resiliência, mas nem sempre do tipo bonito que a mídia adora contar. Minha resiliência, nascida de uma barriga vazia, nascida do entorpecimento, era a fome que impulsionava a minha determinação de ser visto, completamente visto, um dia.

Sou o primeiro membro da minha família a se formar na faculdade e depois a obter um Ph.D. em cinco anos no Departamento de Sociologia da Universidade de Wisconsin-Madison, o principal departamento de sociologia do mundo na época.

Recebi uma bolsa da Fundação MacArthur para começar a minha pesquisa de pós-graduação a fim de mapear a natureza e as causas do bem-estar social que completariam a visão que eu tinha dos ingredientes daquilo que constitui uma vida florescente.

Antes de mim, ninguém estudava saúde mental. A saúde mental era considerada a ausência de doença mental, e o que os acadêmicos sérios estudavam era a doença mental. A saúde mental era uma categoria vazia e invisível. Tudo que fiz como acadêmico foi tornar visível o que antes era invisível — não apenas o tema da saúde mental, mas também eu mesmo.

Florescer tem sido minha estrela-guia e um presente para mim, que agora entrego a você. Vamos sempre apreciar que, em todas as coisas quebradas, há a possibilidade de cura, crescimento, descoberta e dons. Este livro traça a minha história do entorpecimento ao florescimento, da invisibilidade à completa visibilidade. Que você encontre e siga o caminho para o florescimento, como eu fiz.

Precisamos de transformação na assistência à saúde mental imediatamente

Este livro também é sobre uma nova forma de medir, pensar e abordar a saúde mental. Florescer significa a presença de boa saúde mental. A ausência de boa saúde mental é o torpor.

Aqui está o desafio da saúde mental nos Estados Unidos que se avizinha para aqueles que se importam: há doença mental demais e pouco florescimento no mundo. Muitos recursos financeiros vão para o estudo das bases biológicas e neurológicas da doença mental enquanto recursos insuficientes são destinados para o estudo da saúde mental. Meu modelo de duplo *continuum* deixa claro que esse é um erro grave.

Conclusão

Essa dicotomia entre o que priorizamos como humanos e sociedade sempre me lembra de uma das minhas histórias folclóricas favoritas. Há uma história nativa norte-americana de um ancião explicando a um jovem sobre os dois lados da natureza humana. "Filho", diz o ancião, "somos feitos de dois lobos. Um é o lobo agressivo e zangado. O outro é o lobo gentil e amigável. Eles estão constantemente lutando entre si, dentro de cada um de nós, o tempo todo".

O garoto reflete, imaginando os próprios lobos. Então olha para o ancião e pergunta: "Qual deles vence?"

O idoso responde: "Aquele que você alimenta."

Nós, como nação, estamos alimentando o lobo da doença e da morte, não o lobo da saúde e da vida. Nós, como indivíduos, estamos priorizando as coisas erradas.

Se pudéssemos curar todas as doenças mentais amanhã, isso não nos levaria para onde precisamos estar. Não há nada lá. A ausência de doença mental não significa a presença da boa saúde mental.

A boa saúde mental não é uma categoria nula. Ela é preenchida pelos ingredientes do florescimento: propósito na vida, pertencimento, contribuição para a sociedade, aceitação de si mesmo, aceitação dos outros, relacionamentos calorosos e de confiança, autonomia, crescimento pessoal, e mais. O florescimento está repleto das coisas que tornam a vida digna de ser vivida, que trazem qualidade para qualquer quantidade de vida que nos seja concedida.

Agora sei por que fui colocado neste planeta. Este livro é apenas um novo começo. Os próximos passos e decisões estão nas mãos de cada um de nós. Então, termino aqui com o seu desafio. Ele se baseia numa das minhas citações favoritas de Robert F. Kennedy:

Alguns veem as coisas como são e dizem: por quê?
Eu sonho com coisas que nunca existiram e digo: por que não?

Não se satisfaça com a maneira como as coisas são se você está apático. Não se contente apenas em ler estas páginas e entender o porquê. É um bom começo, mas não basta. Quero que você sonhe com coisas que poderiam ser e se pergunte: "Por que não?" Lute pelo florescimento. Supere a dor, a solidão, o vazio. Deixe a luz entrar. Acredite no caminho adiante e tente dar passos nessa direção todos os dias. Confie que há algo mais bonito e mais belo a cada esquina. Você merece o florescimento, e nada menos do que ele.

Agradecimentos

Nada que valha a pena realizar acontece por si só ou é feito por conta própria. Devo muito a uma tribo sempre em expansão que tornou a minha vida mais bonita. Já ouvi uma tribo ser descrita como as pessoas com quem você compartilharia a sua última porção de algo valioso se elas precisassem daquilo para sobreviver. O que segue é a minha tribo. Essas são as pessoas que me alimentaram com tudo de que eu precisava num ponto vulnerável da minha vida, me dando coragem e vontade de continuar a jornada, a fazer a ciência que precisava ser feita — e então escrever este livro.

No topo dessa lista está a minha esposa. O casamento nunca havia passado pela minha cabeça até eu ver Lisa Janovy. Nós nos conhecemos no final do terceiro ano da graduação, na faculdade, quando fomos admitidos na sociedade de honra chamada Mortar Board, e casamos menos de um ano depois de nos conhecermos. Cinco dias após a cerimônia, partimos para passar parte do nosso último ano, em 1986, na Universidade Jaguelônica em Cracóvia, Polônia. Lisa, a sua felicidade e o seu bem-estar sempre foram a minha principal preocupação ao longo da nossa vida em comum, e sei que a minha felicidade e o meu bem-estar têm sido a mesma preocupação para você. Além dos meus avós, foi Lisa quem me deu uma vida que inspirou a ideia do florescimento.

Dois professores que conheci na minha jornada intelectual se tornaram parte da minha tribo. O professor Bill Brown me deu aula de Psicologia da Personalidade na graduação. Mais importante, nós nos tornamos uma dupla especial, como pai e filho, que continua até hoje. Ele "ameaçou" me adotar como filho muitas vezes. Não precisamos desse documento de adoção, Bill, porque o seu amor, e o amor que sinto por você, já fez isso acontecer.

A professora Carol Ryff tem sido a minha professora, mentora, colaboradora e amiga desde os dias de pós-graduação na Universidade de Wisconsin. Não é exagero dizer que a pesquisa que deu origem a este livro não teria acontecido sem ela. Ela me deu a oportunidade de uma vida — fazer parte do Estudo da Fundação MacArthur sobre envelhecimento bem-sucedido que forneceu diversos dados científicos sobre bem-estar para tantas pessoas em todo o mundo. Carol é o raro gigante intelectual com um coração de ouro. Nossa profissão precisa de mais pessoas como ela.

Adam Grant tornou-se parte dessa história quando escreveu um artigo sobre o entorpecimento como condição predominante em todo o mundo no meio da pandemia de covid-19 (2021). Conheci Adam quando ele era estudante de pós-graduação em Psicologia na Universidade de Michigan, quando fui convidado para dar uma palestra lá. O mais incrível sobre Adam é que ele poderia facilmente omitir qualquer crédito pelas ideias sobre o torpor no seu artigo no *New York Times*. Em vez disso, deu os devidos créditos, algo que poucos acadêmicos têm o hábito de fazer nos dias de hoje. Adam é um ótimo acadêmico e também é uma ótima pessoa.

A pessoa que se tornaria o meu agente, Albert Lee (United Talent Agency), leu o artigo de Adam. Depois de começarmos a trabalhar juntos, Albert me contou que estava passando por dificuldades durante a pandemia e que não entendia por que ou o que estava acontecendo — isso é, até ele ler sobre o entorpecimento e mergulhar na leitura de muitos dos meus artigos de pesquisa. Quanto mais do meu trabalho ele lia, ele me falou, melhor se sentia. Então, do nada, entrou em contato comigo. Albert me tirou da obscuridade do universo e disse que eu precisava escrever este livro. A maneira como tudo isso aconteceu me fez sentir como se tivesse anjos da guarda cuidando de mim. Eu disse a Albert que, como agente, ele tem a chance de agir como um anjo. Ele certamente foi e é um dos meus anjos.

Leah Trouwborst é a minha editora. Ela levou a mim e a meu livro com ela quando se mudou de uma editora para outra — para a Crown, minha casa definitiva. Pouco sabia eu, ao entrar nesse projeto, que os livros, como os humanos, também podem ficar órfãos. Você não nos abandonou, Leah; acreditou em mim e neste livro e cuidou de nós dois. Um livro é tanto uma entidade viva quanto o autor que o escreve. Eu sabia que Leah sabia disso, e era por isso que eu a queria como a minha editora. Ela tem a incrível habilidade de permanecer solidária e acolhedora mesmo quando o temperamento artístico de um escritor se torna frágil ou estressado. Ela faz parte da minha tribo.

Jane Fleming Fransson foi a minha colaboradora durante todo esse processo. Cada um de nós cumpria as suas tarefas, mas nunca pareceu trabalho. Você nunca saberá o quanto significa para mim, Jane, porque você deu vida à minha história. Algo mais ganhou vida enquanto trabalhávamos juntos — uma amizade. Jane sempre me deu toda a sua paciência, a sua atenção, a sua gentileza e o seu incentivo quando eu não tinha nada disso sobrando no meu tanque. Daqui para a frente, você está na minha tribo. Quando enviei para você o livro de Ross Gay, era isso que queria dizer: você é um dos meus deleites.

Obrigado, minha tribo. Que este livro honre a sua generosidade. Agradeço por todas as bênçãos que recebi.

Notas

Introdução

1. Em tradução livre: *Não sei para onde estou correndo, só estou correndo/ Correndo (com o tanque vazio)/ Correndo (correndo às cegas)*. (N. da T.)
2. Adam Grant, "Há um nome para seu mal-estar na pandemia: chama-se 'definhamento'", *Folha de S.Paulo*, 21 de abril de 2021, https://www1.folha.uol.com.br/equilibrioesaude/2021/04/ha-um-nome-para-seu-mal-estar-na-pandemia-chama-se-definhamento.shtml.
3. Eric Reinhart, "Doctors Aren't Burned Out from Overwork. We're Demoralized by Our Health System", *The New York Times*, 5 de fevereiro de 2023, https://www.nytimes.com/2023/02/05/opinion/doctors-universal-health-care.html. Os professores também estão se sentindo mais desmoralizados do que esgotados pelo excesso de trabalho. Para obter mais informações, ver Doris A. Santoro, *Demoralized: Why Teachers Leave the Profession They Love and How They Can Stay* (Cambridge, MA: Harvard Education Press, 2018).
4. Corey L. M. Keyes, "The Mental Health Continuum: From Languishing to Flourishing in Life", *Journal of Health and Social Behavior*, v. 43, n. 2, p. 207-222, jun. 2002. DOI: https://doi.org/10.2307/3090197.
5. Marta Bassi *et al.*, "The Relationship Between Post-Traumatic Stress and Positive Mental Health Symptoms Among Health Workers During COVID19 Pandemic in Lombardy, Italy", *Journal of Affective Disorders*, v. 280, parte B, p. 1-6, 2021. DOI: https://doi.org/10.1016/j.jad.2020.11.065.
6. Corey L. M. Keyes e Eduardo J. Simoes, "To Flourish or Not: Positive Mental Health and All-Cause Mortality", *American Journal of Public Health*, v. 102, n. 11, p. 2164-72, nov. 2012. DOI: https://doi.org/10.2105/AJPH.2012.300918; Esme Fuller-Thomson *et al.*, "Suboptimal Baseline Mental Health Associated with 4-Month Premature All-Cause Mortality: Findings from 18 Years of Follow-Up of the Canadian National Population Health Survey", *Journal of Psychosomatic Research*, v. 136, p. 1101-76, set. 2020. DOI: https://doi.org/10.1016/j.jpsychores.2020.110176; Jeff Levin, "Human Flourishing: A New Concept for Preventive Medicine", *American Journal of Preventive Medicine*, v. 61, n. 5, p. 761-64, nov. 2021. DOI: https://doi.org/10.1016/j.amepre.2021.04.018.

7. Ronald C. Kessler *et al.*, "Lifetime Prevalence and Age-of-Onset Distributions of DSMIV Disorders in the National Comorbidity Survey Replication", *Archives of General Psychiatry*, v. 62, n. 6, p. 593-602, 2005. DOI: https://pubmed.ncbi.nlm.nih.gov/15939837/.
8. Ben Singh, Timothy Olds, Rachel Curtis *et al.*, "Effectiveness of Physcal Activity Interventions for Improving Depression, Anxiety and Distress: A Overview of Sytematic Reviews", *British Journal of Sports Medicine*, fev. 2023. DOI: https://doi.org/10.1136/bjsports2022106195.
9. Faren Grant, Constance Guille e Srijan Sen, "Well-Being and the Risk of Depression Under Stress", *PLOS One*, v. 8, n. 7, e67395, jul. 2013. DOI: https://doi.org/10.1371/journal.pone.0067395; Sanne M. A. Lamers *et al.*, "The Bidirectional Relation Between Positive Mental Health and Psychopathology in a Longitudinal Representative Panel Study", *The Journal of Positive Psychology*, v. 10, n. 6, p. 553-60, 2015. DOI: https://doi.org/10.1080/17439760.2015.1015156; Marijke Schotanus-Dijkstra *et al.*, "The Longitudinal Relationship between Flourishing Mental Health and Incident Mood, Anxiety and Substance Use Disorders", *The European Journal of Public Health*, v. 27, n. 3, p. 563-68, jun. 2017. DOI: https://doi.org/10.1093/eurpub/ckw202; Corey L. M. Keyes, Satvinder S. Dhingra e Eduardo J. Simoes, "Change in Level of Positive Mental Health as a Predictor Future Risk of Mental Illness", *American Journal of Public Health*, v. 100, n. 12, p. 2366-71, dez. 2010. DOI: https://doi.org/10.2105/AJPH.2010.192245; Corey L. M. Keyes *et al.*, "Are Changes in Positive Mental Health Associated with Increased Likelihood of Depression over a Two Year Period? A Test of Mental Health Promotion and Protection Hypotheses", *Journal of Affective Disorders*, v. 270, p. 136-42, jun. de 2020. DOI: https://doi.org/10.1016/j.jad.2020.03.056.
10. Randolph C. H. Chan *et al.*, "Flourishing with Psychosis: A Prospective Examination on the Interactions Between Clinical, Functional and Personal Recovery Processes on Well-Being Among Individuals with Schizophrenia Spectrum Disorders", *Schizophrenia Bulletin*, v. 44, n. 4, p. 778-86, 2018. DOI: https://pubmed.ncbi.nlm.nih.gov/28981851/.
11. Niall Ferguson, "US Teens Feel Down, but the Adults Aren't All Right Either", *The Washington Post*, 26 fev. 2023, https://www.washingtonpost.com/business/us-teens-feel-down-but-the-adults-arent-all-right-either/2023/02/26/54447a9e-b595-11ed-94a0-512954d75716_story.html.
12. Centers for Disease Control and Prevention, "Youth Risk Behavior Survey: Data Summary & Trends Report: 20112021", 2023. Disponível em: https://www.cdc.gov/healthyyouth/data/yrbs/pdf/YRBS_DataSummaryTrends_Report2023_508.pdf.

1
Qual é a cara do entorpecimento?

1. Deborah E. Linares, Veni Kandasamy e Catherine J. Vladutiu, "Lifecourse Factors Associated with Flourishing Among US Children Aged 1-5 Years", *Child: Care, Health and Development*, v. 48, n. 2, p. 298-310, mar. 2022. DOI: https://doi.org/10.1111/cch.12930.
2. Clara E. Busse *et al.*, "Household Food Insufficiency and Flourishing in a Nationally Representative Sample of Young Children in the US", *Annals of Epidemiology*, v. 76, p. 91-97, dez. 2022. DOI: https://doi.org/10.1016/j.annepidem.2022.10.011.
3. Linares, Kandasamy e Vladutiu, "Lifecourse Factors Associated with Flourishing Among US Children Aged 1-5 Years"; L. M. Keyes, "Mental Health in Adolescence: Is America's Youth Flourishing?", *American Journal of Orthopsychiatry*, v. 76, n. 3, p. 395-402, jul. 2006. DOI: https://doi.org/10.1037/00029432.76.3.395; Ashley N. Palmer *et al.*, "Changes in Flourishing from Adolescence to Young Adulthood: An 8-Year Follow-Up", *Child and Family Social Work*, v. 28, n. 1, p. 194-209, 2023. DOI: https://doi.org/10.1111/cfs.12953; Chantie C. Luijten *et al.*, "Evaluating the Psychometric Properties of the Mental Health Continuum Short Form (MHC-SF) in Dutch Adolescents", *Health and Quality of Life Outcomes*, v. 17, n. 1, p. 157, out. 2019. DOI: https://doi.org/10.1186/s129550191221y; Heidi Witten, Shazly Savahl e Sabirah Adams, "Adolescent Flourishing: A Systematic Review", *Cogent Psychology*, v. 6, n. 1, jul. 2019. DOI: https://doi.org/10.1080/23311908.2019.1640341; Corey L. M. Keyes *et al.*, "The Relationship of Level of Positive Mental Health with Current Mental Disorders in Predicting Suicidal Behavior and Academic Impairment in College Students", *Journal of American College Health,* v. 60, n. 2, p. 126-33, fev. 2012. DOI: https://doi.org/10.1080/07448481.2011.608393.
4. Melinda Reinhardt *et al.*, "A Person-Centered Approach to Adolescent Nonsuicidal Self-Injury: Predictors and Correlates in a Community Sample", *Journal of Youth and Adolescence*, v. 51, n. 9, p. 1760-73, set. 2022. DOI: https://doi.org/10.1007/s1096402201628y.
5. "The Lost Children of Rockdale County", *Frontline*, 19 out. 1999. Disponível em: https://www.pbs.org/wgbh/pages/frontline/shows/georgia/etc/synopsis.html.
6. Robert C. Whitaker *et al.*, "Family Connection and Flourishing Among Adolescents in 26 Countries", *Pediatrics*, v. 149, n. 6, jun. 2022. DOI: https://doi.org/10.1542/peds.2021055263.
7. Philip Jefferies *et al.*, "Analysis of Protective Factors in Schoolchildren in England Using the Dual-Factor Model of Mental Healt", *Research on Child and*

Adolescent Psychopathology, p. 114, fev. 2023. Disponível em: https://pubmed.ncbi.nlm.nih.gov/36786892/.

8. "Rising Parental Expectations Linked to Perfectionism in College Students", *APA.org., American Psychological Association*, 31 mar. 2022 Disponível em: https://www.apa.org/news/press/releases/2022/03/parentalexpectations-perfectionism.
9. Daniel Eisenberg, Sarah Ketchen Lipson e Justin Heinze, "The Healthy Minds Study: 2021 Winter/Spring Data Report", *Healthy Minds Network*, 5 jan. 2021. Disponível em: https://healthymindsnetwork.org/wpcontent/uploads/2022/01/HMS_nationalwinter2021_update1.5.21.pdf.
10. Jessica Colarossi, "Mental Health of College Students Is Getting Worse", *Boston University School of Public Health*, 21 abr. 2022. Disponível em: https://www.bu.edu/articles/2022/mental-health-of-collegestudents-is-getting-worse/.
11. Eisenberg, Lipson e Heinze, "The Healthy Minds Study".
12. Su Rou Low, Suzanna Awang Bono e Zaireeni Azmi, "The Effect of Emotional Support on Postpartum Depression Among Postpartum Mothers in Asia: A Systematic Review", *Asia-Pacific Psychiatry*, abr. 2023, e12528. DOI: https://doi.org/10.1111/appy.12528.
13. Kathleen Gerson e Jerry A. Jacobs, "The WorkHome Crunch", *Contexts*, v. 3, n. 4, p. 2937, 2004. DOI: https://journals.sagepub.com/doi/pdf/10.1525/ctx.2004.3.4.29. Para estimativas mais recentes que corroboram o artigo de Gerson e Jacobs, ver Statista Research Department, "Annual Average Working Hours per Week of All Employees in the United States from 2007 to 2022", *Statista*, 14 fev. 2023. Disponível em: https://www.statista.com/statistics/261802/annual-change-of-the-average-working week-of-all-employees-in-the-us/.
14. Ruben Berge Mathisen, "Charted: The Working Hours of Americans at Different Income Levels", *Visual Capitalist*, 20 set. 2022. Disponível em: https://www.visualcapitalist.com/cp/chartedactual-working-hours-of-different-income-levels/.
15. Kathryn M. Page *et al.*, "Workplace Stress: What Is the Role of Positive Mental Health?", *Journal of Occupational and Environmental Medicine*, v. 56, n. 8, p. 814-19, ago. 2014. DOI: https://doi.org/10.1097/JOM.0000000000000230.
16. Carter C. Lebares *et al.*, "Flourishing as a Measure of Global Well – Being in First Year Residents: A Pilot Longitudinal Cohort Study", *Journal of Medical Education and Curricular Development*, v. 8, maio 2021. DOI: https://doi.org/10.1177/23821205211020758.
17. Mark Snowden *et al.*, "Changes in Mental Well-Being in the Transition to Late Life: Findings from MIDUS I and II", *American Journal of Public*

Health, v. 100, n. 12, p. 2385-88, dez. 2010. DOI: https://doi.org/10.2105/AJPH.2010.193391.
18. *Ibid*.
19. Laura L. Carstensen e Megan E. Reynolds, "Age Differences in Preferences Through the Lens of Socioemotional Selectivity Theory", *The Journal of the Economics of Ageing*, v. 24, 100440, fev. 2023. DOI: https://doi.org/10.1016/j.jeoa.2022.100440; Maria Wirth, Andreas Voss e Klaus Rothermund, "Age Differences in Everyday Emotional Experience: Testing Core Predictions of Socioemotional Selectivity Theory with the MIVA Model", *The Journals of Gerontology: Series B,* v. 78, n. 7, p. 1152-62, fev. 2023. DOI: https://doi.org/10.1093/geronb/gbad033.
20. Mary Margaret Funk, *Thoughts Matter: The Practice of the Spiritual Life*. Nova York: Continuum International Publishing Group, 1998; Placide Deseille, "Acedia According to the Monastic Tradition", *Cistercian Studies Quarterly*, v. 37, n. 3, p. 297-301, 2002.
21. John Cassian, "The Institutes of John Cassian". *In*: Philip Schaff e Henry Wace (orgs.). *The Works of John Cassian:* A Select Library of the Nicene and Post-Nicene Fathers of the Christian Church, série 2, Livro 11. Grand Rapids, MI: William B. Eerdmans, 2000.
22. Corey L. M. Keyes e Jonathan Haidt (orgs.). *Flourishing: Positive Psychology and the Life Well-Lived*. Washington, DC: American Psychological Association, 2003.

2
Como chegamos até aqui?

1. Richard Weissbourd *et al.*, "Loneliness in America: How the Pandemic Has Deepened an Epidemic of Loneliness and What We Can Do About It", Harvard Graduate School of Education, fev. 2021. Disponível em: https://mcc.gse.harvard.edu/reports/loneliness-in-america.
2. "Time Spent Alone Increased by an Hour per Day in 2020", *U.S. Bureau of Labor Statistics*, 27 ago. 2021. Disponível em: https://www.bls.gov/opub/ted/2021/times-pent-alone-increased-by-an-hour-per-day-in-2020.htm.
3. "The Friendship Report", *Snap Inc.*, 2019. Disponível em: https://downloads.ctfassets.net/inb32lme5009/7BkRT92AEhVU51EIzXXUHB/37749c3cf-976dd10524021b8592636d4/The_Friendship_Report.pdf.
4. Nancy J. Donovan e Dan Blazer, "Social Isolation and Loneliness in Older Adults: Review and Commentary of a National Academies Report", *The American Journal of Geriatric Psychiatry*, v. 28, n. 12, p. 1233-44, dez. 2020. DOI:

https://doi.org/10.1016/j.jagp.2020.08.005; Mark Snowden *et al.*, "Changes in Mental Well-Being in the Transition to Late Life: Findings from MIDUS I and II", *American Journal of Public Health*, v. 100, n. 12, p. 2385-88. Disponível em: https://doi.org/10.2105/AJPH.2010.193391.

5. Susanne Buecker *et al.*, "Is Loneliness in Emerging Adults Increasing over Time? A Preregistered Cross-Temporal Meta-Analysis and Systematic Review", *Psychological Bulletin*, v. 147, n. 8, ago. 2021, p. 787-805. DOI: https://doi.org/10.1037/bul0000332; Ashley N. Palmer *et al.*, "Changes in Flourishing from Adolescence to Young Adulthood: An 8-Year Follow-Up", *Child and Family Social Work*, v. 28, n. 1, p. 194-209, jul. 2022. DOI: https://doi.org/10.1111/cfs.12953.
6. Keith David Malcolm Snell, "The Rise of Living Alone and Loneliness in History", *Social History*, v. 42, n. 1, p. 228, jan. 2017. DOI: https://doi.org/10.1080/03071022.2017.1256093.
7. Viji Diane Kannan e Peter J. Veazie, "US Trends in Social Isolation, Social Engagement, and Companionship — Nationally and by Age, Sex, Race/Ethnicity, Family Income, and Work Hours, 2003-2020", *SSM-Population Health*, v. 21, mar. 2023, 101331. DOI: https://doi.org/10.1016/j.ssmph.2022.101331.
8. Caitlin E. Coyle e Elizabeth Dugan, "Social Isolation, Loneliness and Health Among Older Adults", *Journal of Aging and Health*, v. 24, n. 8, p. 1346-63, dez. 2012. DOI: https://doi.org/10.1177/0898264312460275.
9. Julianne Holt-Lunstad *et al.*, "Loneliness and Social Isolation as Risk Factors for Mortality: A Meta-Analytic Review", *Perspectives on Psychological Science*, v. 10, n. 2, p. 227-37, mar. 2015. DOI: https://doi.org/10.1177/1745691614568352.
10. Timothy D. Wilson *et al.*, "Just Think: The Challenges of the Disengaged Mind", *Science*, v. 345, n. 6192, p. 75-77, jul. 2014. DOI: https://doi.org/10.1126/science.1250830.
11. *Ibid.*
12. Kirsten Russell, Susan Rasmussen e Simon C. Hunter, "Does Mental Well Being Protect Against Self Harm Thoughts and Behaviors During Adolescence? A Six Month Prospective Investigation", *International Journal of Environmental Research and Public Health*, v. 17, n. 18, 6771, set. 2020. DOI: https://doi.org/10.3390/ijerph17186771; Melinda Reinhardt *et al.*, "A Person-Centered Approach to Adolescent Nonsuicidal Self-Injury: Predictors and Correlates in a Community Sample", *Journal of Youth and Adolescence*, v. 51, n. 9, p. 1760-73, set. 2022. DOI: https://doi.org/10.1007/s1096402201628-y.
13. Rachel Zoffness. *The Pain Management Workbook:* Powerful CBT and Mindfulness Skills to Take Control of Pain and Reclaim Your Life. Oakland, CA: New Harbinger Publications, 2020.

14. John T. Cacioppo e William Patrick, *Loneliness: Human Nature and the Need for Social Connection*. Nova York: W. W. Norton, 2009; Naomi I. Eisenberger, "Social Pain and the Brain: Controversies, Questions, and Where to Go from Here", *Annual Review of Psychology*, v. 66, p. 601-29, jan. 2015. DOI: https://doi.org/10.1146/annurevpsych010213115146.
15. Robert M. Sapolsky, "Stress in the Wild", *Scientific American* 262, n. 1 (janeiro de 1990): 116-23, http://www.jstor.org/stable/24996650; Robert M. Sapolsky, *Por que as zebras não têm úlceras?: O mais conceituado guia sobre como lidar com o estresse e os males e doenças associados a ele* (São Paulo: Francis, 2008); Daniel M. Campagne, "Stress and Perceived Social Isolation (Loneliness)", *Archives of Gerontology and Geriatrics* 82 (maio de 2019): 192-99, https://doi.org/10.1016/j.archger.2019.02.007; George M. Slavich *et al.*, "Black Sheep Get the Blues: A Psychobiological Model of Social Rejection and Depression", *Neuroscience and Biobehavioral Reviews* 35, n. 1 (setembro de 2010): 39-45, https://doi.org/10.1016/j.neubiorev.2010.01.003.
16. Gabor Maté, *In the Realm of Hungry Ghosts: Close Encounters with Addiction*. Berkeley: North Atlantic Books, 2010. p. 26 e p. 165.
17. Jean M. Twenge, *iGen:* Why Today's Super-Connected Kids Are Growing Up Less Rebellious, More Tolerant, Less Happy — and Completely Unprepared for Adulthood — and What That Means for the Rest of Us. Nova York: Atria Books, 2017.
18. David Brooks, "America Is Having a Moral Convulsion", *The Atlantic*, 5 out. 2020. Disponível em: https://www.theatlantic.com/ideas/archive/2020/10/collapsing-levels-trustaredevastatingamerica/616581/.
19. Jeffrey M. Jones, "U.S. Church Membership Falls Below Majority for First Time", *Gallup*, 29 mar. 2021. Disponível em: https://news.gallup.com/poll/341963/churchmembership-fallsbelow-majority-first-time.aspx.
20. Tyler Giles, Daniel M. Hungerman e Tamar Oostrom, "Opiates of the Masses? Deaths of Despair and the Decline of American Religion", *National Bureau of Economic Research, Working Paper Series,* 30840, jan. 2023. Disponível em: http://www.nber.org/papers/w30840.
21. Tyler F. Stillman *et al.*, "Alone and Without Purpose: Life Loses Meaning Following Social Exclusion", *Journal of Experimental Social Psychology*, v. 45, n. 4, p. 686-94, jul. 2009. DOI: https://doi.org/10.1016/j.jesp.2009.03.007.
22. Dídac Macià *et al.*, "Meaning in Life: A Major Predictive Factor for Loneliness Comparable to Health Status and Social Connectedness", *Frontiers in Psychology*, v. 12, 627547, fev. 2021. DOI: https://doi.org/10.3389/fpsyg.2021.627547.

23. Gene H. Brody *et al.*, "Is Resilience Only Skin Deep?: Rural African Americans Socioeconomic Status — Related Risk and Competence in Preadolescence and Psychological Adjustment and Allostatic Load at Age 19", *Psychological Science*, v. 24, n. 7, p. 1285-93. DOI: https://doi.org/10.1177/0956797612471954; Sherman A. James, Sue A. Hartnett e William D. Kalsbeek, "John Henryism and Blood Pressures Difference Among Black Men", *Journal of Behavioral Medicine*, v. 6, p. 259-78, 1983. DOI: https://doi.org/10.1007/BF01315113; Sherman A. James, "John Henryism and the Health of African-Americans", *Culture, Medicine, and Psychiatry: An International Journal of Cross-Cultural Health Research*, v. 18, n. 2, p. 16382. DOI: https://doi.org/10.1007/BF01379448.
24. Patricia Louie e Blair Wheaton, "The Black-White Paradox Revisited: Understanding the Role of Counterbalancing Mechanism during Adolescence", *Journal of Health and Social Behavior*, v. 60, n. 2, p. 169-87. DOI: https://journals.sagepub.com/doi/10.1177/0022146519845069; Patricia Louie *et al.*, "Race, Flourishing, and All-Case Mortality in the United States, 1995-2016", *American Journal of Epidemiology*, v. 190, n. 9, p. 1735-43. DOI: https://doi.org/10.1093/aje/kwab067.
25. Holly M. Hart *et al.*, "Generativity and Social Involvement Among African Americans and White Adults", *Journal of Research in Personality*, v. 35, n. 2, p. 208-30, jun. 2001. Disponível em: https://www.sciencedirect.com/science/article/pii/S0092656601923189.
26. Noreen Goldman, "Will the Latino Mortality Advantage Endure?", *Research on Aging*, v. 38, n. 3, p. 263-82. DOI: https://doi.org/10.1177/0164027515620242.
27. Esther Wang, "Asian America Learns How to Hit Back", *New York Magazine*, 26 set. 2022. Disponível em: https://nymag.com/intelligencer/article/stop-asianhatecrimespolitics.html.
28. Sarah Ketchen Lipson *et al.*, "Mental Health Disparities Among College Students of Color", *Journal of Adolescent Health*, v. 63, n. 3, p. 348-56, set. 2018. DOI: https://doi.org/10.1016/j.jadohealth.2018.04.014.
29. Hans Oh, "Flourishing Among Young Adult College Students in the United States: Sexual/Gender and Racial/Ethnic Disparities", *Social Work in Mental Health*, v. 21, n. 4, p. 347-59, dez. 2022. DOI: https://doi.org/10.1080/15332985.2022.2155502; Hans Oh *et al.*, "Flourishing and Psychotic Experiences Among College Students in the United States: Findings from the Healthy Minds Study 2020", *The Journal of Positive Psychology*, v. 17, n. 5, p. 754-59, 2022. DOI: https://doi.org/10.1080/17439760.2021.1975162; Nicholas C. Borgogna *et al.*, "Anxiety and Depression Across Gender and Sexual Minorities: Implications for Transgender, Gender Nonconforming, Pansexual, Demisexual, Asexual, Queer, and Questioning Individuals", *Psychology of Sexual*

Orientation and Gender Diversity, v. 6, n. 1, p. 54-63, 2019. DOI: https://doi.org/10.1037/sgd0000306; Sarah Ketchen Lipson *et al.*, "Mental Health Disparities Among College Students of Color", *Journal of Adolescent Health*, v. 63, n. 3, p. 348-56, set. 2018. DOI: https://doi.org/10.1016/j.jadohealth.2018.04.014; Sarah Ketchen Lipson *et al.*, "Gender Minority Mental Health in the US: Results of a National Survey on College Campuses", *American Journal of Preventive Medicine*, v. 7, n. 3, p. 293-301, 2019. Disponível em: https://www.ajpmonline.org/article/S0749-3797(19)30219-3/fulltext.

30. Sherry C. Wang: Alyssa Lukpat, "Hate Crimes and Pandemic Lead More Asian Americans to Seek Therapy", *The New York Times*, 15 out. 2021, Disponível em: https://www.nytimes.com/2021/10/15/us/asian-american-therapy-hate-crimes.html.

31. Patricia Louie *et al.*, "Race, Flourishing, and All Cause Mortality in the United States, 1995-2016", *American Journal of Epidemiology*, v. 190, n. 9, p. 1735-43, set. 2021. DOI: https://doi.org/10.1093/aje/kwab067.

32. Steven W. Cole *et al.*, "Myeloid Differentiation Architecture of Leukocyte Transcriptome Dynamics in Perceived Social Isolation", *Proceedings of the National Academy of Sciences of the United States of America*, v. 112, n. 49, 15142-47. Disponível em: http://www.pnas.org/content/early/2015/11/18/1514249112.full.pdf.

33. Daisy Fancourt e Andrew Steptoe, "The Longitudinal Relationship Between Changes in Wellbeing and Inflammatory Markers: Are Associations Independent of Depression?", *Brain, Behavior e Immunity*, v. 83, p. 146-52, jan. 2020. DOI: https://doi.org/10.1016/j.bbi.2019.10.004.

34. Chloe C. Boyle *et al.*, "Changes in Eudaimonic Well-Being and the Conserved Transcriptional Response to Adversity in Younger Breast Cancer Survivors", *Psychoneuroendocrinology*, v. 103, p. 173-79, maio 2019. DOI: https://doi.org/10.1016/j.psyneuen.2019.01.024; Steven W. Cole *et al.*, "Loneliness, Eudaimonia, and the Human Conserved Transcriptional Response to Adversity", *Psychoneuroendocrinology,* v. 62, 11-17, dez. 2015. DOI: https://doi.org/10.1016/j.psyneuen.2015.07.001; Barbara L. Fredrickson *et al.*, "A Functional Genomic Perspective on Human Well-Being", *Proceedings of the National Academy of Sciences of the United States of America*, v. 110, n. 33, 13684-89, DOI: https://doi.org/10.1073/pnas.130541911; Barbara L. Fredrickson *et al.*, "Psychological Well-Being and the Human Conserved Transcriptional Response to Adversity", *PLOS One*, v. 10, n. 3, mar. de 2015. DOI: e0121839. DOI: https://doi.org/10.1371/journal.pone.0121839; Shinobu Kitayama *et al.*, "Work, Meaning, and Gene Regulation: Findings from a Japanese Information Technology Firm", *Psychoneuroendocrinology,* v. 72, p. 175-81. DOI:

https://doi.org/10.1016/j.psyneuen.2016.07.004; SungHa Lee *et al.*, "Psychological Well-Being and Gene Expression in Korean Adults: The Role of Age", *Psychoneuroendocrinology*, v. 120, 104785. DOI: https://doi.org/10.1016/j.psyneuen.2020.104785; Jennifer S. Mascaro *et al.*, "Flourishing in Healthcare Trainees: Psychological Well-Being and the Conserved Transcriptional Response to Adversity", *International Journal of Environmental Research and Public Health*, v. 19, n. 4, 2255, 2022. DOI: https://doi.org/10.3390/ijerph19042255; Teresa Seeman *et al.*, "Intergenerational Mentoring, Eudaimonic Well-Being and Gene Regulation in Older Adults: A Pilot Study", *Psychoneuroendocrinology*, v. 111, 104468, jan. 2020. DOI: https://doi.org/10.1016/j.psneuen.2019.104468; Jeffrey G. Snodgrass *et al.*, "Positive Mental Well-Being and Immune Transcriptional Profiles in Highly Involved Videogame Players", *Brain, Behavior e Immunity*, v. 82, p. 84-92, nov. 2019. DOI: https://doi.org/10.1016/j.bbi.2019.07.035.

3
A armadilha dos sentimentos

1. Ad Bergsma, Germaine Poot e Aart C. Liefbroer, "Happiness in the Garden of Epicurus", *Journal of Happiness Studies* 9 (setembro de 2008): 397-423, https://doi.org/10.1007/s109020069036z; Alain de Botton, "Philosophy: A Guide to Happiness—Epicurus on Happiness", parte 2 de *Philosophy: A Guide to Happiness*, Channel 4, 26 fev. 2014, YouTube, https://www.youtube.com/watch?v=eLPeUWsBRvw.
2. Paul Ekman, "An Argument for Basic Emotions", *Cognition and Emotion*, v. 6, n. 3-4, 169-200, 1992. Disponível em: https://www.paulekman.com/wpcontent/uploads/2013/07/An-Argument-For-Basic-Emotions.pdf.
3. O paciente de Antonio Damasio, Marvin, é apresentado em "The Adult Brain", episódio 4, de *The Secret Life of the Brain*, PBS, 2002, YouTube. Disponível em: https://www.youtube.com/watch?v=G5HTuRGMmk.
4. Anna Lembke, *Nação dopamina:* Por que o excesso de prazer está nos deixando infelizes e o que podemos fazer para mudar. Belo Horizonte: Vestígio, 2022.
5. Sieun An *et al.*, "Two Sides of Emotion: Exploring Positivity and Negativity in Six Basic Emotions Across Cultures", *Frontiers in Psychology*, v. 8, 610, abr. 2017. DOI: https://doi.org/10.3389/fpsyg.2017.00610; Xinmei Deng *et al.*, "Feeling Happy and Sad at the Same Time? Subcultural Differences in Experiencing Mixed Emotions Between Han Chinese and Mongolian Chinese", *Frontiers in Psychology*, v. 7, 1692, out. 2016. DOI: https://doi.org/10.3389/fpsyg.2016.01692; Mohsen Joshanloo *et al.*, "Fragility of Happiness Beliefs

Across 15 National Groups", *Journal of Happiness Studies*, v. 16, n. 5, p. 1185-210, out. 2015. DOI: https://doi.org/10.1007/s1090201495530; Yuri Miyamoto e Carol D. Ryff, "Cultural Differences in the Dialectical and Nondialectical Emotional Styles and Their Implications for Health", *Cognition and Emotion*, v. 25, n. 1, 22-39, jan. 2011. DOI: https://doi.org/10.1080/02699931003612114.
6. Steven C. Hayes *et al.*, "Evolving an Idionomic Approach to Processes of Change: Towards a Unified Personalized Science of Human Improvement", *Behaviour Research and Therapy*, v. 156, 104155, set. 2022. DOI: https://doi.org/10.1016/j.brat.2022.104155.
7. Susan Cain, *O lado doce da melancolia: A arte de transformar a dor em criatividade, transcendência e amor.* Rio de Janeiro: Sextante, 2022.
8. Roy F. Baumeister *et al.*, "Bad Is Stronger than Good", *Review of General Psychology*, v. 5, n. 4, p. 323-70, dez. 2001. DOI: https://doi.org/10.1037/10892680.5.4.323; Paul Rozin e Edward B. Royzman, "Negativity Bias, Negativity Dominance, and Contagion", *Personality and Social Psychology Review*, v. 5, n. 4, p. 296-320, 4 nov. 2001. DOI: https://doi.org/10.1207/S15327957PSPR0504_2.
9. Emily A. Austin, *Living for Pleasure: An Epicurean Guide to Life.* Nova York: Oxford University Press, 2022, p. 29.
10. Julia Annas e Hsinli Wang, "Aristotle on Virtue and Happiness", *Philosophy and Culture*, v. 35, n. 4, p. 157-70, 1989. Disponível em: https://philpapers.org/rec/ANNAOV; Julia Annas, "Happiness as Achievement", *Daedalus*, v. 133, n. 2, p. 44-51, primavera de 2004. Disponível em: https://www.amacad.org/publication/happinessachievement; Corey L. M. Keyes e Julia Annas, "Feeling Good and Functioning Well: Distinctive Concepts in Ancient Philosophy and Contemporary Science", *The Journal of Positive Psychology*, v. 4, n. 3, p. 197-201. DOI: https://doi.org/10.1080/17439760902844228.
11. Corey L. M. Keyes *et al.*, "The Relationship of Level of Positive Mental Health with Current Mental Disorders in Predicting Suicidal Behavior and Academic Impairment in College Students", *Journal of American College Health*, v. 60, n. 2, p. 126-33, fev. 2012. DOI: https://doi.org/10.1080/07448481.2011.608393.

4
Você não é unidimensional

1. Ute Habel *et al.*, "Same or Different? Neural Correlates of Happy and Sad Mood in Healthy Males", *NeuroImage*, v. 26, n. 1, p. 206-14, maio 2005. DOI: https://doi.org/10.1016/j.neuroimage.2005.01.014; Mark S. George

et al., "Brain Activity During Transient Sadness and Happiness in Healthy Women", *American Journal of Psychiatry*, v. 152, n. 3, p. 341-51, mar. 1995. DOI: https://doi.org/10.1176/ajp.152.3.341; Mario Pelletier *et al.*, "Separate Neural Circuits for Primary Emotions? Brain Activity During Self-Induced Sadness and Happiness in Professional Actors", *Neuroreport*, v. 14, n. 8, jun. 2003, p. 1111-16. DOI: https://doi.org/0.1097/00001756200306110000003.

2. Corey L. M. Keyes, John M. Myers e Kenneth S. Kendler, "The Structure of the Genetic and Environmental Influences on Mental Well-Being", *American Journal of Public Health*, v. 100, n. 12, p. 2379-84, dez. 2010. DOI: https://doi.org/10.2105/AJPH.2010.193615; Kenneth S. Kendler *et al.*, "The Relationship between the Genetic and Environmental Influences on Common Internalizing Psychiatric Disorders and Mental Well-Being", *Behavior Genetics*, v. 41, n. 5, p. 641-50, set. 2011. DOI: https://doi.org/10.1007/s10519-01194661; Kenneth S. Kendler, John M. Myers e Corey L. M. Keyes, "The Relationship between the Genetic and Environmental Influences on Common Externalizing Psychopathology and Mental Wellbeing", *Twin Research and Human Genetics*, v. 14, n. 6, p. 516-23, dez. 2011. DOI: https://doi.org/10.1375/twin.14.6.516.

3. Keyes, Myers e Kendler, "The Structure of the Genetic and Environmental Influences on Mental Well-Being".

4. Jue Lin, Elissa Epel e Elizabeth Blackburn, "Telomeres and Lifestyle Factors: Roles in Cellular Aging", *Mutation Research/Fundamental and Molecular Mechanisms of Mutagenesis*, v. 730, n. 1–2, p. 85-89, fev. 2012. DOI: https://doi.org/10.1016/j.mrfmmm.2011.08.003; Elissa S.Epel *et al.*, "Accelerated Telomere Shortening in Response to Life Stress", *Proceedings of the National Academy of Sciences of the United States of America*, v. 101, n. 49, 17312-15, dez. 2004. DOI: https://doi.org/10.1073/pnas.040716210; Elissa Epel, "How 'Reversible' Is Telomeric Aging?", *Cancer Prevention Research*, v. 5, n. 10, p. 1163--68, out. 2012. DOI: https://doi.org/10.1158/1940 6207.CAPR120370.

5. David Snowdon, *Aging with Grace:* What the Nun Study Teaches Us About Leading Longer, Healthier, and More Meaningful Lives. Nova York: Bantam, 2002.

6. Anna I. Corwin, *Embracing Age:* How Catholic Nuns Became Models of Aging Well. New Brunswick, NJ: Rutgers University Press, 2021.

7. Edward Taub, Gitendra Uswatte e Rama Pidikiti, "Constraint Induced Movement Therapy: A New Family of Techniques with Broad Application to Physical Rehabilitation — A Clinical Review", *Journal of Rehabilitation Research and Development*, v. 36, n. 3, 237-51, jul. 1999. Disponível em: https://pubmed.ncbi.nlm.nih.gov/10659807/.

8. Rachel Zoffness, "Think Pain is Purely Medical? Think Again", *Psychology Today*, 25 out. 2019. Disponível em: https://www.psychologytoday.com/us/blog/pain-explained/201910/think-pain-is-purely-medical-think-again. Ver também: Rachel Zoffness, *The Pain Management Workbook:* Powerful CBT and Mindfulness Skills to Take Control of Pain and Reclaim Your Life. Oakland, CA: New Harbinger Publications, 2020.
9. Christopher J. Murray e Alan D. Lopez, "Evidence-Based Health Policy Lessons from the Global Burden of Disease Study", *Science*, v. 274, n. 5288, 740--43, nov. 1996. DOI: https://doi.org/10.1126/science.274.5288.740.
10. Debra J. Brody e Qiuping Gu, "Antidepressant Use Among Adults: United States, 2015-2018", National Center for Health Statistics Data Brief, n. 377. Disponível em: https://www.cdc.gov/nchs/products/databriefs/db377.htm.
11. Laura J. Andrade *et al.*, "Cross-National Comparisons of The Prevalences and Correlates of Mental Disorders", *Bulletin of the World Health Organization*, v. 78, n. 4, 413-26, 2000. Disponível em: https://apps.who.int/iris/handle/10665/268101.
12. "The Depression Report: A New Deal for Depression and Anxiety Disorders", Centro de Desempenho Econômico, Grupo de Política de Saúde Mental, London School of Economics, jun. 2006. Disponível em: http://eprints.lse.ac.uk/818/1/DEPRESSION_REPORT_LAYARD.pdf.
13. T. R. Insel e Edward M. Scolnick, "Cure Therapeutics and Strategic Prevention: Raising the Bar for Mental Health Research", *Molecular Psychiatry*, v. 11, n. 1, p. 12-13, jan. 2006. DOI: https://doi.org/10.1038/sj.mp.4001777.
14. *Ibid.*
15. Robert Whitaker, *Anatomy of an Epidemic:* Magic Bullets, Psychiatric Drugs, and the Astonishing Rise of Mental Illness in America. Nova York: Crown, 2011.
16. Irving Kirsch, "Placebo Effect in the Treatment of Depression and Anxiety", *Frontiers in Psychiatry*, v. 10, jun. 2019. DOI: https://doi.org/10.3389/fpsyt.2019.00407.
17. Shysset Nuggerud-Galeas *et al.*, "Analysis of Depressive Episodes, Their Recurrence and Pharmacologic Treatment in Primary Care Patients: A Retrospective Descriptive Study", *PLOS One*, v. 15, n. 5, e0233454, maio 2020. DOI: https://doi.org/10.1371/journal.pone.0233454; Stephanie L. Burcusa e William G. Iacono, "Risk for Recurrence in Depression", *Clinical Psychology Review*, v. 27, n. 8, p. 959-85. DOI: https://doi.org/10.1016/j.cpr.2007.02.005; "The Depression Report: A New Deal for Depression and Anxiety Disorders".
18. Lahnna I. Catalino e Barbara L. Fredrickson, "A Tuesday in the Life of a Flourisher: The Role of Positive Emotional Reactivity in Optimal Mental Health", *Emotion*, v. 11, n. 4, p. 938-50, https://doi.org/10.1037/a0024889.

19. Alexandra Drake *et al.*, "Daily Stressor-Related Negative Mood and Its Associations with Flourishing and Daily Curiosity", *Journal of Happiness Studies*, v. 23, n. 2, fev. 2022, p. 423-38, https://doi.org/10.1007/s10902-021-00404-2. Situações de trabalho estressantes não se correlacionaram com o entorpecimento dos pacientes. No entanto, se eles dispunham ou não de um ambiente de trabalho que oferecesse suporte, sim. O estudo deixou claro que trabalhar em um ambiente que *não* oferece suporte e é altamente exigente minará o seu bem-estar e tornará mais provável que você sinta apatia.
20. Ver também David Brooks, "Should you live for your résumé… or your eulogy", TED, 14 de abril de 2014, YouTube, https://www.youtube.com/watch?v=MlLWTeApqIM.

5
Aprender: criar histórias de crescimento pessoal

1. Dan P. McAdams, "The Psychology of Life Stories", *Review of General Psychology*, v. 5, n. 2, 100-22, 2001. Disponível em: https://journals.sagepub.com/doi/10.1037/1089-2680.5.2.100.
2. Janey Davies, "What is Illusory Superiority & 8 Signs You Could Suffer from It", *Learning Mind*, 10 jul. 2021. Disponível em: https://www.learningmind.com/illusory-superiority/.
3. Jeff Haden, "Science Says Stop Infecting Other People with the Better-Than--Average Effect", *Inc.*, 12 out. 2020. Disponível em: https://www.inc.com/jeffhaden/science-says-stop-infecting-other-people-with-better-than-average--effect.html.
4. Pema Chödrön. *Quando tudo se desfaz:* orientação para tempos difíceis. Rio de Janeiro: Gryphus, 2021.
5. Ines Schindler, "Relations of Admiration and Adoration with Other Emotions and Well-Being", *Psychology of Well-Being*, v. 4, n. 14, p. 1-23, ago. 2014. DOI: https://doi.org/10.1186/s13612-014-0014-7.
6. *Ibid.*
7. Christine Robitschek e Corey L. M. Keyes, "Keyes's Model of Mental Health with Personal Growth Initiative as a Parsimonious Predictor", *Journal of Counseling Psychology*, v. 56, n. 2, p. 321-29, 2009. DOI: https://doi.org/10.1037/a0013954.
8. Corey L. M. Keyes e Carol D. Ryff, "Subjective Change and Mental Health: A Self-Concept Theory", *Social Psychology Quarterly*, v. 63, n. 3, 264-79, set. 2000. DOI: https://doi.org/10.2307/2695873; Corey L. M. Keyes, "Subjective Change and Its Consequences for Emotional Well-Being", *Motivation and Emotion*,

v. 24, n. 2, 67-84, jun. 2000. DOI: https://doi.org/10.1023/A:1005659114155; Gerben J. Westerhof e Corey L. M. Keyes, "After the Fall of the Berlin Wall: Perceptions and Consequences of Stability and Change Among Middle-Aged and Older East and West Germans", *The Journals of Gerontology Series B: Psychological Sciences and Social Sciences*, v. 61, n. 5, S240-S247, set. 2006. DOI: https://doi.org/10.1093/geronb/61.5.s240.
9. K. C. Davis. *How to Keep House While Drowning*: A Gentle Approach to Cleaning and Organizing. Nova York: Simon Element, 2022, p. 15.
10. Nicholas E. Handoyom *et al.*, "The Importance of Developing Meaningfulness and Manageability for Resilience in Rural Doctors", *Medical Teacher*, v. 45, n. 1, p. 32-39, jan. 2023. DOI: https://doi.org/10.1080/0142159X.2022.2128734.; James Clear, "The Goldilocks Rule: How to Stay Motivated in Life and Business", *Medium*, 12 jul. 2016. Disponível em: https://medium.com/the-mission/the-goldilocks-rule-how-to-stay-motivated-in-life-and-business-99d57d69825; Benedikt Hackert *et al.*, "Towards a Reconceptualization of Flow in Social Contexts", *Journal for the Theory of Social Behaviour*, v. 53, n. 1, 100-25, 2023. DOI: https://doi.org/10.1111/jtsb.12362.
11. Giovanni A. Fava, "Allostatic Load in Clinical Practice", *Clinical Psychological Science*, v. 11, n. 2, 345-56, 2023. DOI: https://doi.org/10.1177/216770262211216; Christin Gerhardt *et al.*, "How Are Social Stressors at Work Related to Well-Being and Health? A Systematic Review and Meta-Analysis", *BMC Public Health*, v. 21, n. 1, p. 890, maio 2021. DOI: https://doi.org/10.1186/s12889021108947.
12. Abiola Keller *et al.*, "Does the Perception that Stress Affects Health Matter? The Association with Health and Mortality", *Health Psychology*, v. 31, n. 5, p. 677-84, set. 2012. DOI: https://doi.org/10.1037/a0026743.
13. Tracie White, "Medical Errors May Stem More from Physician Burnout than Unsafe Health Care Settings", *Stanford Medicine*, 8 jul. 2018. Disponível em: https://med.stanford.edu/news/allnews/2018/07/medical-errors-may-stem--more-from-physician-burnout.html.
14. Margaret Plews Ogan, Justine E. Owens e Natalie B. May, "Wisdom Through Adversity: Learning and Growing in the Wake of an Error", *Patient Education and Counseling*, v. 91, n. 2, 236-42, maio de 2013. DOI: https://doi.org/10.1016/j.pec.2012.12.006.

6
Conectar: construir relacionamentos calorosos e confiáveis

1. C. S. Lewis. *Os quatro amores*. São Paulo: Thomas Nelson Brasil, 2017.
2. David C. Pyrooz, "'From Your First Cigarette to Your Last Dyin' Day': The Patterning of Gang Membership in the Life-Course", *Journal of Quantita-

tive Criminology, v. 30, n. 2, 349-72, 2014. DOI: https://doi.org/10.1007/s1094001392061; David C. Pyrooz e Gary Sweeten, "Gang Membership Between Ages 5 and 17 Years in the United States", *Journal of Adolescent Health*, v. 56, n. 4, 414-19, abr. 2015. DOI: https://doi.org/10.1016/j.jadohealth.2014.11.018; James C. Howell, "Youth Gangs", *Office of Juvenile Justice and Delinquency Prevention*, dez. 1997. Disponível em: https://www.ojp.gov/pdffiles/fs9772.pdf; "Gangs and Children", *Journal of the American Academy of Child & Adolescent Psychiatry*, n. 98, set. 2017. Disponível em: https://www.aacap.org/AACAP/Families_and_Youth/Facts_for_Families/FFF-Guide/Children-and-Gangs-098.aspx; G. David Curry, Scott H. Decker e David C. Pyrooz, *Confronting Gangs: Crime and Community*, 3. ed. Nova York: Oxford University Press, 2013.

3. Daniel H. Pink, *Drive: The Surprising Truth About What Motivates Us*. Nova York: Riverhead Books, 2009; Edward L. Deci, Anja H. Olafsen e Richard M. Ryan, "Self-Determination Theory in Work Organizations: The State of a Science", *Annual Review of Organizational Psychology and Organizational Behavior*, n. 4, p. 19-43, 2017. DOI: https://doi.org/10.1146/annurevorgpsych032516113108. Para uma visão geral acessível da Teoria da Autodeterminação e da importância de se sentir competente, que é a versão adulta de eficácia, ver Kendra Cherry, "What Is Self-Determination Theory?", *Very Well Mind*, 8 nov. 2022. Disponível em: https://www.verywellmind.com/what-is-self-determination-theory-2795387.

4. Morris Rosenberg e B. Claire McCullough, "Mattering: Inferred Significance and Mental Health Among Adolescents", *Research in Community and Mental Health*, n. 2, 163-82, 1981. Disponível em: https://psycnet.apa.org/record/198307744001.

5. Rosenberg e McCullough, "Mattering: Inferred Significance and Mental Health Among Adolescents".

6. Gordon L. Flett *et al.*, "Antecedents, Correlates, and Consequences of Feeling like You Don't Matter: Associations with Maltreatment, Loneliness, Social Anxiety, and the Five-Factor Model", *Personality and Individual Differences*, n. 92, p. 52-56, 2016. DOI: https://doi.org/10.1016/j.paid.2015.12.014. Ver também Sarah E. McComb *et al.*, "The Double Jeopardy of Feeling Lonely and Unimportant: State and Trait Loneliness and Feelings and Fears of Not Mattering", *Frontiers in Psychology*, n. 11, 563420, dez. 2020. DOI: https://doi.org/10.3389/fpsyg.2020.563420.

Coletei os seguintes resultados do primeiro autor desses artigos e da amostra no seu artigo de 2021, "Is Positive Mental Health and the Absence of Mental Illness the Same?", com base em pedidos pessoais:

Categoria	Frequências
Florescimento	45,6% (402)
Entorpecimento moderado	23,5% (207)
Entorpecimento severo	4,1% (36)
Depressão (10 ou mais na EPDS)	26,9% (237)

A depressão é baseada em uma pontuação de 10 ou mais (indicando sintomas depressivos pós-parto clinicamente relevantes) na Escala de Depressão Pós-Parto de Edimburgo (EPDS, na sigla em inglês).

A seguir, estão as porcentagens considerando os pontos de corte da Escala de Depressão Pós-Parto de Edimburgo (EPDS) apresentadas no artigo utilizando o Inventário de Depressão de Beck para estabelecer os pontos de corte; consultar Jennifer E. McCabe-Beane *et al.*, "The Identification of Severity Rages for the Edinburgh Postnatal Depression Scale", *Journal of Reproductive and Infant Psychology*, v. 34, n. 3, p. 293-303, fev. 2016. DOI: https://doi.org/10.1080/02646838.2016.1141346.

Pontuações da Escala de Depressão Pós-Parto de Edimburgo dispostas por gravidade da depressão usando os pontos de corte do Inventário de Depressão de Beck	Frequências
Nenhuma ou mínima (0 a 6)	37,2% (328)
Leve (7 a 13)	45,4% (400)
Moderada (14 a 19)	13,8% (122)
Grave (19 a 30)	3,6% (32)

7. "The Power of Diverse Friendships", *Centerstone*, 17 maio 2023. Disponível em: https://centerstone.org/ourresources/healthwellness/thepowerofdiversefriendships/.
8. "Workplace Diversity Training Works Better with Cross Race Friendship", I-O AT WORK, 18 nov. 2020. Disponível em: https://www.ioatwork.com/workplace-diversity-training-with-cross-race-friendship/.
9. Corey L. M. Keyes, "The Exchange of Emotional Support with Age and Its Relationship with Emotional Well-Being by Age", *The Journals of Gerontology Series B: Psychological Sciences and Social Sciences*, v. 57, n. 6, p. 518-525, nov. 2002. DOI: https://doi.org/10.1093/geronb/57.6.p518; Yoh Murayama *et al.*, "The Effects of Reciprocal support on Mental Health Among Intergenera-

tional Non-relatives — A Comparison by Age Group", *Archives of Gerontology and Geriatrics*, n. 99, 104601, mar. 2022. DOI: https://doi.org/10.1016/j.archger.2021.104601; Arpana Pandit e Yoshinori Nakagawa, "How Does Reciprocal Exchange of Social Support Alleviate Individuals' Depression in an Earthquake-Damaged Community?", *International Journal of Environmental Research and Public Health*, v. 18, n. 4, 1585, fev. 2021. DOI: https://doi.org/10.3390/ijerph18041585.
10. Shigehiro Oishi, Selin Kesebir e Ed Diener, "Income Inequality and Happiness", *Psychological Science*, v. 22, n. 9, p. 1095-1100, ago. 2011. DOI: https://doi.org/10.1177/0956797611417262; Kelly Kirkland *et al.*, "Moral Expansiveness Around the World: The Role of Societal Factors Across 36 Countries", *Social Psychological and Personality Science*, v. 14, n. 3, p. 305-18, 2023. DOI: https://doi.org/10.1177/1948550622110176; Daniel M. Stancato, Dacher Keltner e Serena Chen, "The Gap Between Us: Income Inequality Reduces Social Affiliation in Dyadic Interactions", *Personality and Social Psychology Bulletin.* abr. 2023. DOI: https://doi.org/10.1177/01461672231164213.
11. Patrick Sharkey, "To Avoid Integration, Americans Built Barricades in Urban Space", *The Atlantic*, n. 20, jun. 2020. Disponível em: https://www.theatlantic.com/ideas/archive/2020/06/barricadesleturbaninequality-fester/613312/.
12. Jun Wu, Xiaochen Hu e Erin A. Orrick, "The Relationship between Motivations for Joining Gangs and Violent Offending: A Preliminary Test on Self-Determination Theory", *Victims and Offenders*, v. 17, n. 3, p. 335-49, 2022. DOI: https://doi.org/10.1080/15564886.2021.1898508; Caylin Louis Moore e Forrest Stuart, "Gang Research in the Twenty-First Century", *Annual Review of Criminology*, n. 5, p. 299-320, jan. 2022. DOI: https://doi.org/10.1146/annurevcriminol030920094656.

7
Transcender: aceitar as inevitáveis surpresas da vida

1. Albert Einstein, carta para dr. Robert Marcus, 12 de fevereiro de 1950, *The Library of Consciousness*. Disponível em: https://www.organism.earth/library/document/letter-to-dr-robert-marcus.
2. Mary Lamia, "Shame: A Concealed, Contagious, and Dangerous Emotion", *Psychology Today*, 4 abr. 2011. Disponível em: https://www.psychologytoday.com/us/blog/intense-emotions-and-strong-feelings/201104/shame-concealed-contagious-and-dangerous-emotion.
3. TEDx Talks, "The Power of Mindfulness: What You Practice Grows Stronger | Shauna Shapiro | TEDxWashington Square", YouTube, 10 mar. 2017. Disponível em: https://www.youtube.com/watch?v=IeblJdB2-Vo.

4. Shauna Shapiro, *Good Morning, I Love You:* Mindfulness and Self-Compassion Practices to Rewire Your Brain for Calm, Clarity, and Joy. Louisville, CO: Sounds True, 2022. p. 177-78.
5. Ernst T. Bohlmeijer *et al.*, "Efficacy of an Early Intervention Based on Acceptance and Commitment Therapy for Adults with Depressive Symptomatology: Evaluation in a Randomized Controlled Trial", *Behaviour Research and Therapy*, v. 49, n. 1, p. 62-67, jan. 2011. DOI: https://doi.org/10.1016/j.brat.2010.10.003; Ernst T. Bohlmeijer, Sanne M. A. Lamers e Martine Fledderus, "Flourishing in People with Depressive Symptomatology Increases with Acceptance and Commitment Therapy. Posthoc Analyses of a Randomized Controlled Trial", *Behaviour Research and Therapy*, n. 65, p. 101-06, fev. 2015. DOI: https://doi.org/10.1016/j.brat.2014.12.014. Ver também Rebecca J. North *et al.*, "From Failure to Flourishing: The Roles of Acceptance and Goal Reeengagement", *Journal of Adult Development*, v. 21, n. 4, p. 239-50, set. 2014. DOI: https://doi.org/10.1007/s1080401491959.
6. Michael M. Prinzing, "Religion Gives Life Meaning. Can Anything Else Take Its Place?", *Psyche*, 27 abr. 2022. Disponível em: https://psyche.co/ideas/religiongiveslifemeaningcananythingelsetakeitsplace.
7. Shigehiro Oishi e Ed Diener, "Residents of Poor Nations Have a Greater Sense of Meaning in Life than Residents of Wealthy Nations", *Psychological Science*, v. 25, n. 2, p. 422-30, fev. 2014. DOI: https://doi.org/10.1177/0956797613507286.
8. Michael Prinzing, Patty Van Cappellen e Barbara L. Fredrickson, "More Than a Momentary Blip in the Universe? Investigating the Link Between Religiousness and Perceived Meaning in Life", *Personality and Social Psychology Bulletin*, v. 49, n. 2, p. 180-96, dez. 202. DOI: https://doi.org/10.1177/01461672211060136.
9. Laura Upenieks, Scott Schieman e Christopher G. Ellison, "Does Religiosity Buffer Adverse Mental Health Effects of Work-Family Strain? Examining the Role of an Overlooked Resource", *Review of Religious Research*, v. 65, n. 1, p. 7-36, mar. 2023. DOI: https://doi.org/10.1177/0034673X231171788.
10. Steph Koyfman, "What Was, and What Is: Native American Languages in the United States", *Babbel Magazine*, 8 jun. 2023. Disponível em: https://www.babbel.com/en/magazine/native-american-languages-in-the-us.
11. Michael J. Chandler e Christopher E. Lalonde, "Cultural Continuity as a Hedge Against Suicide in Canada's First Nations", *Transcultural Psychiatry*, v. 35, n. 2, p. 191-219, jun. 1998. DOI: https://doi.org/10.1177/13634615980350020; Michael J. Chandler e Christopher E. Lalonde, "Cultural Continuity as a Protective Factor Against Suicide in First Nations Youth", *Horizons*, v. 10, n. 1, jan. 2008. p. 68-72. Disponível em: https://www.researchgate.net/publication/239921354_Cultural_Continuity_as_a_Protective_Factor_Against_Suici-

de_in_First_Nations_Youth; Brittany Barker, Ashley Goodman e Kora DeBeck, "Reclaiming Indigenous Identities: Culture as Strength Against Suicide Among Indigenous Youth in Canada", *Canadian Journal of Public Health*, v. 108, n. 2, e208-e210, jun. 2017. DOI: https://doi.org/10.17269/cjph.108.5754.
12. Darcy Hallett, Michael J. Chandler e Christopher E. Lalonde, "Aboriginal Language Knowledge and Youth Suicide", *Cognitive Development*, v. 22, n. 3, p. 392-99, jul. 2007. DOI: https://doi.org/10.1016/j.cogdev.2007.02.001; Jeffrey Ansloos, "Rethinking Indigenous Suicide", *International Journal of Indigenous Health*, v. 13, n. 2, p. 8-28, dez. 2018. DOI: https://doi.org/10.32799/ijih.v13i2.32061.
13. Jessica Saniguq Ullrich, "For the Love of Our Children: An Indigenous Connectedness Framework", *AlterNative: An International Journal of Indigenous Peoples*, v. 15, n. 2, p. 121-30, fev. 2019. DOI: https://doi.org/10.1177/1177180119828114.
14. Sharon Begley, *Train Your Mind, Change Your Brain:* How a New Science Reveals Our Extraordinary Potential to Transform Ourselves. Nova York: Ballantine Books, 2007.
15. Bellur Krishnamachar Sundaraja Iyengar. *Light on the Yoga Sutras of Patanjalião*. San Francisco: Aquarian/Thorsons, 1993, p. 82.
16. Alyson Ross *et al.*, "Frequency of Yoga Practice Predicts Health: Results of a National Survey of Yoga Practitioners", *Evidence-Based Complementary and Alternative Medicine*, p. 110, ago. 2012. DOI: https://doi.org/10.1155/2012/983258.
17. Sunshine Rote, Terrence D. Hill e Christopher G. Ellison, "Religious Attendance and Loneliness in Later Life", *The Gerontologist*, v. 53, n. 1, p: 39-50, fev. 2013. DOI: https://doi.org/10.1093/geront/gns063.
18. Bassam Koury *et al.*, "Mindfulness-Based Stress Reduction for Healthy Individuals: A Meta-Analysis", *Journal of Psychosomatic Research*, v. 78, n. 6, 519-28, jun. 2015. DOI: https://doi.org/10.1016/j.jpsychores.2015.03.009; Juan Li *et al.*, "Effectiveness of Mindfulness-Based Interventions on Anxiety, Depression, and Fatigue in People with Lung Cancer: A Systematic Review and Meta--Analysis", *International Journal of Nursing Studies*, n. 140, abr. 2023. DOI: https://doi.org/10.1016/j.ijnurstu.2023.104447.

8
Ajudar: encontrar propósito (mesmo no que é mundano)

1. Frederick Buechner. *Wishful Thinking*: A Seeker's ABC. Nova York: Harper and Row, 1973, p. 19.

2. Po Bronson. *What Should I Do with My Life?* The True Story of People Who Answered the Ultimate Question. Nova York: Random House, 2002.
3. Larissa Rainey, "The Search for Purpose in Life: An Exploration of Purpose, the Search Process, and Purpose Anxiety", *Projetos Capstone de Mestrados de Psicologia Positiva Aplicada*, Universidade de Pennsylvania, ago. 2014. Disponível em: https://core.ac.uk/reader/76383860; David B. Newman, John B. Nezlek e Todd M. Thrash, "The Dynamics of Searching for Meaning and Presence of Meaning in Daily Life", *Journal of Personality*, v. 86, n. 3, p. 368-79, jun. 2018. DOI: https://doi.org/10.1111/jopy.12321; Michael F. Steger *et al.*, "Understanding the Search for Meaning in Life: Personality, Cognitive Style, and the Dynamic Between Seeking and Experiencing Meaning", *Journal of Personality*, v. 76, n. 2, p.199-228, abr. 2008. DOI: https://doi.org/10.1111/j.14676494.2007.00484.x.
4. Patrick L. Hill *et al.*, "Sense of Purpose Moderates the Associations Between Daily Stressors and Daily Well-Being", *Annals of Behavioral Medicine: A Publication of the Society of Behavioral Medicine*, v. 52, n. 8, ago. 2018, p. 724-29. DOI: https://doi.org/10.1093/abm/kax039.
5. Kayla Isaacs *et al.*, "Psychological Resilience in U.S. Military Veterans: A 2-Year, Nationally Representative Prospective Cohort Study", *Journal of Psychiatric Research*, n. 84, p. 301-09, 2017. DOI: https://doi.org/10.1016/j.jpsychires.2016.10.017.
6. Carol D. Ryff, "Happiness Is Everything, or Is It? Explorations on the Meaning of Psychological Well-Being", *Journal of Personality and Social Psychology*, v. 57, n. 6, p. 1069-81, 1989. DOI: https://doi.org/10.1037/00223514.57.6.1069; Carol D. Ryff e Corey Lee M. Keyes, "The Structure of Psychological Well-Being Revisited", *Journal of Personality and Social Psychology*, v. 69, n. 4, p. 719-27. DOI: https://doi.org/10.1037//00223514.69.4.719.
7. Viktor E. Frankl. *Man's Search for Meaning*. Nova York: Simon and Schuster, 1959.
8. Corey L. M. Keyes, "Authentic Purpose: The Spiritual Infrastructure of Life", *Journal of Management, Spirituality and Religion*, v. 8, n. 4, p. 281-97, nov. 2011. DOI: https://doi.org/10.1080/14766086.2011.630133.
9. Matilda White Riley *et al.*, *Age and Structural Lag:* Society's Failure to Provide Meaningful Opportunities in Work, Family, and Leisure. Nova York: John Wiley & Sons, 1994.
10. Heather Malin, Parissa J. Ballard e William Damon, "Civic Purpose: An Integrated Construct for Understanding Civic Development in Adolescence", *Human Development*, v. 58, n. 2, p. 103-30, jun. 2015. DOI: https://doi.org/10.1159/000381655. Ver também William Damon e Heather Malin,

"The Development of Purpose". *In*: Lene Arnett Jensen (org.), *The Oxford Handbook of Moral Development: An Interdisciplinary Perspective*. Nova York: Oxford University Press, 2020, p. 110; Seana Moran, "Purpose: Giftedness in Intrapersonal Intelligence", *High Ability Studies*, v. 20, n. 2, p. 143-59, dez. 2009. DOI: https://doi.org/10.1080/13598130903358501; Seana Moran *et al.*, "How Supportive of Their Specific Purposes Do Youth Believe Their Family and Friends Are?", *Journal of Adolescent Research*, v. 28, n. 3, p. 348-77, 2013. DOI: https://doi.org/10.1177/0743558412457816; Kirsi Tirri e Brandy Quinn, "Exploring the Role of Religion and Spirituality in the Development of Purpose: Case Studies of Purposeful Youth", *British Journal of Religious Education*, v. 32, n. 3, p. 201-14, jul. 2010. DOI: https://doi.org/10.1080/01416200.2010.498607.

11. Veja, por exemplo, Moran *et al.*, "How Supportive of Their Specific Purposes Do Youth Believe Their Family and Friends Are?"; Damon e Malin, "The Development of Purpose".

12. Gloria Guzman, "Household Income: 2021. American Community Survey Briefs", U.S. Census Bureau, 4 out. 2022. Disponível em: https://www.census.gov/library/publications/2022/acs/acsbr011.html.

13. As descobertas relatadas partem de dados combinados de 2007 e 2009 do Estudo Healthy Minds de universitários, e as análises apresentadas aqui combinaram dois anos da pesquisa quando o estudo usou o MHC-SF, o que resultou em dados de 9.296 estudantes universitários de graduação (6.955 estudantes brancos, 563 estudantes afro-americanos, 760 estudantes hispânicos e 1.018 estudantes asiático-americanos). As descobertas relatadas aqui, embora possam parecer antigas ou desatualizadas, foram replicadas nos dados bem mais recentes do Healthy Minds e empregam uma escala de oito itens chamada Escala de Florescimento.

14. Han Na Suh *et al.*, "The Role of Model Minority Stereotype on General Self-Efficacy and Depressive Symptoms", *The Counseling Psychologist*, n. 1, p. 62-83, 2023. DOI: https://doi.org/10.1177/00110000221130016; Tiffany Yip *et al.*, "Development Against the Backdrop of the Model Minority Myth: Strengths and Vulnerabilities Among Asian American Adolescents and Young Adults", *APA Handbook of Adolescent and Young Adult Development*. Washington, DC: American Psychological Association, 2022, p. 359-74. DOI: https://doi.org/10.1037/0000298-022; Lazar Stankov, "Unforgiving Confucian Culture: A Breeding Ground for High Academic Achievement, Test Anxiety and Self-Doubt?", *Learning and Individual Differences*, v. 20, n. 6, p. 555-63, dez. 2010. DOI: https://doi.org/10.1016/j.lindif.2010.05.003.

15. Chuansheng Chen e Harold W. Stevens, "Motivation and Mathematics Achievement: A Comparative Study of Asian-American, Caucasian-American, and

East Asian High School Students", *Child Development*, v. 66, n. 4, p. 1215-34, 1995. DOI: https://doi.org/10.2307/1131808; Jamie Lew, *Asian Americans in Class: Charting the Achievement Gap Among Korean American Youth*. Nova York: Teachers College Press, 2006; So Yoon Yoon e Marcia Gentry, "Racial and Ethnic Representation in Gifted Programs: Current Status of and Implications for Gifted Asian American Students", *Gifted Child Quarterly*, v. 53, n. 2, p. 121-36, abr. 2009. DOI: https://doi.org/10.1177/00169862083305; Scott J. Peters *et al.*, "Effect of Local Norms on Racial and Ethnic Representation in Gifted Education", *AERA Open*, v. 5, n. 2, p. 1-18, maio 2019. DOI: https://doi.org/10.1177/2332858419848446.

16. Shelley Sang-Hee Lee, *A New History of Asian America*. Nova York: Routledge, 2013; Rachel U. Mun e Nancy B. Hertzog, "The Influence of Parental and Self-Expectations on Asian American Women Who Entered College Early", *Gifted Child Quarterly*, v. 63, n. 2, p. 120-40, jan. 2019. DOI: https://doi.org/10.1177/00169862188235.

17. Mun e Hertzog, "The Influence of Parental and Self-Expectations on Asian American Women Who Entered College Early".

18. Thomas Curran e Andrew P. Hill, "Perfectionism Is Increasing over Time: A Meta-Analysis of Birth Cohort Differences from 1989 to 2016", *Psychological Bulletin*, v. 45, n. 4, p. 410-29, 2019. DOI: http://dx.doi.org/10.1037/bul0000138.

19. Matthias Doepke, Giuseppe Sorrenti e Fabrizio Zilibotti, "The Economics of Parenting", *Annual Review of Economics*, v. 11, n. 1, p. 55-84, fev. 2019. Disponível em: https://www.nber.org/papers/w25533; Matthias Doepke e Fabrizio Zilibotti. *Love, Money, and Parenting: How Economics Explains the Way We Raise Our Kids*. Princeton, NJ: Princeton University Press, 2019.

20. Carol D. Ryff, Pamela S. Schmutte e Young Hyun Lee. *How Children Turn Out: Implications for Parental Self-Evaluation*. In: C. D. Ryff e M. M. Seltzer (org.). *The Parental Experience in Midlife*. Chicago: University of Chicago Press, 1996, p. 383-422. Este capítulo revisa as evidências de que os dois principais objetivos que os pais têm ao chegarem à meia-idade e verem seus filhos indo para a faculdade são (1) obter uma boa educação superior e (2) serem felizes. Isso foi verdadeiro tanto para as mães quanto para os pais.

21. Juliana G. Breines e Serena Chen, "Self-Compassion Increases Self-Improvement Motivation", *Personality and Social Psychology Bulletin*, v. 38, n. 9, p. 1133-43, set. 2012. DOI: https://doi.org/10.1177/0146167212445599; Jia Wei Zhang e Serena Chen, "Self-Compassion Promotes Personal Improvement from Regret Experiences via Acceptance", *Personality and Social Psychology Bulletin*, v. 42, n. 2, p. 244-58, fev. 2016. DOI: https://doi.org/10.1177/0146167215623271;

Jia Wei Zhang, Serena Chen e Teodora K. Tomova Shakur, "From Me to You: Self-Compassion Predicts Acceptance of Own and Others' Imperfections", *Personality and Social Psychology Bulletin*, v. 46, n. 2, p. 228-42, fev. 2020. DOI: https://doi.org/10.1177/0146167219853846; Jofel D. Umandap e Lota A. Teh, "Self Compassion as a Mediator Between Perfectionism and Personal Growth Initiative", *Psychological Studies*, n. 65, p. 227-38, ago. 2020. DOI: https://doi.org/10.1007/s12646-020-00566-8.

22. Hyunjoo Park e Dae Yong Jeong, "Moderation Effects of Perfectionism and Meaning in Life on Depression", *Personality and Individual Differences*, n. 98, p. 25-29, ago. 2016. DOI: https://doi.org/10.1016/j.paid.2016.03.073.

23. Michael F. Steger, Shigehiro Oishi e Selin Kesebir, "Is a Life Without Meaning Satisfying? The Moderating Role of the Search for Meaning in Satisfaction with Life Judgments", *The Journal of Positive Psychology*, v. 6, n. 3, p. 173--80, set. 2011. DOI: https://doi.org/10.1080/17439760.2011.569171; Nansook Park, Myungsook Park e Christopher Peterson, "When Is the Search for Meaning Related to Life Satisfaction?", *Applied Psychology: Health and Well-Being*, v. 2, n. 1, p. 1-13, fev. 2010. DOI: https://doi.org/10.1111/j.1758 0854.2009.01024.x.

24. James C. Davidson e David P. Caddell, "Religion and the Meaning of Work", *Journal for the Scientific Study of Religion*, v. 33, n. 2, p. 135-47, jun. 1994. DOI: https://doi.org/10.2307/1386600; Amy Wrzesniewski *et al.*, "Jobs, Careers, and Callings: People's Relations to Their Work", *Journal of Research in Personality*, v. 31, n. 1, p. 21-33, mar. 1997. DOI: https://doi.org/10.1006/jrpe.1997.2162; Sarah J. Ward e Laura A. King, "Work and the Good Life: How Work Contributes to Meaning in Life", *Research in Organizational Behavior*, v. 37, n. 3, p. 59-82, jan. 2017. DOI: https://doi.org/10.1016/j.riob.2017.10.001.

25. Davidson e Caddell, "Religion and the Meaning of Work".

26. C. B. Macpherson, *The Political Theory of Possessive Individualism*: Hobbes to Locke. Oxford, Reino Unido: Clarendon Press, 1962.

27. S. Katherine Nelson *et al.*, "Do unto Others or Treat Yourself? The Effects of Prosocial and Self-Focused Behavior on Psychological Flourishing", *Emotion*, v. 16, n. 6, p. 850-61, set. 2016. DOI: http://dx.doi.org/10.1037/emo0000178.

28. Corey L. M. Keyes, "Social Functioning and Social Well-Being: Studies of the Social Nature of Personal Wellness", dissertação de PhD., Universidade de Wiscosin-Madison, 1995. Ver também Elisabetta Magnani e Rong Zhu, "Does Kindness Lead to Happiness? Voluntary Activities and Subjective Well-Being", *Journal of Behavioral and Experimental Economics*, n. 77, p. 20-28, dez. 2018. DOI: https://doi.org/10.1016/j.socec.2018.09.009; Ricky N. Lawton *et al.*, "Does Volunteering Make Us Happier, or Are Happier People More Likely to

Volunteer? Addressing the Problem of Reverse Causality When Estimating the Wellbeing Impacts of Volunteering", *Journal of Happiness Studies*, v. 22, n. 2, p. 599-624, fev. 2021. DOI: https://doi.org/10.1007/s10902-020002428.

9
Brincar: esquecer o tempo

1. Kerry Egan, "No Love Is Ever Wasted", *The New York Times*, 10 mar. 2023. Disponível em: https://www.nytimes.com/2023/03/10/style/modern-love-no-love-is-ever-wasted.html.
2. Stuart L. Brown. *Play:* How it Shapes the Brain, Opens the Imagination and Invigorates the Soul. Nova York: Avery, 2009.
3. Lawrence J. Schweinhart *et al.*, "The HighScope Perry Preschool Study Through Age 40: Summary, Conclusions, and Frequently Asked Questions", Fundação de Pesquisa Educacional HighScope, 2005. Disponível em: https://nieer.org/wpcontent/uploads/2014/09/specialsummary_rev2011_02_2.pdf; James J. Heckman *et al.*, "The Rate of Return to the HighScope Perry Preschool Program", *Journal of Public Economics*, v. 94, n. 1 2, p. 114-28, fev. 2010. DOI: https://doi.org/10.1016/j.jpubeco.2009.11.001; Greg Parks, "The HighScope Perry Preschool Project", *Office of Juvenile Justice and Delinquency Prevention*, out. 2000. Disponível em: https://www.ojp.gov/pdffiles1/ojjdp/181725.pdf.
4. Joe L. Frost e Paul J. Jacobs, "Play Deprivation: A Factor in Juvenile Violence", *Dimensions of Early Childhood*, v. 23, n. 3, p. 14-20, primavera de 1995. Disponível em: https://eric.ed.gov/?id=EJ501994; Joe L. Frost e John A. Sutterby, "Outdoor Play Is Essential to Whole Child Development", *Young Children*, v. 72, n. 3, p. 82-85, jul. 2017. Disponível em: https://openlab.bmcc.cuny.edu/ece110lecture/wpcontent/uploads/sites/98/2019/11/Frost Supperby 2017.pdf.
5. C. Thi Nguyen, "The Right Way to Play a Game", *Game Studies*, v. 19, n. 1, p. 1, maio 2019. Disponível em: https://gamestudies.org/1901/articles/nguyen.
6. Esse é o ponto que Mihalyi Csikszentmihalyi destacou em seu trabalho fundamental sobre fluxo. Quando os adultos estão envolvidos e absortos em atividades de lazer ou trabalho, não só experimentam o estado mental de fluxo, mas o estado de fluxo conduz à criatividade e ao prazer, à diversão e ao bem-estar. Ver Mihaly Csikszentmihalyi, "Flow and Creativity", *NAMTA Journal*, v. 22, n. 2, p. 60-97, primavera de 1997. Disponível em: https://eric.ed.gov/?id=ej547968; Mihaly Csikszentmihalyi, Sami Abuhamdeh e Jeanne Nakamura. "Flow". *In*: Mihaly Csikszentmihalyi, *Flow and the Foundations of Positive Psychology: The Collected Works of Mihaly Csikszentmihalyi*. Nova York, Springer, p. 227-38, 2014; Nicola S. Schutte e John M. Malouff, "Connections between Curiosity,

Flow and Creativity", *Personality and Individual Differences*, v. 152, n. 1, p. 1-3, jan. 2020. DOI: https://doi.org/10.1016/j.paid.2019.109555.
7. Josef Pieper, *Leisure:* The Basis of Culture. San Francisco: Ignatius Press, 2009.
8. Robert Snape, "Leisure in Middletown: Cultural Change and Social Capital in an Interwar American Community", *World Leisure Journal*, v. 64, n. 3, p. 290- -303, mar. 2022. DOI: https://doi.org/10.1080/16078055.2022.2043425.
9. Pink, *Drive*.
10. Snape, "Leisure in Middletown".
11. James Sherk, "Upwards Leisure Mobility: Americans Work Less and Have More Leisure Time than Ever Before", The Heritage Foundation, 31 ago. 2007. Disponível em: https://www.heritage.org/jobsandlabor/report/upwards-leisure- -mobility-americans-work-less-and-have-more-leisure-time-ever#:~:text= Americans%20work%20fewer%20hours%20and,focus%20on%20their%20 own%20pursuits; Marian L. Tupy, "We Work Less, Have More Leisure Time and Earn More", *HumanProgress*, 15 nov. 2016. Disponível em: https://www.humanprogress.org/wework-less-have-more-leisure-time-andearn-more-money/; Rich Miller, "Americans Are Working Less than Before the Pandemic as They Embrace Work Life Balance", *Financial Post*, 5 abr. 2023. Disponível em: https://financialpost.com/fpwork/americans-working-less-embracework-life-balance.
12. Sherk, "Upwards Leisure Mobility"; Derek Thompson, "The Free Time Paradox in America", *The Atlantic*, 13 set. 2016. Disponível em: https://www.theatlantic.com/business/archive/2016/09/the-free-time-paradox-in-america/499826/.
13. Ver Paul Smeets, Ashley Whillans, Rene Bekkers e Michael I. Norton, "Time Use and Happiness of Millionaires: Evidence from the Netherlands", *Social Psychological and Personality Science*, v. 11, n. 3, p. 295-307, 2020. DOI: https://doi.org/10.1177/1948550619854751.
14. Cassie Mogilner e Michael I. Norton, "Time, Money, and Happiness", *Current Opinion in Psychology* n. 10, p. 12-16, ago. 2016. DOI: https://doi.org/10.1016/j.copsyc.2015.10.018.
15. Wan Yang, Ye Zhang e Yao-Chin Wang, "Would Travel Experiences or Possessions Make People Happier?", *Journal of Travel Research*, v. 62, n. 2, p. 412-31, 2023. DOI: https://doi.org/10.1177/00472875211064631.
16. Ross Gay. *The Book of Delights: Essays*. Nova York: Algonquin Books, 2019.

Conclusão

1. Mikhail Bulgakov, *The White Guard*. Nova York: Rosetta Books, 2016, p. 245.

Impressão e Acabamento:
GRÁFICA GRAFILAR